食品機能の表示と科学

機能性表示食品を理解する

清水俊雄 著

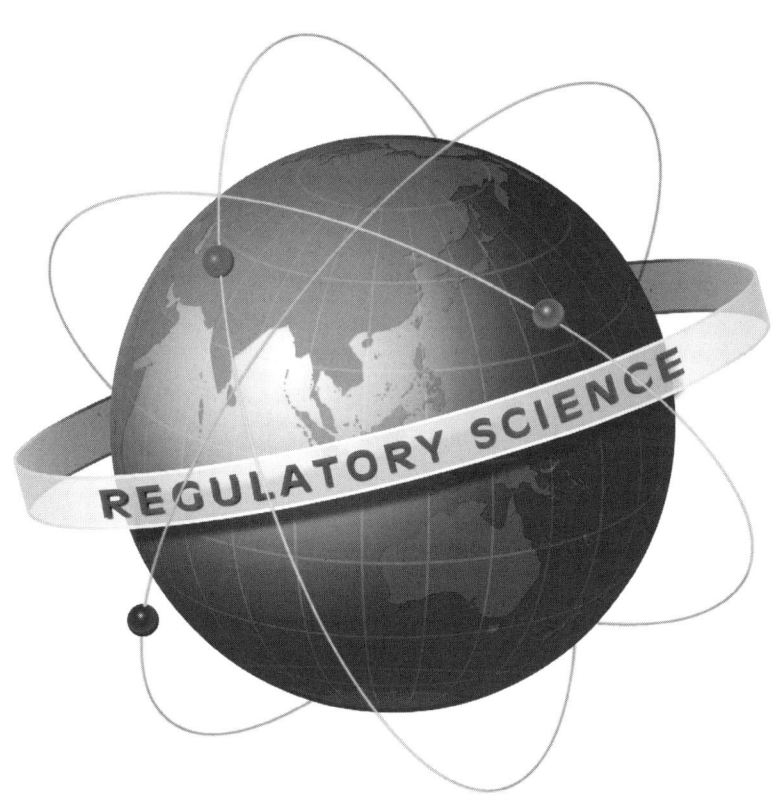

同文書院

著者　プロフィール
清水　俊雄（しみず・としお）
名古屋文理大学・健康生活学部教授
フレスコ・ジャパン代表取締役
東京大学農学部農芸化学科卒業。生物化学専攻，農学博士。

　旭化成（株）においてヘム鉄，血圧降下ペプチド，齲蝕性オリゴ糖をはじめとする機能性食品やバイオテクノロジー食品の開発に20年余り携わる。厚生労働省へ機能性食品の制度化に向けた提言の実施，農林水産省関連の（株）植物防御システム研究所取締役，国際生命科学協会（ILSI）理事，日本臨床栄養学会協会連合大会会長（2010年），厚生労働省管理栄養士国家試験問題作成委員（2008年～2013年），（独）国立健康栄養研究所　栄養情報担当者（NR）認定委員会委員（2005年～2012年），農林水産省委託研究「食品ナノテクプロジェクト」アドバイザー委員（2006年～2011年），（独）科学技術振興機構　産学共同シーズイノベーション化事業技術アドバイザー（2006年～2011年），消費者庁「食品の新たな機能性表示制度に関する検討会」委員（2014年）を歴任するなど産学官に亘って活動を行う。
　2000年に食品の健康と安全に関するコンサルティングを行うフレスコ・ジャパンを設立。2006年4月より，名古屋文理大学教授，新潟薬科大学非常勤講師。日本臨床栄養協会（NR・サプリメント・アドバイザー認定機構）理事。

　本書の姉妹書『食品安全の表示と科学』のほか，主な著書に，『特定保健用食品の開発戦略』（日経BP社），『機能性食品素材便覧』（薬事日報社），『食品機能の制度と科学』『食品安全の制度と科学』『特定保健用食品の科学的根拠』，『ネオエスカ　代謝栄養学』（共著）（以上，同文書院），など多数。
　監訳に『ナチュラルメディシン・データベース　健康食品・サプリメント［成分］のすべて』（同文書院）。

目 次

序章　特定保健用食品から機能性表示食品へ …………………………… 1
機能性表示食品制度がスタート ……………………………………………… 1
特定保健用食品の売り上げは足踏み状態 …………………………………… 1
新制度施行後の"いわゆる健康食品"の展望 ……………………………… 1
今後は消費者の理解，企業の社会的責任と行政の監視指導が必須 ……… 2

第1章　機能性の科学　〜基本的な考え方と評価手法 …………………… 5

■1　「機能性食品」とは何か？ ……………………………………………… 5

■2　「科学的根拠」の基本的考え方 ………………………………………… 7
1. 網羅的解析（Totality of Evidence）〜肯定的・否定的を問わず全てを検討する視点　7
2. 適切なヒト試験の実施　7
3. 査読者等による第三者からの評価　9

■3　科学的根拠の評価方法 ………………………………………………… 11
1. *in vitro*（インビトロ）試験　11
2. *in vivo*（インビボー）試験（動物試験）　11
3. ヒト試験　13
   1）試験の被験者　15
   2）試験食　16
   3）試験方法　16
   4）被験者の遵守事項（コンプライアンス）　16
   5）倫理委員会　16

■4　「研究レビュー」（システマティック・レビュー）とは何か
〜機能性表示を実証する手法の一つ …………………………………… 18
1. システマティック・レビューとは　18
2. システマティク・レビューの実施手順　19
   1）具体的なテーマを設定する　19
   2）実験研究報告を網羅的に収集する　19
   3）実験研究のレベル（質）を判定する　19
   4）レベルの低い研究論文は削除する　20
   5）質の高い研究論文をまとめて解析する　20
   6）導き出された結果から最終の結論を出す　20
3. データベース〜システマティック・レビュー実施の際の検索手段　21
   1）臨床試験，医学関係　21
   2）健康食品成分・素材関連　21
   3）その他の分野　22

第2章　健康機能性を有する成分・素材 …… 25

❶ アミノ酸とたんぱく質・ペプチド …… 25
1. アミノ酸　25
2. たんぱく質　30
3. ペプチド　31

❷ 糖質, 食物繊維, オリゴ糖 …… 33
1. 単糖, オリゴ糖　33
2. 食物繊維　36

❸ 脂質, 脂肪酸 …… 39

❹ ビタミン …… 42

❺ ミネラル …… 48

❻ 天然素材 …… 51
1. 植物由来　51
2. 微生物・キノコ, 動物他由来　56

第3章　栄養・健康表示の制度と科学
　　　　～特定保健用食品, 栄養機能食品, 機能性表示食品等 …… 59

❶ 特定保健用食品 …… 59
1. 背景　59
2. 特定保健用食品の制度　60
   1）発足時の法的位置付け　60
   2）制度の制定と改定の経緯　60
3. 保健の用途の範囲　62
4. 特定保健用食品の許可要件　63
5. 有効性の科学的実証　64
   1）試験対象と試験方法　64
6. 安全性の科学的実証　66
   1）食経験に関する調査　66
   2）試験管内（*in vitro*）及び動物試験　66
   3）ヒト試験　67
7. 関与成分の定性・定量の実証他　68
8. 審査の手順　68
9. 制度運用のガイドライン　70
   1）特定保健用食品の審査等取扱い及び指導要領（別添1）　70

2）特定保健用食品申請に係る申請書作成上の留意事項（別添2）　71
　3）特定保健用食品（規格基準型）制度における規格基準（別添3）　71
　4）特定保健用食品における疾病リスク低減表示について（別添4）　71
10. 許可の状況と市場動向　71
11. 今後の展望　74
　1）新規の保健の用途　74
　2）審査の手続き・手順　77
　3. 健康表示の海外動向　78

❷ 栄養機能食品 ……………………………………………………… 81

1. 経緯　81
2. 栄養機能表示制度　81
3. 栄養機能食品の追加　84
　1）栄養成分の追加　84
　2）対象食品の追加　85
　3）対象者の限定　86
　4）上限値及び下限値　86
4. 今後の展望　86

❸ 機能性表示食品 …………………………………………………… 88

1. 背景　88
2. 新たな機能性表示制度の検討　89
3. 機能性表示食品の制度（ガイドラインを踏まえて）　96
　　Column　機能性表示食品と著作権法　111
4. パブリックコメント　112
5. 科学的実証の考え方　113
6. 今後の展望　115
　　Column　機能性表示食品の届出　117

❹ 栄養成分表示 ……………………………………………………122

1. 栄養表示基準　122
2. 栄養成分の種類　122
3. 栄養成分表示制度の見直し（国際比較）　122
4. 新たな食品表示基準における栄養成分表示　123
　1）栄養表示の対象食品　123
　2）栄養表示義務の免除対象食品　124
　3）対象事業者　124
　4）栄養成分等の分析法及び表示単位等　124
　5）「許容差の範囲」　126
　6）表示方法　128
　7）表示レイアウト　128
　8）様式　128
　9）栄養強調表示　130
5. 今後の予定　134

第4章　健康表示制度の国際比較 ……………………………………… 135

1 国際基準作成を担うコーデックス委員会 ……………………………… 135
1. 概要　135
2. 食品の健康表示に関する指針　135

2 米国における健康表示制度 ……………………………………………… 137
1. 栄養表示・教育法（NLEA）　137
2. ダイエタリーサプリメント健康教育法（DSHEA）　138
   1）概要　138
   2）現状の問題点　139

3 欧州連合（EU）における健康表示制度 ……………………………… 142
1. 概要　142
2. 栄養・健康表示法（Nutrition and Health claim made on Food）　142
   1）栄養素プロフィール（Nutrient Profile）　142
   2）健康表示の区分　143
   3）健康表示の評価　143
3. フードサプリメント指令　146
   1）経緯　146
   2）制度の内容　146

4 オーストラリア・ニュージーランドにおける健康表示制度 ……… 148
1. 健康表示制度の経緯　148
2. 健康表示制度　148
3. 健康表示の区分　148
   1）一般レベル健康表示（General leve lhealth claims）　148
   2）ハイレベル健康表示（High level health claims）　149
4. 健康表示の科学的根拠　151
5. 栄養素プロファイリング　152

5 中国における健康表示制度 …………………………………………… 153

6 韓国における健康表示制度 …………………………………………… 155
1. 基準告示型　155
2. 個別許可型　155

7 国際比較と今後の展望 ………………………………………………… 157

第5章　機能性表示の科学 ……………………………………………… 161

❶ 整腸作用 ………………………………………………………… 161
1. メカニズム　161
2. 評価方法　162
   1) 排便回数　162
   2) 胃腸の不快感　162
   3) 有用菌，有害菌の菌数　163
   4) 糞便性状，成分　163
   5) 病原体に対する防御　163
3. 機能性成分と健康表示　164

❷ 血糖調節作用 …………………………………………………… 166
1. メカニズム　166
2. 評価方法　167
   1) 食後血糖値　167
   2) ヘモグロビン A1c　168
3. 機能成分と健康表示　168

❸ 脂質代謝調節作用 ……………………………………………… 170
1. メカニズム　170
2. 評価方法　170
   1) コレステロール　170
   2) 血中中性脂肪　171
   3) 体脂肪　171
3. 機能成分と健康表示　171

❹ 体重調節作用 …………………………………………………… 173
1. メカニズム　173
2. 評価方法　173
   1) BMI・腹囲　174
   2) 体脂肪　174
3. 機能成分と健康表示　174

❺ 抗酸化作用 ……………………………………………………… 176
1. メカニズム　176
2. 評価方法　177
3. 機能成分と健康表示　177

❻ 免疫調節作用 …………………………………………………… 179
1. メカニズム　179

2. 評価方法　180
  3. 機能成分と健康表示　180

7　心臓・血管調節作用 ･････････････････････････････････ 182
  1. メカニズム　182
  2. 評価方法　183
  3. 機能成分と健康表示　183

8　脳・精神機能調節作用 ･････････････････････････････････ 185
  1. メカニズム　185
  2. 評価方法　186
   1) 認知機能　186
   2) 機嫌（気分）／情動（精神的動揺）　186
   3) 視覚　187
   4) 睡眠　187
  3. 機能成分と健康表示　187

9　骨の健康維持作用 ･････････････････････････････････････ 189
  1. メカニズム　189
  2. 評価方法　190
  3. 機能成分と健康表示　190

10　歯の健康維持作用 ････････････････････････････････････ 192
  1. メカニズム　192
  2. 評価方法　193
   1) 微小 pH 電極法　193
   2) 歯垢と結石の減少　193
  3. 機能成分と健康表示　193

11　皮膚の健康維持作用 ･･････････････････････････････････ 195
  1. メカニズム　195
  2. 評価方法　196
   1) 皮膚の機能維持　196
  3. 機能成分と健康表示　197

12　身体能力維持作用 ････････････････････････････････････ 198
  1. メカニズム　198
  2. 評価方法　198
   1) 身体機能　198
   2) 持久力　198
   3) 筋肉機能　199
  3. 機能成分と健康表示　199

第6章　食品機能の情報源 …… 201

■1 データベース …… 201

1. 「健康食品」の素材情報データベース　201
2. 健康食品のすべて―ナチュラルメディシン・データベース　202
3. Cochrane Library　203
4. 健康食品素材の科学的実証データベース（Health Food Material Scientific Database）　204
5. Dietary Supplement Fact Sheets　204
6. Dietary Supplement Ingredient Database（DSID）　205

■2 モノグラフ …… 206

1. WHO monograph on selected medicinal plants　206
2. Monograph of Therapeutic Guide to Herbal Medicines　206
3. The Dietary Reference Intakes（DRIs）　207
4. EU Opinion of the Scientific Committee on Food on the Tolerable Upper Intake Level　207
5. 日本人の食事摂取基準　208

■3 辞書，成書 …… 209

1. 機能性食品素材便覧　209
2. 機能性食品の作用と安全性百科　209
3. Botanical Safety Handbook　210
4. Physician's Desk Reference（PDR）for nonprescription drugs and dietary supplement　210
5. The ABC Clinical Guides to Herbs　210

■4 終わりに …… 212

終章　機能性表示の展望 …… 215

索引 …… 219

序章 特定保健用食品から機能性表示食品へ

　本書では，主に食品の機能性について，その科学と表示を中心とする制度に関する内容をまとめてある。食品機能の科学的根拠の基本的考え方と，新たな機能性表示食品も含めた保健機能食品の制度に加え，食品機能に関する国際比較に関する内容を含めた。新たに制定された食品表示法などの関連法規と安全性に関して理解を深めたい読者は，姉妹書である『食品安全の表示と科学』を手に取って頂きたい。

機能性表示食品制度がスタート

　2015（平成27）年4月に新たな機能性表示食品の制度が施行され，企業が安全性と機能性を実証すれば，自己責任で食品に機能性を表示することが可能となった。機能性食品の研究が始まった1980年代には，食品の機能について一定の根拠が実証できても，食品に機能を表示することは，法律上不可能であった。1994（平成6）年に特定保健用食品が創設され，個別の商品ごとに有効性と安全性を行政が評価して，行政が健康表示を許可する制度ができたことから，食品に機能性を表示する道が開かれた。

特定保健用食品の売り上げは足踏み状態

　機能性食品の国家プロジェクトの研究がスタートしてから30年，特定保健用食品の制度が発足して20年が経った現在では，許可されている特定保健用食品は，保健の用途の範囲は10の分野にわたり，1,100品目を超えている。ただし，特定保健用食品の保健の用途の範囲は，既許可の10分野に限定されるものではなく，自分で測定できる指標あるいは健康診断で測定する指標により容易に測定可能な体調の指標の維持・改善に役立つ，身体の状態を本人が自覚でき，一時的であって慢性的でない体調の変化の改善に役立つなども含まれるが，新たな分野での表示が許可されることが難しい状況であった。また，累積の品目数は増加しているが，2005（平成17）年頃の毎年100件前後あった許可件数は減少しており，特定保健用食品の年間売り上げも，2007（平成19）年の約7,000億円をピークに，この2～3年は6,000億円前後で低位での足踏み状態である。

新制度施行後の"いわゆる健康食品"の展望

　一方，特定保健用食品の許可を受けずに，消費者に健康に対する効果を間接的に暗示することで販売をしている，いわゆる健康食品の販売金額は，1兆円を超えているともいわれている。いわゆる健康食品には，一定の科学的根拠を有する製品もあるが，多くはヒト

での効果が十分に確認されていないものである。このような製品は，安全上の問題が懸念される上，消費者に経済的損失を与え，医療を受診する機会を失うことにもなりかねない。今回発足した機能性表示食品は，企業が科学的根拠を提示すれば，自己責任で機能表示ができる制度であり，特定保健用食品では許可されていなかった，疲労，神経，免疫などの分野で新たな機能表示が実現する可能性がある。また，消費者委員会が機能性表示食品の設立について消費者庁に対する答申の条件とした科学的根拠のないイメージ広告等に対する行政処分をより強化することで，いわゆる健康食品のうち，科学的根拠のない製品群が市場から淘汰されることも期待される。このような状況が達成されれば，安全性と機能性について科学的根拠のある食品だけが市場に残ることになり，消費者が誤認し，ミスリードされて，健康食品により経済的損失をこうむったり，医療の受診機会を失ったり，健康被害を受けたりする問題が減少することが期待される。

今後は消費者の理解，企業の社会的責任と行政の監視指導が必須

　特定保健用食品，栄養機能食品に加えて，新たな機能性表示食品についての法制度及びその科学的根拠と法的意義を企業，大学，研究機関，地方自治体などの関係者が充分に理解して，消費者を啓蒙教育することが重要である。消費者にとって必要な情報を入手して，消費者が自ら商品を選択することにより消費者の維持増進に役立てることができる。

　また新たな制度は科学的根拠を企業自身で実証して届出る制度であるため，企業が社会的責任を果たすことと，行政の検査と監視の体制を整えることが大切である。企業は法律，ガイドラインに記載してある文言を遵守することは勿論，この制度の趣旨を理解して，良心に従って商品を開発し，課題等含め必要な情報を消費者に開示することが重要である。また行政は法律及びガイドラインを厳格に守るとともに商品の広告表示の監視指導，成分の分析検査を行なう体制を構築することが課せられている。いずれかが一方でも不充分であれば，消費者から背を向けられて，この制度は無価値となってしまう。

　これらの健康関連食品を新たに研究開発することにより，国民の健康の維持増進に貢献し，日本の企業がグローバルな市場に進出し，産業を成長させてゆくことに，本書が少しでも寄与することができれば本望である。

　本書の内容を概説すると，序章に続き，第1章で機能性の科学としてその基本的な考え方と評価法，第2章では栄養・機能成分の機能性について記載した。第3章では栄養・健康表示の制度について，特定保健用食品，機能性表示食品，栄養成分表示などについて，第4章では健康表示制度の国際比較を行い，第5章では，健康表示の科学として，整腸作用，血糖値調節作用などの機能性の国内外の科学的根拠をまとめ，第6章では安全と機能性の情報源を記載し，終章に繋げた。

　本書の読者としては，食品の機能性の研究開発にかかわる大学の研究者，学生，および食品の製造，販売，流通に関連する企業の開発，企画，営業などの担当者を含む広範な対象者を考えて執筆した。そのため，食品機能学，栄養学，食品安全学，薬学，医学などの科学に関する専門用語は，平易な説明文をつけることを心掛けている。本書の読者が食品の機能性と安全性について理解を深めることで，機能性食品の研究，開発などの役に立つ

ことができれば幸いである。
　最後に，本書の執筆のご依頼を頂いた株式会社同文書院の宇野文博社長，出版の編集，校正にご尽力頂いた同社社長室の尾﨑真人氏，大谷智子氏，また，資料の検索・取集，校正にご助力頂いた東京大学大学院医学系研究科の加藤滋子氏に厚く御礼申し上げます。

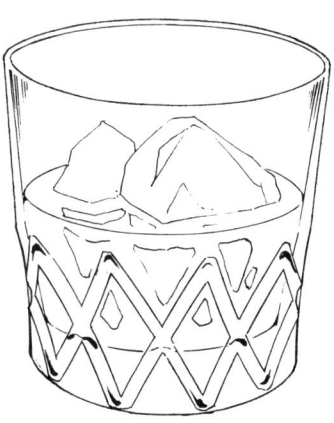

第1章 機能性の科学 〜基本的な考え方と評価手法

　本章では，日本で定義した機能性食品についてその経緯を解説するとともに，機能性の評価の基本的考え方，機能性評価の方法について，それぞれの意味と実施内容を記述し，更に，過去に実施した試験研究の結果をレビューする手法について概要を述べる。

■1 「機能性食品」とは何か？

　機能性食品（Functional Food）の用語は，世界に先駆けて日本において定義された概念である。文部省（現文部科学省）特定研究「食品機能の系統的解析と展開」として機能性食品のプロジェクトが1984（昭和59）年に発足し，食品の機能として従来から研究が行われていた栄養機能（生きてゆく上で最低限必要である栄養素やカロリーを供給する機能）を1次機能，感覚機能（味・香りなどの感覚に関わり美味しいと感じさせる機能）を2次機能とし，これらに加えて，体調調節機能（生体防御，疾病の防止，疾病の回復，体調リズムの調整，老化抑制などの機能）を第3次機能と規定した。そして，第3次機能を有する食品を機能性食品と定義したのである（図1-1-1参照）。

　人類の長い歴史の中で第1次と第2次機能については，長い期間世界中で研究開発されてきたが，第3次機能については網羅的で継続的な研究が行なわれてこなかったとして，プロジェクトが開始された。この特定研究は第3次プロジェクトまで約10年間実施され，多くの食品に体調調節機能があることが明らかにされた。更に効果を有する食品成分の同定が進み作用メカニズムが解明されたことにより，国際的にもこの分野の研究開発が発展するきっかけとなった。

　しかしながらFunctional Foodの用語が国際的認知されるにはかなりの年月を要することになる。1980年代に米国でFunctional Foodを冠した研究も存在したが，1990年にスタートした国立がん研究所のデザイナーフーズ（Designer Foods）を始めとして，ニュートラシューティカル（Nutraceuticals），メディカルフーズ（Medical Foods），ニュートリショナルフーズ（Nutritionel Foods）など類似の用語が濫乱していた。

　また，ヨーロッパにおいては北欧の国を中心にFunctional Foodとは物理的機能（Physical Function）を中心に研究開発する対象であった。このため，日本のプロジェクトが定義したFunctional Foodsは，そのままでは国際的に通用することが困難であり，Physiological Functional Foods（生理機能食品）という用語を用いて区別する必要があった。日本のプロジェクトが定義した用語としてFunctional Foodsが広く用いられるようになったのは，欧州連合（EU）が1996年にFUFOSEプロジェクト（The European Commission Concerted Action on Functional Foods Science in Europe）を開始してから

である。このプロジェクトは，機能性食品を科学的に調査し，EU における機能性食品の考え方を提案することを目的としており，第 2 次のプロジェクトとして 2001 年からの PASSCLAIM（Process for the Assessment of Scientific Support for Claims on Food）につながる。この 2 つのプロジェクトの成果により，機能性食品の科学的根拠に基づく評価法とそのマーカーを選んで食品または成分の身体への機能を立証できれば，機能の科学的根拠が得られたことになり健康に関する表示ができるとされた。

これらのプロジェクトが進行する中で，日本のプロジェクトが定義した Functional Foods の用語が広く使われるようになった。

しかし体調調節機能は，その製品を見たり，食べたりしても，すぐに健康への効果が現われるわけではなく簡単に機能の有無を判断することはできない。更に体調調節機能には整腸作用，免疫作用など多種類の機能性があり，機能の尺度はそれぞれの成分，機能ごとに異なっており，栄養素の含有量を数字として表すように定量的に一目で分かるような表示は困難である。それを適切に評価する方法を開発し，機能を発揮する成分を明確にして，定量することが重要となってくるのである。

食品の機能
- 1次機能（栄養機能）
- 2次機能（感覚機能，"味"・"香り"）
- 3次機能（体調調節機能）
  - ① 生体防御
  - ② 疾病の予防
  - ③ 疾病の回復
  - ④ 体調リズムの調節
  - ⑤ 老化抑制

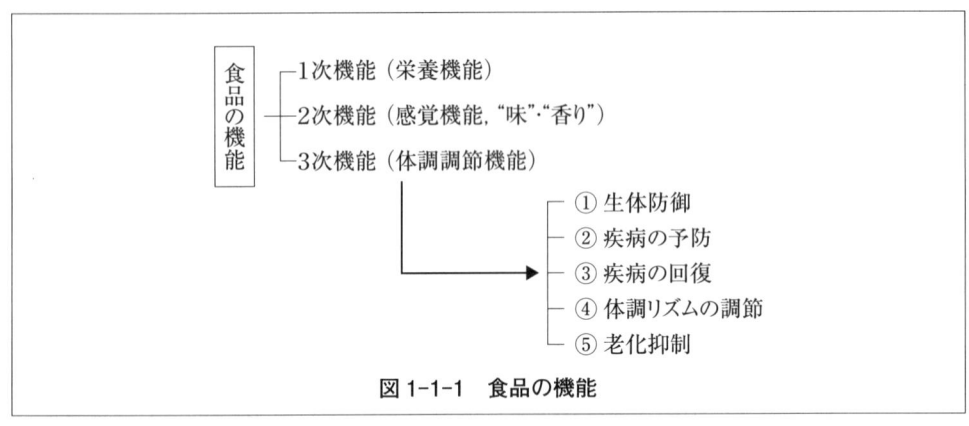

図 1-1-1　食品の機能

まとめの ポイント

- **「機能性食品」という言葉は，日本で定義された概念です。**
- **機能性食品とは，体調調節機能を有する食品のことです。**
- **体調調節機能の有無を目視や短期間の摂食で判断することは，できません。**

❷ 「科学的根拠」の基本的考え方

「科学的根拠」とは何であるかを簡単に答えるのは難しい。少なくとも，科学的に実証された食品の機能は，少数ではなく多数の摂取者でその機能を発揮することが求められる。一言で言えば，「科学的」とは，同様の条件で試験を実施した際に同様な結果が一定の割合で「再現性」を持って得られることであると考えることができる。機能が再現性を持って発揮されることを実証するためには，下記の基本的考え方に従うことが重要である。

1. 網羅的解析（Totality of Evidence）～肯定的・否定的を問わず全てを検討する視点

科学的根拠を明らかにするためには，実施した1回の実験結果だけを解析し，その結果を判断するのではなく，関連分野で過去に報告された試験調査を網羅的に収集し，一定レベルの研究成果を総合的に評価することが必要である。例えば，ある食品成分のヒトを対象にした試験を実施して，その有効性が認められたとしても，今までの試験研究を網羅的に調査し，その結果，過去の試験において効果が確認されていない試験例または異なる試験結果があれば，今回実施して得られた結果との相違点を実施条件や実施方法に関して調査し，その理由を解析して，合理的な説明をすることが必要となる。矛盾する点がある場合や整合性のある解析ができない場合には，十分に納得できる説明ができるまで，同種の再現性試験を実施する必要がある。この「網羅的解析」の考え方は，作用メカニズムについても同様で，今回の結果が過去の作用メカニズムに関する知見と整合性を持って解析できることが必要である。

健康機能を表示する食品に関しては，海外でも科学的根拠に重点を置いて制度作りの検討がなされており，この考え方は英国のコクラン共同計画（The Cochrane Collaboration）が1992年に開始したシステマティック・レビューに共通するものであり，英国での食品の健康表示に関する自主基準 Code of Practice（1999）に Totality of Evidence が基本的概念として記載されている。更に，米国食品医薬品局（FDA）が2008年に発表したダイエタリーサプリメントの科学的実証に関するガイドラインにも，構造・機能表示の実証において Totality of Evidence の重要性が記載されている[1]。更に，食品の国際ガイドラインを制定することを役割とするコーデックス委員会が健康表示に関して議論して作成した健康表示の「栄養及び健康強調表示の使用に関するガイドライン」（CAC/GL 23-1997）においても，食品に健康表示をする際の条件として重視されている[2]。

Totality of Evidence の考えは，消費者庁の「食品の新たな機能性表示制度に関する検討会報告書」にも記載されており，「関連研究について，肯定的・否定的内容及び研究デザインを問わず，すべて検討し，総合的観点から肯定的といえるかどうかを判断すること」と説明されている。

2. 適切なヒト試験の実施

食品機能の科学的根拠とするにはヒトを対象とした試験で有効性を確認することが必要である。細胞や酵素を取り出して実施した試験管レベル（*in vitro* 試験）やマウス・ラットなどの動物試験レベル（*in vivo* 試験）での実証では，作用メカニズムに関して知見が得

られても，ヒトで効果を発揮する科学的根拠とするには十分ではない。ヒトが口から摂取した食品中の機能成分は，それぞれの化学構造の違いにより，消化を受け，一部は腸内細菌により分解された後，小腸・大腸の粘膜細胞から吸収され，一部は代謝されて構造を変え，血液中に取り込まれ，運搬されて，標的となる身体の部位に到達して機能を発揮することになる。標的とする細胞や酵素などを試験管やシャーレに取り出して，効果を発揮したとしても，口から摂取して体内で消化・吸収・代謝を受けた後に，標的部位でその効果を発揮するとは限らない。また，動物では吸収，代謝，腸内細菌などに関してヒトとは異なる部分が多い。更にヒトは美味しいものを好きなだけ食べ，飲酒や運動量も個人で異なるが，試験用の動物は狭いケージの中で制限された餌しか与えられずに試験されることから，特殊な条件での機能である可能性もある。特定の食品成分による機能の発揮の違いは大きく，動物試験だけでヒトでの有効性を判断することはできない。また，当然のことであるが，例えヒトに関する情報であっても，個人的体験談や伝承などだけで有効性の科学的根拠とはなり得ない。商品のアンケート等により効果を判定する体験の集積だけでは，効果のある人だけがアンケートに答えたり，社内試験で都合のよい試験結果のみを公開したりしていることがある。また，対照（プラセボ）群を設定していないヒト試験では，有効成分が含まれる製品であると言われて摂取すると心理的に効果が出ることがある，主観的な効果についてはプラセボ効果なのか，食生活の違いによるものかなど，他の因子の影響が不明である。特定保健用食品の申請に当たっての科学的根拠に基づく有効性の確認方法としては，動物試験において有効性とその作用メカニズムを確認した後，設定しようとする1日当たりの摂取量によるヒトを対象とした長期摂取試験で，対照群との差異が統計学的に十分な有意差を持って実証することが必要であるとされている。可能であれば複数のヒト試験で再現性をもって実証されることが望まれる（図1-2-1参照）。

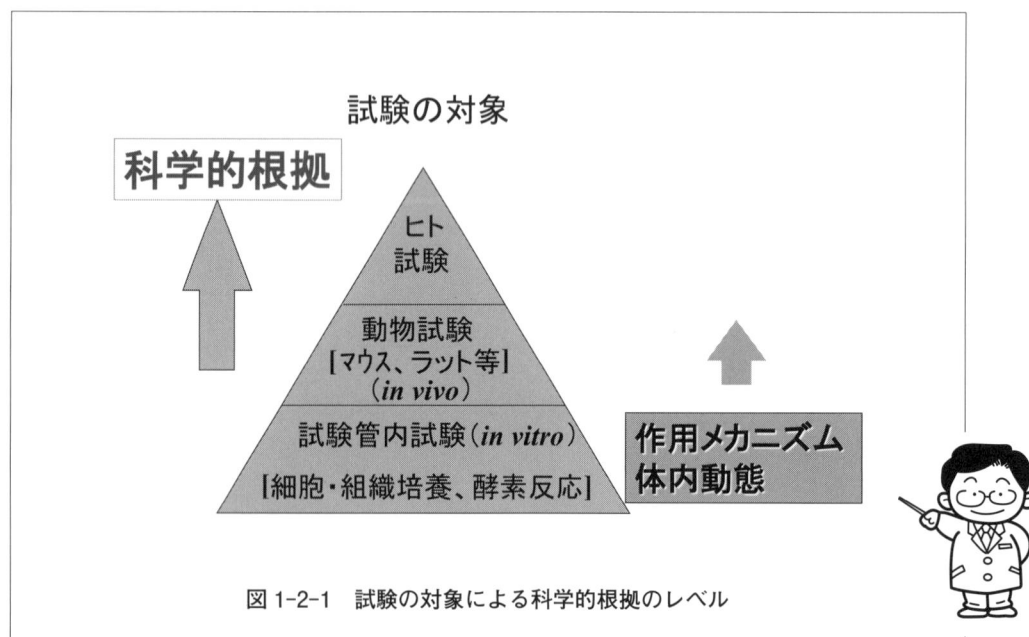

図1-2-1　試験の対象による科学的根拠のレベル

3. 査読者等による第三者からの評価

　一般の消費者が機能性研究の報告書や発表内容を吟味して，科学的根拠のレベルを評価することは困難である。社内報告書や学会報告には，報告者の個人的な判断に基づく試験方法で試験を行い，試験結果やそれから導き出された結論や考察が個人の思い込みで記載されたものが少なくないにも拘らず，一般の消費者は科学的根拠があると過信してしまうことが多い。科学的な根拠が実証されていると信頼できるのは，少なくともその試験結果が論文として査読者のいる学術誌に掲載されていることが必要である。第三者である査読者により試験方法，結果，結論が適切であることが判断されて，初めて学術雑誌に掲載されるため，一定の科学的根拠のレベルを確保しているものと判断することができる。科学的根拠を有するということは，一定の条件下では，一定の確率をもって，同等の結果が再現されることを意味していることから，第三者の専門家により試験方法から結果，結論までが妥当であると評価されることが重要である。一般に学会での発表は，10分前後の時間で行われ，実験方法や結果・結論に関して詳細な討議，検証は難しく，会場から本質的な疑問が提起されても，発表の実績はそのまま残るため，学会の発表だけで，第三者の評価を受けていない試験結果を科学的根拠として受け入れることはできない。また，科学的根拠を有する試験結果を得られたとしても，その結果に基づいて，どのような健康表示とするかについても，本来第三者の評価が必要である。特定保健用食品の審査に当たっては，申請者の実施した試験方法とその結果の解析を評価すると同時に，申請された健康表示が試験結果を適切に反映したものであることも審査の対象となる（図1-2-2参照）。

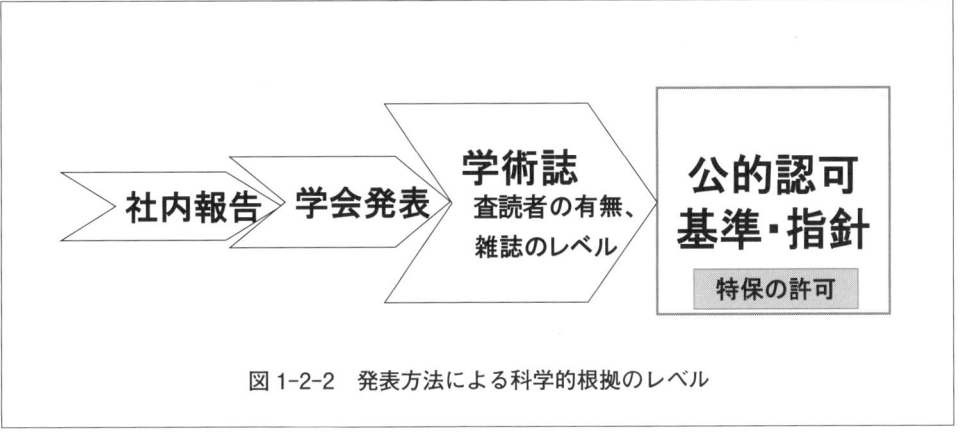

図1-2-2　発表方法による科学的根拠のレベル

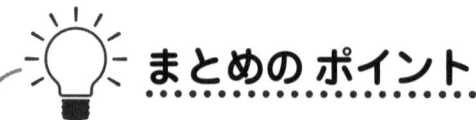

- 「科学的」とは，同様の条件下で同様な結果が，一定の割合で「再現性」を持って得られることです。

- 科学的根拠を明らかにするためには，今までの試験研究を網羅的に調査する必要があります。

- 食品機能の科学的根拠とするには，適切なヒト試験の実施が必要です。

- 科学的根拠のレベルを適切に評価するためには，第三者の専門家によって評価されているかどうかが重要になります。

参考資料

(1) FDA, Guidance for Industry：Substantiation for Dietary Supplement Claims, http://www.cfsan.fda.gov/~dms/dsclmgu2.html
(2) Codex Alimentarius, http://www.codexalimentarius.net/search/advancedsearch.do, Annex adopted 2009

❸ 科学的根拠の評価方法

健康情報を取り上げる新聞やテレビなどでは，健康食品についての体験談が溢れているが，体験談は研究のきっかけとして利用することはあっても科学的根拠にはならない。効果の認められた個人の体験が事実であったとしても，その人は，健康食品以外の食生活や運動などの生活習慣を試験に合わせて改善していた可能性があったり，試験の実施前にもともと回復期にあった可能性もある。よって特定の個人の効果だけでなく，一定の数の人に同様の効果が出ることを一定の統計的な有意差を持って示す必要がある。

食品機能の有効性を科学的根拠に実証するための試験方法は，試験対象，試験デザイン，解析手法などによって異なる。また，試験の内容を報告する方法に違いがあり，それぞれ科学的実証のレベルが異なり，複数の研究結果を収集して，有効性を総合的に判断する方法も重要である。

1. *in vitro*（インビトロ）試験

被験物質の作用メカニズム，体内動態を明らかにするための基礎的な試験として，標的とする酵素や細胞を試験管やシャーレに取り出して，評価を行う試験を指す。血圧に関係する代表的な酵素としては，アンジオテンシン変換酵素（ACE）があり，被験物質をACEを含む試験液に入れて，ACE阻害の効果を評価することで，候補とする物質の初歩的なスクリーニングまたはメカニズムを評価することができる。酵素と阻害剤のみでの単純な実験系であり，成分の効果を数値として明確に比較できる。また，被験物質を消化酵素液に加えて，消化管内での消化の程度を評価する方法，被験物質を反転腸管に入れて，腸管からの吸収の程度を評価するなど，体内での消化・吸収に関する情報を得るための試験もこの範疇に含まれる。

細胞そのものを取り出して，被験物質が細胞に与える影響を測定する方法や腸内細菌を培養した系に被験物質を加えて，その効果を評価することも可能である。但し，酵素や細胞への被験物質の効果は，生体内から標的とするものを取り出した実験系での試験であり，生体内で消化，吸収，代謝を経て，実際に効果を得る前の初歩的な情報を得るための試験であることを念頭に置く必要がある。

2. *in vivo*（インビボー）試験（動物試験）

主にマウスやラットに被験物質を与え，実験動物に目的とする効果がどの程度現れるかを評価する。被験物質の生理機能，作用メカニズムに応じて，投与期間中の血液学的検査，血液生化学的検査，糞尿検査を行い，投与試験後は器官・組織の肉眼的観察，臓器の重量測定，病理検査などに加え，可能であれば被験物質の血中濃度，体内分布を測定する。これらの測定結果は，安全性評価に関する情報としても有用であることを認識して，健康に悪影響を及ぼす測定結果についても注目する必要がある。被験物質の投与群と被験物質を投与しない対照群を設け，通常，1ヵ月から3ヵ月間の連続投与する試験が行われるが，短期の試験では，単回投与，1週間の投与試験も実施される。これらの試験では対照群の他に，通常2～3段階の被験物質投与群を設けて，用量活性の関係がみられるように各用量段階を設定することが望まれる。これにより，ヒトでの投与に関して，十分な情報がな

い場合のヒト試験での有効摂取量の設定においても，動物試験の結果を参考にすることができる。

ここで，記憶に関する動物試験を例に挙げる。DHA を摂取すると頭が良くなると宣伝されたことがあった。これの基となった試験方法は，DHA を添加した飼料で飼育したネズミと無添加の飼料で飼育した DHA 欠乏ネズミを，一晩水を与えないでおく。次の日に迷路の反対側に水を置いて観察する試験を 1 週間行うと，DHA 添加飼料のネズミは欠乏ネズミと比較して，迷路の出口に到達する時間が短縮する効果（学習効果）が向上した。よって，DHA はネズミの学習効果を高めたと考えられることがこの試験の結果である。

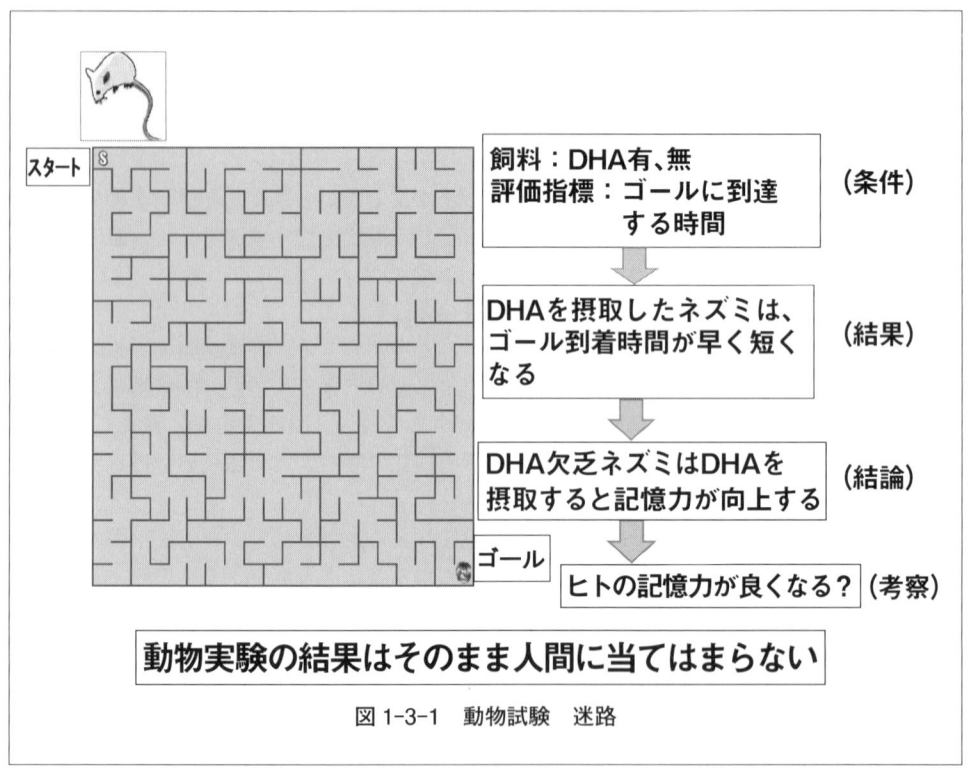

図 1-3-1　動物試験　迷路

この迷路の試験は再現性もあり，欠乏ラットに比較して DHA 摂取ネズミが記憶力を向上させたことは決論づけられた。しかしこれだけで，日本人が DHA を摂取すれば，知的記憶力が向上する直接の実証根拠とはいえない。この結果は，DHA が欠乏するとネズミの記憶力が低下することを実証したに過ぎない。平均的日本人は DHA と生体内で類似の作用を有する EPA を約 300mg 摂取していると報告されており，平均的日本人が DHA を追加摂取しても記憶に対して効果があるかは明らかになっていない。科学的根拠の基本的考え方で記述したように，動物では吸収，代謝，腸内細菌などに関してヒトとは異なる部分が多く，試験用の動物は狭いケージの中で制限された餌しか与えられずに試験された結果である。このように，動物試験だけでヒトでの有効性を判断することはできないのである。

動物試験の一つとして、体内動態試験は、安全性と機能性の両方の評価に用いられる。被験物質を動物に投与してその吸収、分布、代謝及び排泄等の体内動態に関する情報を得ることを目的とする。被験物質の体内動態に関する適切なデータにより、被験物質又はその代謝物質が標的の部位に到達していることを確認することができる。体内動態試験は、医薬品の研究には必須であるが、食品成分に関する試験としては困難な場合がある。その理由としては、医薬品は基本的に体内において異物であり、生体内の成分とは異なる構造をしていることが多いが、食品成分の原料は農作物など本来生物の体内に存在する成分であり、共通の化合物がヒトを含む動物の体内にも存在していることが多いため、生体内成分との区別が困難となる。また、消化代謝を受ける段階で、体内に同化されてしまう可能性もあるため、経口投与された食品成分を生体内で分析することが、生体内で異物であり、消化を受けにくい医薬品よりも困難となってしまうことが考えられる。また、動物試験の結果については、ヒトに外挿した場合を考察する必要がある。例えば、消化、吸収、代謝に関して、ヒトと $in\ vivo$ 試験における動物との比較情報、さらに分析の検査値について、消化・代謝により生成する化合物に関しての関連情報を収集解析し、ヒトでの体内動態、有効性との関係を十分考察することが必要である。

3. ヒト試験

有効性の科学的根拠となるヒトを対象とした試験には、介入試験と観察試験がある。介入試験は、被験者に被験物質を直接摂取させる方法であり、被験者の食事に追加して摂取することにより有効性を評価する方法である。被験者の食事内容に積極的に介入することから、この名前が用いられる。一方、観察試験とは、食事内容への直接の介入を行わずに、対象者の食事内容を観察または調査して、試験成分を多く摂取している群とあまり摂取していない群とに分けて、それぞれ群の健康状態を比較して有効性を評価する。

介入試験の代表的な例は無作為比較試験であり、被験者を無作為に2つ以上の群に分け、試験群の被験者には被験物質を含む食品を摂取させ、対照群の被験者には被験物質を含まない同一の形態の食品（プラセボ）を摂取させる。一定の期間摂取した後に評価指標（マーカー）について、対照群と試験群の健康状態を比較する。有効性をより正しく評価するために、被験者が摂取する食品が、有効成分が含まれたものか、プラセボであるかを研究者も被験者も分からないようにする二重盲検（double blind）で実施することが推奨される。食品の中身を研究者には知らせ、被験者のみ分からない試験法を単盲検（single blind）と呼ぶ。

主な観察研究には、前向きコホートと後向きコホートがある。前向きコホートでは、まず対象者の摂取している食品成分を中心とした食生活を調査し、この集団について評価する食品成分の摂取量と有効性を評価するマーカーについて、比較評価が可能な大きな差異があることを確認した後、将来にわたって追跡調査して、摂取した食品成分とマーカーとの関係を評価する。これに対して、後向きコホートは、評価しようとするマーカーの値が境界領域または医薬品を投与されていない軽度の病者を集め、次にその対象者群と性別や年齢などが類似している健常者を選んで、2つの群を過去に遡って聞き取り調査をすることで、食品成分の効果を確認する方法である。

観察研究では、食品の摂取量の調査に対する対象者の協力の程度により差異が生じやす

く，研究者の研究目的を達成しようとする恣意が働いたり，対象者が自分の体裁をよく見せるために虚偽の申告をしたりする傾向（バイアス）を排除できないことが多い。一方，二重盲検の無作為比較試験は，観察研究と比べて，一般に費用が多くかかるのが欠点であるが，研究者や対象者の恣意や思い込みを排除して無作為に被験者を分けることができ，被験物質の摂取量を試験群と対照群とで揃えることができるため，被験物質の効果をより正しく評価することができる。そのため，ヒトを対象とした研究方法の中では，二重盲検無作為化比較試験（double blind randomized control study：DB-RCT）が最も質が高いと一般に考えられている。

例として図1-3-2を示した。被験者を100名集め，試験群と対照群に無作為割作と行ない，摂取期間と評価指標を定めて二重盲検で実施する。試験中に被験者が摂取基準の遵守，食生活や健康状態をフォローし，脱落による人数減少を確認し，結果の統計解析を行うとともに副作用を集約する。図では試験群では3人が脱落し，効果ありが47人中29人であった。比較群は，2人脱落し，効果が48人中7人に認められた。実際にはこれらの効果を統計解析して結果とされる。

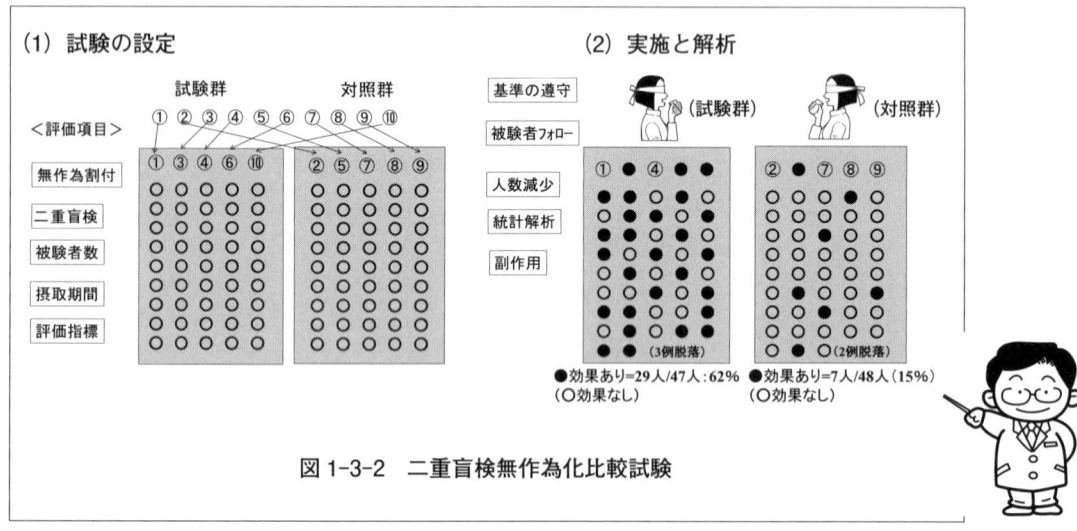

図1-3-2　二重盲検無作為化比較試験

しかしながら，二重盲検無作為化比較試験であっても，一つの結果で結論を出すことには問題がある。例えば，β-カロテンのサプリメントを投与した無作為化比較試験の8件の結果[1]，中国では胃がんのリスク低減の効果が認められたため，がん予防の期待が高まり，国際的なガン予防のためのβ-カロテンの二重盲検無作為化の大規模な介入試験が開始された。その結果は，期待がはずれ，フィンランドでは喫煙者において，β-カロテン摂取群に肺がんのリスクが高まることが確認された。それ以外の心臓病や脳卒中による死亡率もβ-カロテンサプリメントの摂取群で，対照群よりも高い結果となっている。このように無作為比較試験の結果といえども，ひとつの試験結果だけで結論を出すのは科学的根拠としては十分ではなく，複数の試験結果を評価して，総合的に判定することが必要となる。

食品の有効性の科学的根拠を得るためのヒト試験を適切に実施するには下記の項目を確認する必要がある。

①統計的処理が実施され有意差が明確になっていること
　測定誤差を配慮した試験計画から統計的処理まで実施して，対照群との統計的な有意差が確認されていることが必要である。
②有効成分が明確にされていること
　食品成分は天然物を原料としていることが多く，収穫した場所，季節，または種類が異なると有効成分が変化することがある。そのため有効成分の構造が確認されていない場合には，製品の有効成分を定量することができず，有効性が保証されないことになる。
③効果の作用メカニズムが明らかにされていること
　作用メカニズムが不明である場合，どのような食生活において，どのような効果を持つかが明確でなく，摂取する際の身体の状態，他の食品との相互作用などについて考慮すべき事項が明確でない。
④1回のヒト試験で有効性が認められても，過去の試験結果を網羅的に検索，解析して，過去の試験結果と整合性が取れているかを確認することが重要である。整合性が取れない場合には，その理由を明確にして，説得性のある解析が行われる必要がある。

　厚生労働省（厚労省）から許可されている特定保健用食品であれば，申請資料に添付する有効性の主要な報告書は査読者のいる学術誌に掲載されたものであり，更に厚生労働省が設置した専門家による委員会で有効性を評価した後に健康表示が許可されているため，科学的根拠のレベルは高いと考えられる。栄養機能食品も同様に，栄養機能表示は厚生労働省がその分野の専門家を集めて，試験結果を網羅的に取集して，科学的根拠を確認した栄養素であり，有効性を発揮する摂取量の範囲を定めているため，表示の科学的根拠は実証されていると考えられる。また，2015（平成27）年に施行された機能性表示食品も，実証責任は企業の自己責任ではあるが，同様の科学的根拠のレベルで実証された有効性に基づいて，機能性表示が記載されることになっている。

　科学的根拠を有する介入試験を実施する際の個々の条件とその考え方を下記に列挙する。

1）試験の被験者

　食品の機能を評価する場合，通常，被験者としては，健常者，疾病の境界域を対象とする。健常人では関与成分の効果について統計的有意差を持って明らかにすることは困難であるため，一般には疾病の境界域のヒトを試験の対象者とすることになる。軽症者を被験者とする場合は，一般に医薬品が投与されていないことが条件となる。

　被験者数は，統計学的手法によって有意水準の判定が可能な数を確保する必要があり，統計学的手法上，有意水準の判定に不十分な被験者数の場合には科学的根拠のレベルが低いことになる。

　試験の被験者は，開発しようとする食品の主な購買者と比較して，相応しい対象者であることが必要である。主な購買対象者が若い女性であるにもかかわらず，男性を被験者とした試験を実施して有効性を確認しても，購入者である女性には効果が現れないこともあ

る。その例としては，女性は生理周期により，コレステロール，ヘモグロビンなど血液検査，生化学検査など多くの女性特有の検査値の変動がある。これらに対する機能を調べる場合，その有効性を確認し易い男性を被験者とした試験を実施することがあるが，男性だけの試験において有効性が実証されても，その結果だけで，女性で有効性が実証されたことにはならない。また，老化が進んだ高齢者と新陳代謝が活発な若者とでは効果に差異が生じるものであり，食生活の異なる海外での試験でも，例えば，魚介類の摂取が少ない欧米人での試験結果が日本人にはそのまま当てはまらないことがある。

2) 試験食

食品成分の効果を試験する際には，医薬品とは異なり，純度の高い被験物質の摂取試験だけではなく，実際に摂取する食品の形態で試験を行う必要がある。そのため，食品の形態によっては，共存する成分の影響を受けて，機能性や吸収性が異なってくる場合があり，効果を証明することは，純品の物質の試験より困難となる場合がある。

また，医薬品の臨床試験の場合，被験者が入院患者であれば，被験者はほぼ同様の食事を摂取し，行動範囲も狭い範囲に限定されているが，食品の有効性試験では，被験者毎に食生活と生活スタイルが異なり，摂取する食事の量，質，頻度などに加えて，アルコール摂取量，運動量，睡眠時間などが異なる。個人の生活習慣を完全に統一することは困難であるので，少なくとも試験期間中は，従来通りの食事を取ること，運動を含め通常通りの生活を行うこと，被験物質と類似の食品の摂取を避けることなど，試験を実施する際の注意事項を設定し，被験者に遵守を徹底することが必要となる。

3) 試験方法

一般に，食品成分の効果を確認するための試験としては，1～3ヵ月の摂取期間を原則として，1日摂取目安量による試験を実施する。試験計画を立てる際には，有効性の評価に相応しい指標を設定し，統計学的に十分な有意差を確認するに足る試験方法を設定することになっている。

有効性の評価及び摂取量の設定のための試験結果の判定には，必ず統計学的処理による有意差検定を行うことが必要である。

4) 被験者の遵守事項（コンプライアンス）

病人であれば，医薬品の摂取に関する医師の指示に対する遵守（Compliance）の程度は一般に高いが，食品の有効性試験の場合は，被験者は被験物質を決められた時間に，決められた量を摂取することに対する動機づけ（モティベーション）が低く，食事の場所や内容が変化することで摂取することを忘れがちになる。被験者が実際に摂取した量が事前の設定と異なる場合には，試験は誤った結果を示すことになる。このようなことをなるべく避けるために，被験者に対し，プロトコール通りの摂取をお願いするとともに，毎日，摂取の量と時間を記録することを依頼することにより，コンプライアンスを高めることが必要である。

5) 倫理委員会

食品といえどもその有効性を評価する場合には，被験者の健康上の問題が発生することを考慮して，被験者の保護を配慮する必要がある。そのために，医師を含む専門家を中心とする倫理委員会において，動物試験・食経験に基づく試験素材の安全性と機能性に関する知見，試験計画の妥当性，被験者への説明と自発的に実施したことの同意，健康被害の

モニタリング体制，報酬と被害時の補償などを十分に検討して，試験実施を承認する必要がある。

また，被験者の健康上の問題が発生することを考慮して，被験者の保護を配慮する必要がある。そのために，医師を含む専門家を中心とする倫理委員会において，ヒト試験を実施する際に，被験者の人権保護に配慮することを臨床研究に携わる医師が遵守するように求めているヘルシンキ宣言（『食品安全の表示と科学』p70参照）を遵守して実施する。ヘルシンキ宣言の精神に反しているヒト試験や，倫理委員会の承認を得ていないヒト試験は，論文として受理されない学術誌が多くなっており，特定保健用食品の申請資料としては受理されないこととなっている。

 まとめのポイント

- 効果が認められた個人的体験は，それが事実であったとしても，科学的根拠にはなりません。

- *in vitro*（インビトロ）試験とは，標的とする酵素や細胞を試験管等に取り出して評価を行う，基礎的な試験です。

- *in vivo*（インビボ）試験とは，実験動物に被験物質を与え，目的とする効果がどの程度現れるかを評価する試験です。

- ヒト試験には，介入試験（代表例：無作為化比較試験）と観察試験（代表例：前向きコホートと後向きコホート）があります。

- ヒト試験の中では，二重盲検無作為化比較試験が最も質が高いと考えられています。

- 無作為化比較試験であっても，ひとつの試験結果だけでなく，複数の試験結果を評価して，総合的に判定することが必要です。

4 「研究レビュー」(システマティック・レビュー)とは何か
～機能性表示を実証する手法の一つ

　研究レビューとは，過去の試験研究の結果を系統的にかつ網羅的に収集して，その成分の機能性を肯定することができる科学的根拠が十分にあるかの評価をして，機能性を判断することである。特に，2015（平成27）年4月に施行された機能性表示食品の消費者庁ガイドラインに研究レビューが取り挙げられたことから，食品の機能性表示を実証する手法として，注目されている。食品の健康表示を立証するために，研究レビューを実施する場合には，科学的研究の網羅的な検証，研究の実施方法とその質的レベル，機能性の根拠としての量的検証（研究の例数や実施した研究数），試験の被験者と実際に摂取する消費者の同等性（性別の同等性，被験者としての病人と健常人，海外の研究であれば日本人への外挿性）などを考慮することが前提となる。

　また，消費者庁の「食品の新たな機能性表示制度に関する検討会報告書」には，科学的根拠レベルに関する具体的要件として，「査読付きの学術論文等，広く入手可能な文献を用いたシステマティック・レビューを必須とし，機能性表示をしようとする機能性関与成分の機能について，Totality of Evidenceの観点から肯定的といえるかどうか評価を行うこと」と記載されている。しかしながら，前述の機能性表示食品のガイドラインにおいては，その総論に「研究レビュー（システマティック・レビューをいう，以下同じ）」と記載され，「研究レビュー」が「システマティック・レビュー」とイコールであると記載されている。これは用語の用い方としては一方的な断定であり，システマティック・レビューという用語が国際的に統一的に用いられ，国際的に手法が定められているわけではない。例えば，米国では一般にシステマティック・レビューの用語は，あまり用いられることはなく，FDA（米国食品医薬品局）が発表したヘルスクレームの科学的評価のためのレビューシステムのガイドライン[2]では，システマティック・レビューの用語はなく，システマティック・レビューのうち，定量的に評価することで科学的根拠のレベルが高いとされるメタアナリシスに対しても，「多くのメタアナリシスは，詳細な情報が欠けているため，ヘルスクレームを検証するために見落としていた研究を見つけるか，物質と疾病の関係に関する背景として用いる場合にのみ有効である」として，健康表示の科学的根拠の検証のために，メタアナリシスも含めたシステマティック・レビューの論文そのものを用いることはないとしている。

　ここでは，一定の科学的根拠のレベルを保持した研究レビューの手法としてのシステマティック・レビューについての考え方とその手法について概説する。

1. システマティック・レビューとは

　システマティック・レビュー（systematic review）とは，ランダム（無作為）化比較試験（RCT）を中心として網羅的に臨床試験の研究報告を収集し，質の高い研究結果を系統的に解析し，最新の結論を得る手法である。医療機関において，ある患者又はある病気に対して，今まで試験研究として得られている情報を網羅的に調査して，最適な治療方法の知見を得ることを目的として開発された。イギリスの国民保健サービス（National Health Service：NHS）の一環としてのコクラン共同計画（The Cochran Collaboration）が国家

的プロジェクトとして1992年に開始し，現在では，世界的規模で展開され，治療，予防に寄与する医療情報となっている。

コクランのシステマティック・レビューハンドブック[1]によれば，システマティック・レビューとは，「ある定められたテーマに正しく回答するために，事前に設定された基準に合致した実験的事実を網羅的に収集して照合する方法であり，バイアスを最小化し，より信頼性のある結論を導き出し，回答を決定すること」とされている。消費者庁の「食品の新たな機能性表示制度に関する検討会報告書」においては，「関連研究（学術文献等）について，事前に設定したプロトコールに従い網羅的に収集し，データの偏り（バイアス）を可能な限り除去しつつ，治療や予防等の効果の有無や程度を系統的に評価する手法」と定義されている。

システマティック・レビューは，オーストラリア・ニュージーランドの食品安全基準局（FSANZ）とカナダの保健省（Health Canada）において，健康表示の科学的根拠を実証する手法として，企業が自ら実証するシステマティック・レビューの考え方が示され，そのガイドライン[3],[4]も公表されている。

2. システマティク・レビューの実施手順

システマティック・レビューを実施する一般的な手順は，下記の通りである。

1）具体的なテーマを設定する
機能性成分と有効性及びその対象者を明確にする。

2）実験研究報告を網羅的に収集する
(1) 世界中で実施された関連する研究論文を網羅的に収集する。
(2) データベースを適切に検索して関連する研究論文を網羅的に入手する。検索の際には，キーワード，検索式，シソーラス（データベース上の分類で，大分類から小分類にかけて体系的に整理されているもの）を適切に選択して実施する。科学的根拠にとって本質的に重要な論文を見落とすことになれば，間違った結論を導いてしまうことになるため，必要な論文の収集についての網羅的な検証の作業が全体の質と科学的根拠の正当性を決定することになる。そのため，網羅性の目的が十分に達成できるまで，時間をかけて，キーワード，シソーラス，検索式などについて何度でも試行錯誤することが重要である。
(3) データベースの論文は，その論文が出版されてから，データベース上に掲載までかなりの時間が経過しているために，データベースの検索によって得られた論文だけではなく，当該分野のデータベースに未掲載の論文，更には未発表の研究成果，一般書籍を含めた出版物までを含めた最新の研究結果を可能な限り集める。いかに網羅性を高めるかがこのステップの重要な点である。

3）実験研究のレベル（質）を判定する
レベルを判定するための主なチェックポイントには下記の項目がある。
(1) 被験者の採用条件，評価項目の設定，実施場所が記載されているか？
(2) 適切なプラセボを作成し，適切なプラセボ群が設定されているか？
(3) プラセボ比較の割り付け方法が記載してあるか？
(4) ランダム化を踏まえて，正しい方法で割り振りが行われているか？

(5) 被験者及び試験実施者いずれに対しても確実に盲検化が行われたか？
(6) テーマに対して適切な評価指標を設定し，適切な期間を設けた試験方法をしたか？
(7) 被験者のコンプライアンス（定められた基準の遵守）の調査を実施しているか？
(8) 試験の前及び終了後も含めて，どこまで被験者の流れをフォローしているか？
(9) 被験者のフォローの期間を記載しているか？
(10) 重篤な副作用や重要な事故に関する記載があるか？
(11) 研究の資金，著者の経歴について確認されているか？

4）レベルの低い研究論文は削除する

上記のチェックポイントを踏まえて，収集した全ての研究論文を検証して，データの偏りが生じる可能性が高いものや，プラセボ群のないもの，無作為に割付られていないもの，試験方法がずさんなものなどは検証対象から削除する。一定の質が保たれたレベルの高い論文だけを検証対象とすることが重要である。レベルの低い研究論文に有効性を結論付ける結果がいくら多数あっても，これらを加えて検証を行うと，間違った結論を導き出す危険性がある。

5）質の高い研究論文をまとめて解析する

選抜した質の高い研究論文をまとめて，できれば統計的解析を実施して，全体の研究結果を検証して，結果を導き出す。この段階で，統計的解析を定量的に実施するシステマティック・レビュー全体をメタアナリシスと呼ぶ。「新たな機能性表示制度に関する検討会報告書」において，より高いレベルの科学的根拠として，メタアナリシスが推奨されている。

6）導き出された結果から最終の結論を出す

レベルの高い研究の結果をひとまとめにして導き出された結果を踏まえて，最初に設定した課題に対して，恣意的な解釈や，常識，思い込みなどを排除して，中立な視点で，最終的な結論を出す（図1-4-1参照）。

具体的なテーマの設定
成分と機能を明確にする

研究論文の網羅的収集
検索の試行錯誤で漏れのない情報収集

研究の質を判定
プラセボ，無作為化，盲検，評価方法・指標，期間，被験者フォロー等

質の低い研究論文の削除
前述の判定項目，バイアス，ずさんさを考慮して削除

質の高い研究論文を解析
質の高い論文のみで解析

解析結果から結論を導く
恣意的解釈，常識，思い込みを排除して，中立的視点で

図1-4-1　システマティック・レビューの手順

3. データベース～システマティック・レビュー実施の際の検索手段

システマティック・レビューを実施する上で，検索手段としての主なデータベースとしては，下記のものが挙げられる（詳細は，第6章を参照）。

1）臨床試験，医学関係

(1) The Cochrane Library: http://www.thecochranelibrary.com/view/0/index.html

コクラン共同計画が，無作為化比較試験（randomized controlled trial：RCT）を中心に，世界中の臨床試験のシステマティック・レビュー（systematic review）を行い，その結果を，データベース化したものである。The Cochrane Database of Systematic Review（CDSR）がコクラン共同計画の中核となるデータベースであり，系統的な方法で網羅的に情報収集を行い，研究のレベルを吟味し，一定の基準を満たした論文をベースに，治療，予防効果をそれらの論文結果の指標を統合したオッズ比（相対危険度）の形で提供している。1年に4回の改訂が行われている。

(2) PubMed/MEDLINE: http://www.ncbi.nlm.nih.gov/pubmed

PubMedは，アメリカ国立医学図書館（National Library of Medicine：NLM）における国立生物工学情報センター（National Center for Biotechnology Information：NCBI）が運営する医学・生物学分野の学術文献検索サービスで，無料で検索できる。

MEDLINE（MEDlars onLINE）は，NLMが運営する医療情報のデータベースで，3,800誌を超える生物医学系学術誌からの論文が収録されている。1966年以降の約860万件のデータを含む。MEDLINEのデータは毎週PubMedへ更新される。

(3) EMBASE: http://www.elsevier.com/jp/online-tools/embase

医学関連分野に関する網羅的情報のデータベースで，70ヵ国以上で発行される一次情報誌を中心に，網羅的に医薬品関連情報を採録し，多くの情報に抄録を含む。現在は，科学・技術・医学関連情報を専門とする企業であるエルゼビア（Elsevier B. V.）が，EMBASE（1974（昭和49）年以降）とMEDLINE（1951（昭和26）年以降）を同時に検索する検索Webサービス（Embase：エンベース）を運営している。

(4) JMEDPlus: http://jdream3.com/service/jdream.html

独立行政法人科学技術振興機構が作成した文献情報検索システムであるJDreamⅢの医学系データベースである。1981（昭和56）年以降に日本国内で発表された医学・薬学・歯科学・看護学・生物科学・獣医学等の論文情報が収録され，現在も月2回の更新により，情報が追加されている。キーワードや著者名，資料名などから検索が可能である。

(5) 医中誌Web: http://login.jamas.or.jp/

特定非営利活動法人　医学中央雑誌刊行会が作成する国内医学論文情報のインターネット検索サービスで，国内で発行された医学・歯学・薬学・看護学及び関連分野の定期刊行物から収録した約1,000万件の論文情報を検索することが可能である。

2）健康食品成分・素材関連

(1) 「健康食品」の安全性・有効性情報（国立健康・栄養研究所：https://hfnet.nih.go.jp/）

国立健康・栄養研究所が運営する食品・食品成分に関する情報を提供する検索データベースである。筆者も参加した2003年度厚生労働科学研究費補助金食品安全確保

研究事業において，収集した情報を基にスタートした。「健康食品」に利用されている素材について，その概要，分析方法，有効性情報，安全性などを個別の研究データも含めた情報，認可項目別の特定保健用食品に関する情報，健康危害に関する安全情報・被害関連情報などについて総合的な知識を得ることができる検索データベースである。更に，食品・栄養に関する厚生労働省，食品安全委員会，国立医薬品食品衛生研究所，消費者庁，消費者委員会などの行政の発表資料の解説も含められているのが特徴である。

(2) 健康食品素材の科学的実証データベース：Health Food Material Scientific database, 社会保険福祉協会：http://www.hfs-data.jp/static/guide.php

健康食品素材（成分）の有効性と安全性について，システマティック・レビュー（メタアナリシス）を中心とする科学論文と国内外の公的機関の関連報告書の情報を検索できるデータベースである。著者が執筆委員として参加しており，ヒトへの有効性の有無が統計的に実証されたシステマティック・レビュー論文を中心に，日本の保健機能食品の科学的根拠となる報告書及び論文，海外では欧州食品安全庁（EFSA），米国食品医薬品局（FDA），米国DRI（Dietary Reference Intake）などの公的機関が素材（成分）の有効性と安全性について記述した報告書，医薬品として使用実績のある成分・素材についての医薬品情報を，総合的に調査し，まとめている。主なシステマティック・レビュー論文の抄録及び報告書の要約を添付しているので，医療従事者・研究機関所属の研究者，消費者への情報伝達，教育啓蒙を役割とするアドバイザリースタッフで，短時間に専門情報を入手希望する専門家のデータベースとしても活用できる（2015（平成27）年3月に終了）。

(3) ナチュラルメディシン・データベース　健康食品・サプリメント［成分］のすべて：Natural Medicine Comprehensive Database：http://hprc-online.org/dietary-supplements/natural-medicines-comprehensive-database，一般社団法人日本健康食品・サプリメント情報センター：http://jahfic.or.jp/nmdb/nmdbbook2

『Natural Medicine Comprehensive Database（NMCD）』は，ダイエタリーサプリメントの素材・成分に関する研究論文を中心に網羅的に収集し，科学的根拠に基づいて編纂した内容を1999（平成11）年に刊行されたデータベースであり，FDAやNIH（国立衛生研究所）をはじめ米国で広く使用されている。頻繁に，最新の研究論文を検索レビューして，データを更新している。

『ナチュラルメディシン・データベース　健康食品・サプリメント［成分］のすべて』は，NMCDの日本対応版として，一般社団法人日本健康食品・サプリメント情報センターが編集・発行している。著者も監修者として参加しており，健康食品・サプリメントの素材・成分に関する有効性や安全性，医薬品との相互作用，投与・摂取量の目安などに関する情報を網羅している。更に，米国版にはないが日本で使用されている健康食品の素材・成分の情報に加え，特定保健用食品の機能成分や日本人の食事摂取基準など日本の情報も加筆してある。2006（平成18）年に書籍として出版され，2015（平成27）年2月に改訂新版（第4版）が販売されている。

3）その他の分野

(1) 社会・心理学的研究：PsycINFO, American Psychological Association: http://

www.apa.org/pubs/databases/psycinfo/index.aspx

　アメリカ心理学会（American Psychological Association：APA）が作成している文献データベースで，心理学を中心に，関連分野の行動科学及び精神医学，社会学，人類学，教育学，薬理学及び言語学など社会科学などの雑誌論文，学位論文，単行本などの書誌情報及び抄録を収録している。古くは1806年から収録されており，情報は毎週更新されている。

(2) 看護研究：CINAHL（Cumulative Index to Nursing and Allied Health Literature）：http://www.ebscohost.com/nursing/cinahl-databases

　全米看護連盟（The National League for Nursing），及び米国看護協会（American Nurses' Association）が発行している全ての看護系雑誌と出版物を収録してあり，看護学また健康全般に関する雑誌論文の抄録情報を中心とする文献データベースである。雑誌以外にも，訴訟事例・医薬品データ・調査測定手段に関連する資料も含まれている。1961（昭和36）年に発行された冊子体の索引誌が始まりで，EBSCO社傘下のCINAHL Information Systemsが運営をしている。

 まとめのポイント

● 「研究レビュー」とは，今までの試験研究の結果を系統的かつ網羅的に収集し，科学的根拠のレベルを評価して，機能性を判断することです。

● 「システマティック・レビュー」とは，無作為化比較試験等の臨床試験の研究報告を網羅的に収集し，質の高い研究結果を系統的に解析し，最新の結論を得る手法です。

● システマティック・レビューを実施するには，データベースを網羅的に検索して，関連する研究論文を適切に評価し，質の低い論文を削除する必要があります。

参考資料
(1) Cochrane Handbook for Systematic Reviews of Interventions（Version 5.1.0, March 2011），http://handbook.cochrane.org/
(2) FDA, Guidance for Industry : Evidence-Based Review System for the Scientific Evaluation of Health Claims – Final, 2009,
　http://www.fda.gov/food/guidanceregulation/guidancedocumentsregulatoryinformation/

ucm073332.htm
(3) FSANZ, Guidance on establishing food-health relationships for general level health claims, Guidance on establishing food-health relationships for general level health claims (2013)
　　http://www.foodstandards.gov.au/publications/Documents/FINALGuidance-general-level-health-claims-Sept 2013.docx
(4) Health Canada Guidance Document for preparing a submission for food health claims using an existing systematic review. (2011)
　　http://www.hc-sc.gc.ca/fn-an/legislation/guide-ld/systemat-revi-sub-eng.php

　本章全般のヒト試験の方法と統計的処理の詳細については，医薬品の臨床試験を実施するための資料も含め，下記の書籍が参考になる。

参考資料
(1) 佐々木敏他，『EBN 入門』，第一出版，2000
(2) 増井健一，『ここからはじめるメタ・アナリシス』，真興交易㈱医書出版部，2003
(3) 中山健夫他，『臨床研究と疫学研究のための国際ルール集』，ライフサイエンス出版，2008
(4) 福井次矢他，『Minds　診療ガイドライン作成の手引き 2014』，医学書院，2014
(5) 消費者庁，「食品の新たな機能性表示制度に関する検討会報告書」，2014
(6) 消費者庁，「機能性表示食品の届出等に関するガイドライン」，2015

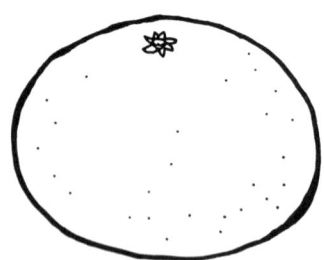

第2章 健康機能性を有する成分・素材

　食品には，第1の機能として，人間が生きていく上で必須の栄養機能，第2次機能としての味や香りなどの官能機能，第3の機能としての体調調節機能がある。ここでは，栄養機能と体調調節機能を中心に，栄養素としてのたんぱく質，脂肪，炭水化物，ビタミン，ミネラルに加えて，いわゆる食品として利用されている代表的な天然由来の素材・成分についても，その概要と機能について解説する。

1 アミノ酸とたんぱく質・ペプチド

1. アミノ酸

　アミノ酸は一つの分子にアミノ基とカルボキシル基を有する化合物であり，たんぱく質を構成しているアミノ酸のアミノ基はα-位にある（α-アミノ酸）（表2-1-1参照）。人間の体内では合成されないために食品から直接摂取する必要がある必須アミノ酸と，体内で他のアミノ酸などから合成が可能であるため直接摂取する必要のない非必須アミノ酸とに分類される。必須アミノ酸はロイシン，イソロイシン，リジン，メチオニン，フェニルアラニン，スレオニン，トリプトファン，バリンの8種類である。アミノ酸は筋肉，神経，免疫，代謝など身体の構造と機能の主要部分を司っており，必須アミノ酸も非必須アミノ酸もバランス良く摂取することが健康維持，疾病予防に大切である。また，生体にはたんぱく質の構成成分とはならないが，神経伝達，脂質代謝，生体防御などの機能を有するγ-アミノ酪酸，β-アラニン，タウリンなどのα-アミノ酸以外のアミノ酸や，カルボキシル基以外の遊離基であるスルホン酸基などを有するアミノ酸も存在している（表2-1-1参照）。

表2-1-1　アミノ酸の機能と含有食品

（脂肪族アミノ酸）

アミノ酸（1文字表記）構造式	概要（健康・機能など）	含有食品
グリシン（G） H-CH-COOH 　　| 　　NH$_2$	アミノ酸の中で分子量が一番小さく，セリンから生合成が可能であり，必須アミノ酸ではないがヘモグロビンや肝臓中の酵素などの構成成分，プリン，クレアチン，グルタチオンなどの原料として重要である。軽度の睡眠障害に対して誘眠効果が示唆されている。	えび，牛肉，豚肉，大豆

アミノ酸（1文字表記） 構造式	概要（健康・機能など）	含有食品
アラニン（A） CH₃-CH-COOH 　　│ 　　NH₂	生体内ではピルビン酸にグルタミン酸のアミノ基を転移することにより生合成される。下記の分岐鎖アミノ酸が骨格筋で代謝される際，代謝産物としてグルタミン及びアラニンが放出される。	鶏肉，牛・豚レバー，大豆
バリン（V） CH₃-CH-CH-COOH 　　│　　│ 　　CH₃NH₂ ロイシン（L） CH₃-CH-CH₂-CH-COOH 　　│　　　　│ 　　CH₃　　　NH₂ イソロイシン（I） CH₃-CH₂-CH-CH-COOH 　　　　│　　│ 　　　　CH₃NH₂	3種の分岐鎖アミノ酸は必須アミノ酸で，たんぱく質の構成アミノ酸であるとともに，骨格筋でエネルギーとして使われる。高齢で栄養不良の透析患者の食欲不振を軽減し，全体的な栄養状態を改善する。運動の能力向上の機能は確認されていないが，運動中の筋肉消耗を低減する機能が示唆されている。	大豆，レバー，鰹節，鶏肉，たらこ，チーズ

（ヒドロキシアミノ酸）

アミノ酸（1文字表記） 構造式	概要（健康・機能など）	含有食品
セリン（S） CH₂-CH-COOH 　│　　│ 　OH　NH₂	非必須アミノ酸であるが，生体内でグリシン，システイン，リン脂質（フォスファチジルセリン）などの前駆体として重要である。セリンを活性中心に持つセリン酵素は，キモトリプシン，トリプシンなどのたんぱく質分解酵素や神経伝達物質アセチルコリンを分解するアセチルコリンエステラーゼなどとして重要な役割を果たす。	チーズ，まぐろ，納豆
スレオニン（T） （トレオニン） CH₃-CH-CH-COOH 　　│　　│ 　　OH　NH₂	最後に見出された必須アミノ酸であり，穀類などでは含量が低いため，不足しがちなアミノ酸である。リジンと合わせて，穀類の栄養強化のために添加される。成長や生体防御に必要なため，特に成長期には不足しないことが望ましい。	鶏肉，鶏卵，まぐろ，大豆

（塩基性アミノ酸）

アミノ酸（1文字表記） 構造式	概要（健康・機能など）	含有食品
リジン（K） H₂N-CH₂-CH₂-CH₂-CH₂-CH-COOH 　　　　　　　　　　　　│ 　　　　　　　　　　　　NH₂	ヒトや家畜などで不足しがちな必須アミノ酸である。身体の組織を構成する構造たんぱく質であるとともに，ホルモン，抗体，酵素等の機能たんぱく質としても重要であり，幼児期の成長や組織の損傷時の修復に深く関与している。植物性たんぱく質には含量が少なく，特に穀類たんぱく質には少ない。	チーズ，鶏肉，まぐろ，すじこ

アミノ酸（1文字表記） 構造式	概要（健康・機能など）	含有食品
ヒスチジン（H） HN-N-CH$_2$-CH-COOH 　　　　　　｜ 　　　　　　NH$_2$	必須アミノ酸のひとつであり，特に成長期の子供に必要である。成長に関与するとともに，神経伝達物質として働く。長期の欠乏食によりヘモグロビンが減少し，赤血球生成の割合が減少する。血管拡張やアレルギーに関与するヒスタミンの前駆物質でもあることから，血管の拡張，アレルギーの発症に関与する。	チーズ，赤身魚，豚肉，小麦
アルギニン（R） H$_2$N-C-NH-CH$_2$-CH$_2$-CH$_2$-CH-COOH 　　｜　　　　　　　　　　　　　｜ 　　NH　　　　　　　　　　　　NH$_2$	肝細胞でたんぱく質分解とアミノ酸合成に関与する尿素回路の中間体として生合成されるが，容易に分解されるため，子供では必須アミノ酸になっている。アルギニンは，一酸化窒素（NO）の前駆体として，成長ホルモンの分泌促進，免疫機能の向上，脂肪代謝の促進，血管拡張作用や神経伝達機能に関与している。手術中，手術後の回復を促進し，感染性疾病の発生率を低下する効果が認められている。	牛肉，鶏肉，えび，ナッツ類

（酸性アミノ酸）

アミノ酸（1文字表記） 構造式	概要（健康・機能など）	含有食品
アスパラギン酸（D） HOOC-CH$_2$-CH-COOH 　　　　　　｜ 　　　　　　NH$_2$	アスパラギンから可逆的に生成可能である。中枢神経系での神経伝達を担い，抗疲労作用やスタミナ増強が期待されるアミノ酸である。中枢神経系で毒性を示すアンモニアを尿に排泄する機能に関与する。	豆類，牛肉，もやし
グルタミン酸（E） HOOC-CH$_2$-CH$_2$-CH-COOH 　　　　　　　　｜ 　　　　　　　　NH$_2$	アンモニアと反応してグルタミンを生成する。昆布のうまみ成分である。生体内では脳内に含量が高く，神経情報伝達に関与している。脳機能に毒性を示すアンモニアを尿に排泄する機能に関与する。	昆布，まぐろ，大豆

（ω-アミドアミノ酸）

アミノ酸（1文字表記） 構造式	概要（健康・機能など）	含有食品
アスパラギン（N） H$_2$N-CO-CH$_2$-CH-COOH 　　　　　　　｜ 　　　　　　　NH$_2$	アスパラギンは体内で，アスパラギン酸から可逆的に合成可能なアミノ酸である。疲労に対する抵抗力を高め，スタミナを増すことが示唆されている。グルタミン等とともに経腸栄養剤に配合される。更に，免疫栄養剤として，手術後の回復促進，感染性疾病の発生低下などの効果が示唆されている。	豆類，牛肉，かつお

アミノ酸（1文字表記） 構造式	概要（健康・機能など）	含有食品
グルタミン（Q） H₂N-CO-CH₂-CH₂-CH-COOH 　　　　　　　　　｜ 　　　　　　　　　NH₂	生体内に最も多く含まれるアミノ酸であり，グルタミン酸とアンモニアから生合成される。代謝が亢進して消費量が増大すると，体内で不足する場合もある。生体内では骨格筋に貯蔵されているアミノ酸の約6割を占め，アミノ基転移酵素の基質として窒素代謝に関与するとともに，エネルギー代謝にも関与している。筋肉の維持に重要な役目をはたしている。アルギニン等とともに経腸栄養剤や免疫栄養剤に用いられる。	昆布，大豆，チーズ，豚肉，鶏肉

（含硫アミノ酸）

アミノ酸（1文字表記） 構造式	概要（健康・機能など）	含有食品
システイン（C） HS-CH₂-CH-COOH 　　　　　｜ 　　　　　NH₂	毛髪や爪などのケラチンに多く含まれ，解毒機能や抗酸化作用を有するグルタチオンの構成成分である。成人では必須アミノ酸ではないが，乳幼児では体内で合成できないため，必須アミノ酸に分類される。	牛・羊肉，鶏卵，かつお，大豆
メチオニン（M） CH₃-S-CH₂-CH₂-CH-COOH 　　　　　　　　　｜ 　　　　　　　　　NH₂	たんぱく質中での含量は少ないが，生体内ではメチル基供与体としての役割を担う必須アミノ酸であり，システイン，タウリンの生合成に関与する。脂質代謝に関与し肝機能の維持に重要である。	牛乳，大豆，小麦，レバー
シスチン HOOC-CH-CH₂-S-S-CH₂-CH-COOH 　　　　｜　　　　　　　　　｜ 　　　　NH₂　　　　　　　　NH₂	システインが2分子結合した含硫アミノ酸で，相互変換可能である。メラニンの生成を抑制し，活性酸素の消去作用を持つ。たんぱく質の高次構造を決めるのに必要であり，毛髪などのケラチンに多く含まれている。成人では必須アミノ酸ではないが，乳幼児では必須アミノ酸である。	牛・羊肉，鶏卵，かつお，大豆，ゴマ

（芳香族アミノ酸）

アミノ酸（1文字表記） 構造式	概要（健康・機能など）	含有食品
チロシン（Y） HO-⟨benzene⟩-CH₂-CH-COOH 　　　　　　　　　　｜ 　　　　　　　　　　NH₂	生体内では必須アミノ酸であるフェニルアラニンから生合成される。チロシンは甲状腺ホルモン，脳内の神経伝達物質であるノルアドレナリンやドーパミンの前駆体であり，感情や精神機能の調節に関与する。動物性たんぱくに広く含まれる芳香族アミノ酸の一つである。	かつお，高野豆腐，チーズ

| フェニルアラニン（F）
構造式 | 脳内で神経伝達物質に変換される重要な必須アミノ酸である。フェニルアラニンは酵素によりチロシンへ変換される。この酵素が先天的に欠損している人ではフェニルケトン尿症となる。この患者はフェニルケトンが体内に過剰に蓄積して，脳障害を起こすため，フェニルアラニンを摂取することは禁忌である。神経機能への作用が示唆されている。 | チーズ，まぐろ，大豆，しらす，納豆 |

（複素環アミノ酸）

アミノ酸（1文字表記） 構造式	概要（健康・機能など）	含有食品
トリプトファン（W）	必須アミノ酸で多くの食品に含まれるが，その含有量は低い。脳内の神経伝達物質であるセロトニンやメラトニンの原料であり，神経伝達物質の合成に関与し，精神機能の維持に重要である。	チーズ，大豆，鶏卵，小麦
プロリン（P）	グルタミン酸から生合成されるアミノ酸である。生体内ではコラーゲンの主要成分として多量に含まれ，その半分は水酸化されてヒドロキシプロリンとして存在する。コラーゲンの合成，皮膚の保湿などに関与することが期待される。	穀類，チーズ
ヒドロキシプロリン	コラーゲンを構成するアミノ酸で，たんぱく質の立体構造を安定化する役割を担っている。プロリンから体内で生合成される際，ビタミンCが必要である。	牛，豚，鶏軟骨・皮

（その他のアミノ酸）

アミノ酸 構造式	概要（健康・機能など）	含有食品
γ-アミノ酪酸	生体内でたんぱく質の構成要素とはならないアミノ酸である。中枢神経系に関与する抑制性の神経伝達物質であり，血圧の上昇抑制効果が確認され，特定保健用食品として許可されている。抗酸化作用を持ち，体内ではグルタミン酸から合成される。	米糠，キノコ，果実，玄米
タウリン	心筋，筋肉，脾臓，脳，肺，骨髄などに存在している含硫アミノ酸で，システインから合成される。心筋の収縮力を強め，肝臓の機能改善，好中球の活性酸素の産生抑制に対して有効性が示唆されている。	魚介類（イカ，タコ，ホタテ，魚血合）
カルニチン	リジンとメチオニンから合成される物質であり，動物の筋肉や肝臓に広く存在している。脂質代謝に必須であり，体脂肪を減少し，肥満を抑制する効果があるとされている。運動能力の向上効果や疲労の抑制効果も示唆されている。	牛肉，羊肉

2. たんぱく質

　約20種類のアミノ酸を構成成分としてたんぱく質は作られている。1つのアミノ酸分子のアミノ基と他のアミノ酸分子のカルボキシル基から水分子が取れたペプチド結合によって，高分子を形成している。人間の身体の中でたんぱく質は身体の組織を構成している構造たんぱく質と，酵素など身体における代謝・生理的な役割を持つ機能たんぱく質として存在している。食品として摂取する栄養素としてのたんぱく質は身体のたんぱく質合成に必要なアミノ酸を供給するとともに，エネルギー源としても利用される。

　食品として口から入ったたんぱく質は消化酵素により分解され，ペプチドまたはアミノ酸として小腸から吸収される。一般には，必要以上に摂取してもたんぱく質として貯蔵されることはなく，尿素の形で尿へ排泄される。一方，食品として摂取するたんぱく質の量が不足すると，構造たんぱく質である筋肉のたんぱく質を分解して，体内の代謝などに必要なアミノ酸を補給することになる。このようにたんぱく質は貯蔵形態を持たず，過剰分は排泄され，不足すると不足分を補うために身体の構成成分としての役割を果たしている構造たんぱく質が分解してしまう。このため，たんぱく質は毎日食事から必要量を摂取する必要がある。また，たんぱく質の代謝は身体活動の強度，身体的・精神的ストレス，温度，気圧などの環境因子等に影響を受けやすいので，たんぱく質の必要量はそれらの要因を考慮する必要もある。また，食事として摂取するたんぱく質の種類は多く，その栄養学的な質や吸収代謝を通じた利用効率が異なっている点も補正する必要がある[1]。

　食品中のたんぱく質含有量は，窒素含量を測定して得られた値に係数を乗じて求められる。たんぱく質の種類によってこの係数は異なるが，たんぱく質には，平均で約16％の窒素が含まれるため，その逆数である6.25が用いられる。酵素以外にも，身体における生理的な役割を持つたんぱく質があり，小麦アルブミンを含む食品が特定保健用食品として血糖値に関する表示が許可されている（表2-1-2参照）。

表2-1-2　たんぱく質の機能と含有食品

たんぱく質	概要（健康・機能など）	含有食品
アルブミン	卵白中に含まれるオボアルブミン，乳中のラクトアルブミン，血液中の血清アルブミンが代表的なものであるが，構造や機能が極めて多彩である。小麦アルブミンを関与成分とする食品が「糖質の消化吸収を穏やかにするので，血糖値の気になる方に」の表示が特定保健用食品として許可されている。	動植物に広く含まれる可溶性たんぱく質
コラーゲン	コラーゲンは動物の身体を構成する繊維状のたんぱく質で，皮膚や骨に存在する。コラーゲンの生成が減少したり，損傷を受けたりすると，種々の障害や老化の進行を引き起こす可能性がある。熱やアルカリで変性すると可溶性のゼラチンが生成する。摂食による皮膚の健康維持の効果については今後の成果が期待される。	軟骨，鶏皮，牛筋，鶏手羽，豚足，ウナギ
ラクトフェリン	乳清たんぱく質に含まれるほか，涙，唾液などの外分泌液に含まれる鉄結合糖たんぱく質である。鉄吸収の促進，免疫増強作用が期待され，アトピー性皮膚炎の発症リスクを低減する有効性が示唆されている。	乳清（特に初乳に多い。）

3. ペプチド

　ペプチドは，2つ以上 10 程度のアミノ酸がペプチド結合した化合物の総称である。高分子のたんぱく質が加水分解することでペプチドが生成する。たんぱく質の消化は，主に胃及び小腸で行われる。胃での分解酵素であるペプシンはたんぱく質分子の内部にある特定のペプチド結合を分解するエンドペプチダーゼであり，一般にはペプチドを生成して，アミノ酸が生成することはない。小腸上部では膵液から分泌されるトリプシン，キモトリプシンなどの酵素もエンドペプチダーゼであるが，膵液には一部，末端のペプチド結合を分解するエキソペプチダーゼが含まれており，アミノ酸を生成する。また，アミノ酸とペプチドは小腸で吸収される際，異なる輸送系で吸収される。一部のペプチドは小腸刷子縁膜のペプチダーゼによりアミノ酸に分解されて吸収されるが，ペプチドの一部はアミノ酸まで分解されずに，ペプチドのまま門脈循環に入ることが知られている。特にプロリンやヒドロキシプロリンを含むペプチドは刷子縁膜上のエキソプロテアーゼで分解されないため，アミノ酸まで分解されることなく，ペプチドのまま吸収される。また一部のたんぱく質はパイエル板を通じて高分子のまま体内に吸収される（図 2-1-1 参照）。これらの体内に吸収されたたんぱく質やペプチドはそれ自身，またはそれらが分解した代謝物が免疫調節や血圧調節などの生理機能を有することが明らかになってきている。例えば，ラクトトリペプチド（VPP, IPP），サーディンペプチド（YV）を含む食品は特定保健用食品として血圧に関する表示が許可されている（表 2-1-3 参照）。

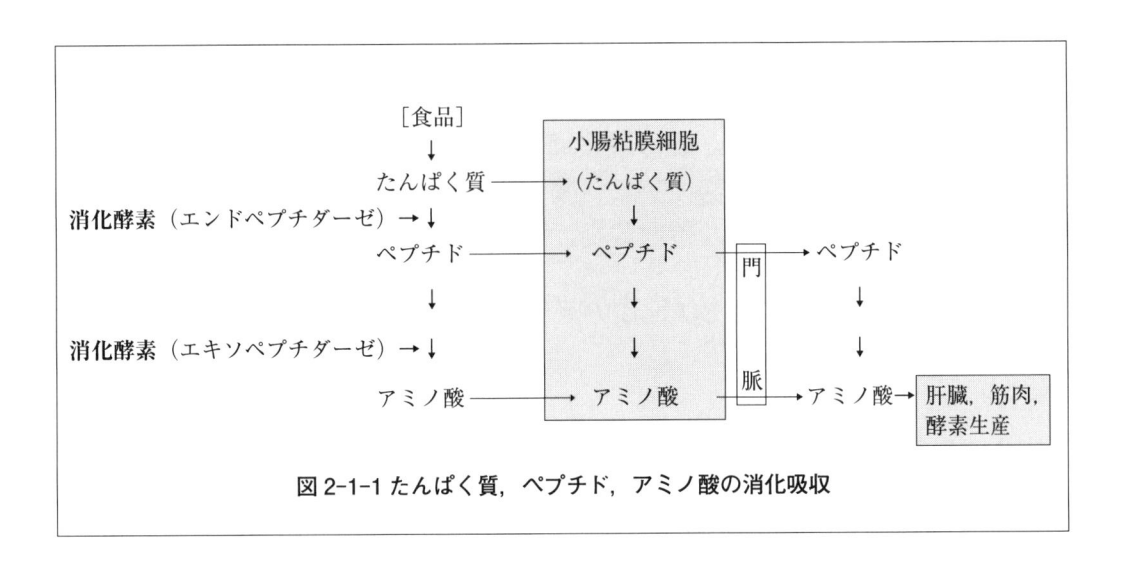

図 2-1-1　たんぱく質，ペプチド，アミノ酸の消化吸収

表 2-1-3 ペプチドの機能と含有食品

ペプチド （結合アミノ酸）	概要（健康・機能など）	含有食品
グルタチオン (ECG)	グルタミン酸，システイン，グリシンの3つのアミノ酸から成るトリペプチドである。体内で合成され，食品にも含まれる。過酸化脂質の生成を抑制し，細胞障害を抑制する機能を有する。有害物質を解毒し，肝臓の機能を強化する。医薬品として，肝炎，肝臓病の予防，治療に用いられ，専ら医薬品として，健康食品などに添加して使用することは禁じられている。	鶏・牛・豚レバー，アボガド，酵母
ラクトトリペプチド (VPP, IPP)	脱脂乳を原料として，乳酸菌や酵母などで乳酸発酵させてできた酵乳に含まれる。特定保健用食品としてアンジオテンシン変換酵素阻害による血圧の上昇抑制の機能により，「血圧が高めの方に適した食品です」旨の表示が許可されている。	酸乳
サーディンペプチド (YV)	いわしのたんぱく分解物であり，特定保健用食品としてアンジオテンシン変換酵素阻害により血圧の上昇抑制の機能により，「血圧が高めの方に適した食品です」旨の表示が許可されている。	いわし

まとめのポイント

● アミノ酸は，食品から直接摂取する必要がある必須アミノ酸と，体内で合成できる非必須アミノ酸とに分類されます。両者をバランス良く摂取することが健康維持，疾病予防に大切です。

● たんぱく質は，約20種類のアミノ酸がペプチド結合した高分子化合物です。

● たんぱく質は，筋肉，神経，免疫，代謝など，身体の構造と機能の主要部分を司っています。

● たんぱく質は貯蔵形態を持たず，過剰分は排泄され，不足すると身体の構成成分としての役割を果たしている構造たんぱく質が分解されてしまいます。

● ペプチドは，2つ以上10程度のアミノ酸がペプチド結合した化合物の総称です。

❷ 糖質，食物繊維，オリゴ糖

1．単糖，オリゴ糖

　食品中の炭水化物は一般には利用しやすいエネルギーであるとともに，身体に必要な成分を合成する原料ともなる。炭水化物とはグルコースやフルクトースなどの単糖から，それらが結合した食物繊維を含む高分子化合物までを含む総称である。分類上の用語として，糖類とは単糖と2糖類を指し，糖質（易消化性炭水化物）とは炭水化物から食物繊維を除いたものの総称として用いられる。

　血液は体内組織でエネルギー源となるブドウ糖を中心とする糖類を運搬する役割を果たしている。身体には血液中のブドウ糖の濃度である血糖値を一定に保つ機能が備わっており，この機能は血糖値が急激に低下して身体の各組織がエネルギー不足になることを防ぐために重要である。たんぱく質，炭水化物，脂肪などの主要栄養素はエネルギー源として利用されるが，エネルギーの50～65％を炭水化物から摂取することが，健康を維持するためのエネルギーの目標量とされている[1]。

　多糖類は，単糖を基本単位としており，アルデヒド基を持つアルドースとケトン基を持つケトースがある。それぞれの代表としてグルコースとフルクトースがあり，環状構造をとっている。これら以外の単糖としては，アミノ糖，糖アルコール，酸糖，2-デオキシ糖などがある。グルコース及びガラクトースの2位の水酸基がアミノ基に置換されたグルコサミン，ガラクトサミンなどがアミノ糖の代表であり，生体内多糖である細胞表面，細胞間質，ムコ多糖の構成成分として広く存在し，関節や皮膚の機能維持に関与している。また，酸糖はグルクロン酸，ガラクツロン酸など，1位のアルデヒド基がカルボン酸にまで酸化された物質であり，生体多糖類の構成成分として必須の役割を果たすとともに，生体異物や最終代謝産物に結合して，解毒や排泄を促進する役割を担っている。また自然界で最も多いのが2-デオキシ糖であり，DNAの構成成分としての2-デオキシリボースがその代表である。

　2つの単糖がグリコシド結合で結合した化合物が二糖類と呼ばれ，グルコースが2分子結合したマルトース（麦芽糖），グルコースとフルクトースが結合したスクロース（ショ糖），グルコースとガラクトースが結合したラクトース（乳糖）が食品中に一般的に存在する。3個から数個の単糖分子が重縮合したのがオリゴ糖であり，フラクトオリゴ糖やガラクトオリゴ糖などが工業的に生産可能となっており，これらの整腸作用，ミネラル吸収促進などの機能が明らかになっている。フラクトオリゴ糖，ガラクトオリゴ糖，大豆オリゴ糖，乳果オリゴ糖，キシロオリゴ糖，イソマルトオリゴ糖を含む食品が特定保健用食品として「ビフィズス菌を増やして腸内の環境を良好に保つので，お腹の調子を整えます」旨の表示を許可されている。また，フラクトオリゴ糖を含む食品は特定保健用食品として「カルシウムとマグネシウムの吸収を促進する食品です」旨の表示を許可されている。

　糖アルコールは糖化合物のカルボニル基がアルコールまで還元された物質である。動植物にも広く微量に存在するが，工業的に大量生産が可能となっている。キシロースを還元したキシリトール，マルトースを還元したマルチトールが多く生産されている。糖アルコールは，一般に虫歯菌に利用されにくいため，虫歯になりにくい糖化合物として利用される。また，他の糖化合物と比較して，エネルギーとして利用される率が少ないため，低カ

ロリーの甘味料としても使用される。マルチトール，キシリトールを含んだ食品が特定保健用食品として「虫歯の原因になりにくい」，「歯を丈夫で健康に保ちます」との表示を許可されている。

表 2-2-1 単糖，オリゴ糖，糖アルコールの機能と含有食品

単糖　オリゴ糖 構造式	概要（健康・機能など）	含有食品または原料
グルコース（ブドウ糖）	エネルギーを供給する単糖であり，脳及び筋肉等は，通常ブドウ糖しかエネルギー源として利用できない。過剰摂取による血糖値上昇，虫歯，肥満の原因となる。	果物，菓子
フルクトース（果糖）	スクロースやグルコースと比較して，糖の中で最も甘味が強く，相対的に血糖値が上昇しにくい利点もあるが，過剰摂取は中性脂肪の蓄積や肥満を招くといわれている。	果物，蜂蜜
スクロース（砂糖）	代表的な甘味料であり，加水分解して，脳のエネルギーであるグルコースを供給する。過剰摂取は血糖値上昇，虫歯，肥満の原因となる。	果物，菓子 清涼飲料水
マルトース（麦芽糖）	スクロースの30％の甘味度を持つ。加水分解してグルコースを生成する。	水飴
ラクトース（乳糖）	腸内細菌のバランスを整える効果がある。ラクトースの分解酵素であるラクターゼの活性が低い人は，乳糖不耐症となり，ラクトースを摂取すると胃腸の不調を訴える。	牛乳
トレハロース	2分子のグルコースが結合した非還元性の二糖類であり，デンプンの劣化防止や冷凍時のたんぱく質の変性防止などの目的で商品に利用されている。甘味はショ糖の50％であるが，体内では消化吸収され，4kcal/gのエネルギーとなる。	きのこ，酵母，工業生産品

イソマルツロース（パラチノース）	砂糖と同様に，グルコースとフルクトースから成る二糖類で，α-1,2 結合をα-1,6 結合に換えたものである。特定保健用食品として，「虫歯の原因にならないパラチノースと茶ポリフェノールを原料素材に使用していますので，虫歯の原因になりにくいチョコレートです」の表示が許可さている。	蜂蜜，サトウキビ
ラクチュロース	ガラクトースとフルクトースの結合した難消化性二糖類であり，ビフィズス菌及び乳酸菌を増殖させて腸内菌叢を改善し，便 pH 低下，便水分含量の調節等の便性を改善する。	工業生産品
キシリトール　D-キシリトール	キシロースを水素還元した糖アルコールで，低カロリーで虫歯菌に資化されないため虫歯になりにくい糖質である。特定保健用食品として「歯を丈夫で健康に保つ」旨の表示が許可されている。	パルプ原料の工業生産品
マルチトール	マルトースを水素還元した糖アルコールである。低カロリー甘味料（カロリーは砂糖の 50%，甘味は 80〜90%）として用いられている。砂糖に比較して，虫歯菌に資化されにくいため，虫歯になりにくい糖質である。	工業生産品
ガラクトオリゴ糖　(Gal-Glu)n	ガラクトースを主要な構成糖とする 2〜6 糖のオリゴ糖である。ヒトの消化酵素では消化されずに消化器下部に到達し，ビフィズス菌を増殖させ，腸の健康に役立ち，便通改善作用が報告されている。特定保健用食品として，「お腹の調子を整える」の表示が許可されている。	牛乳，工業生産品
乳果オリゴ糖（乳糖とショ糖）　ラクトスクロース	ガラクトース・グルコース・フルクトースからなる三糖類で，砂糖とほぼ同等の甘さである。特定保健用食品として「腸内のビフィズス菌を適正に増やして，お腹の調子を良好に保つ食品です」の表示が許可されている。更に，血中脂質改善，便通改善作用や血清脂質改善作用が報告されている。	工業生産品
キシロオリゴ糖（β-1,4-オリゴキシロース）	キシロースが 2〜7 個結合したオリゴ糖。特定保健用食品として，「ビフィズス菌を増やして腸内の環境を良好に保つので，お腹の調子を整えます」の表示が許可されている。	タケノコ，工業生産品

フラクトオリゴ糖 G-Fn	グルコースとフルクトースからなるオリゴ糖で，スクロースを原料として製造される。特定保健用食品として，「ビフィズス菌を増やしてお腹の調子を整えるように工夫されている食品です」，「カルシウム吸収に優れ，丈夫な骨を作るカルシウムの供給食品です」の表示が許可されている。	ゴボウ，タマネギ，工業生産品
イソマルトオリゴ糖 (Glu) n	グルコースを構成糖とするパノース，イソマルトース，イソマルトトリオースなどの総称である。腸内酵素により緩やかに分解され，ビフィズス菌の増殖作用，便通改善作用がある。特定保健用食品として，「ビフィズス菌を増やして腸内の環境を良好に保つので，お腹の調子に気をつけている方に適しています」の表示が許可されている。	蜂蜜，味噌，工業生産品

2. 食物繊維

　多糖類は多数の単糖がグリコシド結合して直鎖または分岐鎖状で高分子化した物質である。同一の単糖が結合したホモ多糖と2種以上の単糖よりなるヘテロ多糖とがある。食物繊維はヒトの消化酵素で消化できない食品中の難消化性多糖類とされ，かつてはヒトには利用不可能な栄養学的に価値のない成分とされていた。しかし，近年，多くの食物繊維は食品の血糖値を規定する重要因子であるとともに，生活習慣病の予防効果を持っていること，大腸において発酵を受け，その代謝物が生体防御機能を持つことが明らかになってきている。食物繊維は水溶性と不溶性に大別され，体内での機能は異なるとされている。水溶性食物繊維はコレステロールの吸収を抑制し，ブドウ糖の吸収を穏やかにするなどの機能があり，不溶性食物繊維は便のかさを増やす，腸内環境を改善するなどの機能が示唆されている。水溶性食物繊維にはペクチン，グアガム，コンニャクマンナン，アルギン酸などがある。一方，不溶性食物繊維には，セルロース，ヘミセルロース，リグニン，イヌリン，β-グルカンなどがある。その他に，天然物を加工して機能を高めた難消化性でんぷん，難消化性デキストリンや，ポリデキストロースなどの食物繊維がある。日本の食生活はかつて食物繊維が豊富であったが，玄米食の減少と白米食の増加，精製小麦のパン食の増加，野菜の摂取量減少などの食生活の変化に伴い，食物繊維の摂取量は減少傾向にある。そのため，摂取量の増加が望まれる栄養素の一つである。難消化性デキストリン，ポリデキストロース，グアガム分解物，低分子アルギン酸を含む食品が特定保健用食品として「お腹の調子を整えます」との表示が許可されている。また，キチン・キトサンを含む食品が特定保健用食品として「コレステロールを低下させる」との表示を許可されている。

　ムコ多糖類は，グルコースとガラクトースにアミノ基を置換したアミノ糖（グルコサミン，ガラクトサミン）を含む多糖類である。ヒアルロン酸，コンドロイチン硫酸が代表的な物質であり，細胞表層，皮膚結合組織，骨・関節組織に存在している。

表 2-2-2　食物繊維の機能と含有食品

食物繊維	概要（健康・機能など）	含有食品
ペクチン （ガラクツロン酸多糖類）	植物の細胞壁では不溶性のカルシウム塩として存在し、細胞質内では水溶性として存在する。脂肪吸収抑制作用が報告されている。増粘剤として食品加工に用いられる。食後血糖値の低下や正常なコレステロール値の維持効果が認められている。	柑橘類、リンゴ
グアガム （ガラクトマンナン）	水溶性の食物繊維で、主成分は2個のマンノースと1個のガラクトースを基本構造として結合した多糖類である。増粘剤、安定剤、ゲル化剤として利用されている。グアガム分解物には「お腹の調子を整えます」、「便通を改善します」などの特定保健用食品表示が許可されている。	マメ科植物グアーの種子
コンニャクマンナン （グルコマンナン）	グルコースとマンノースが交互に結合している水溶性食物繊維である。ヒトでの有効性に関しては、便秘改善、正常な血中コレステロール値の維持・体重減少の効果が認められている。	コンニャク
アルギン酸 （マンヌロン酸多糖類）	海藻の細胞間物質のヌメリ成分で、水溶性。通常カリウム塩として存在するため、生体内でナトリウムと置換して、血圧低下作用を示す。低分子アルギン酸ナトリウムは、「お腹の調子を整える」と「コレステロールの吸収を抑える」の特定保健用食品表示が許可されている。	昆布、わかめ
セルロース （グルコース多糖類）	$\beta-(1\rightarrow4)$ グルカンの構造を有する。植物細胞の主成分であり、腸内で消化されずに、有害物を吸着し、便通改善に役立つことが報告されている。	穀物
ヘミセルロース	植物の細胞壁の成分であり、セルロースと同様に、腸内で消化されずに、有害物を吸着し、便通改善に役立つことが報告されている。	米ぬか、小麦ふすま
リグニン	硬い植物の細胞壁の構造物として存在し、消化吸収はされず、コレステロールを吸着して排泄する作用が報告されている。	植物の細胞壁、ココアパウダー
イヌリン（フラクタン） Glu-(Fru)n	イヌリンは非消化性の多糖類で、腸内細菌が利用できる食物繊維である。血糖値上昇抑制や中性脂肪、コレステロール低下作用が報告されている。	ごぼう、キクイモ
β-グルカン (Glu)n	グルカンとはグルコース多糖類の総称であるが、β-グルカンという場合は通常 $\beta-(1\rightarrow3)$ グルカンをさす。コレステロール値の維持改善、心血管障害のリスク低減に効果が報告されている。	キノコ、大麦
カラギーナン （硫酸Gal）n	水溶性の食物繊維で、増粘剤、安定剤などの食品添加物として、アイスクリーム、ゼリー、ソーセージに利用されている。コレステロール低下作用の報告があり、胃腸関連の効果が期待されている。	紅藻類（フクロノリアイリシュモス）
難消化性デキストリン (Glu)n	馬鈴薯でんぷんの酵素処理による水溶性食物繊維で平均分子量1,600の分岐構造を持つデキストリン。「お腹の調子を整える」と「血糖値の気になる方に」旨の表示の特定保健用食品が許可されている。	デンプンを酵素分解して生産

キチン ((N-acetylglucosamine)n, キトサン(キチンの部分的脱アセチル化物)	不溶性の食物繊維で，食品添加物（増粘剤，安定剤）として利用されている。コレステロールの改善が期待され，「コレステロールの高めの方に適する」特定保健用食品表示が許可されている。	かに，えびの外殻
ヒアルロン酸 （グルクロン酸 -N-acetylglucosamine)n	粘性が高く，動物の結合組織の成分で，皮膚，腱，筋肉，軟骨，脳，血管などの組織中に分布。細胞接着や細胞の移動などを制御し，肌の保水性向上効果が期待されている。	鶏軟骨，手羽，豚足
コンドロイチン硫酸 （グルクロン酸 -N-acetylgalactosamine)n	軟骨，結合組織，粘液に含まれるムコ多糖類の一種で，ナトリウム塩は食品添加物（保水乳化安定剤）として利用されている。変形性関節症の予防効果はないが，症状の進行を遅くする効果が期待されている。	牛・鮫の軟骨，フカヒレ，山芋

まとめのポイント

● 炭水化物とは，単糖やそれらが数個結合したオリゴ糖，更に高分化した食物繊維を含む化合物の総称です。

● 身体には血糖値を一定に保つ機能が備わっており，血糖値が急激に低下して身体の各組織がエネルギー不足になることを防ぎます。

● 食物繊維は近年，食品の血糖値の上昇を抑制するとともに，大腸において発酵を受け，その代謝物が生体防御機能を持つことが明らかになってきています。

3 脂質，脂肪酸

　生体成分のうち非極性溶媒に可溶な物質を総称して脂質という。一般の食品に含まれる脂質は大部分がグリセリンと脂肪酸がエステル結合したトリグリセライドである。その他の脂質としては，リン脂質，糖脂質，ステロールやこれらの分解した脂肪酸，グリセリンなどがある。脂質はエネルギー源となるだけではなく，細胞膜の構成成分として体の構造・機能の維持や栄養素の吸収などに関与し，多価不飽和脂肪酸は血管，免疫，神経系にさまざまな生理機能を及ぼすことが明らかになってきている。

　天然の脂肪酸は偶数個の炭素が直鎖上に結合し，末端にカルボキシル基を持つカルボン酸であり，脂肪酸分子中の二重結合の有無によって飽和脂肪酸と不飽和脂肪酸に大別される。不飽和脂肪酸は，二重結合の位置により n-3 系と n-6 系とに分類され，二重結合を2個以上持つ不飽和脂肪酸を多価不飽和脂肪酸と呼ぶ。

　n-3 系のドコサヘキサエン酸（DHA），エイコサペンタエン酸（EPA）は魚介類に多く含まれ，血栓生成の抑制機能が報告されている。これらを関与成分とする特定保健用食品に「中性脂肪を低下させる作用がある」旨の表示が許可されている。n-6 系にはリノール酸，リノレン酸，アラキドン酸があり，n-3 系多価不飽和脂肪酸の供給源としての役割やホルモン関係の生理機能が知られている。リノール酸とリノレン酸は植物油，アラキドン酸は肝油に多く含まれる。

表 2-3-1　脂肪酸の機能と含有食品

（単鎖脂肪酸）

脂肪酸 構造式	概要（健康・機能など）	含有食品
酢酸 $CH_3-C\underset{OH}{\overset{O}{\lessgtr}}$	酢酸の 4～5％ 溶液であるお酢の効果として，「血圧の気になる方に適した食品」の特定保健用食品表示が許可されている。	お酢

（不飽和脂肪酸）

脂肪酸 構造式	概要（健康・機能など）	含有食品
リノール酸 $CH_3(CH_2)_4CH=CHCH_2CH=CH(CH_2)_7COOH$	炭素鎖 18 の n-6 系の多価不飽和脂肪酸で，必須脂肪酸である。リノール酸はコレステロール値の低下効果があるが，過剰摂取で HDL コレステロール値も下がる。代謝産物のアラキドン酸が増加してアレルギー反応が悪化，過酸化脂質によりがん発生の促進などが報告された。n-3 多価不飽和脂肪酸とのバランスを取りながらの摂取が望ましい。	綿実油，サフラワー油，ひまわり油

共役リノール酸	共役ジエン構造を有するリノール酸の位置／構造異性体の総称である。肥満者の体脂肪率の低減，がん抑制，免疫作用の上昇，アレルギーの改善などの効果が期待されている。	牛肉，乳製品
α-リノレン酸 $CH_3(CH_2CH=CH)_3(CH_2)_7COOH$	n-3多価不飽和脂肪酸で，必須脂肪酸である。EPA・DHAに変換されるため，脳や循環器などへの効果が期待されている。しかしこの変換反応はヒトでは進みにくく，n-3系多価不飽和脂肪酸とのバランスのある摂取がのぞましい。	菜種油，シソ油，エゴマ油，アマニ油
アラキドン酸 $CH_3(CH_2)_3(CH_2CH=CH)_4(CH_2)_3COOH$	n-6系の多価不飽和脂肪酸で，体内ではリノール酸やγ-リノレン酸を経て合成される。細胞膜を構成する主要な成分のひとつである。乳幼児や高齢者では合成能が低く，母乳にも含まれており，調製粉乳に添加されている。日本人では欠乏による皮膚炎等の報告はない。	レバー，ぶり，卵
エイコサペンタエン酸（EPA） $CH_3(CH_2CH=CH)_5(CH_2)_3COOH$	n-3多価不飽和脂肪酸で，免疫，動脈硬化，脂質異常症，認知症，アトピー，アレルギーなどの改善効果が期待されている。特定保健用食品として，DHAとの混合物が「中性脂肪が気になる方に適する」の表示が許可されている。	青魚，まぐろ，はまち，きんき，いわし
ドコサヘキサエン酸（DHA） $CH_3(CH_2CH=CH)_6(CH_2)_2COOH$	EPAと同様，主に魚に含まれるn-3多価不飽和脂肪酸で，脳や神経組織，精子などに多く含まれる。EPAと同様の効果が期待され，EPAとの混合物が特定保健用食品として「中性脂肪が気になる方に適する」の表示が許可されている。	同上

　トリグリセライドは3分子の脂肪酸が1分子のグリセロールにエステル結合した化合物であり，食品に含まれるほとんどの脂質はこの構造を有している。モノグリセライド，ジグリセライドも自然界に僅かに存在する。

　リン脂質は脂肪酸とリンを含む脂質であり，生体膜の構成要素として重要である。生体膜では通常，グリセロールの1位に飽和脂肪酸，2位に不飽和脂肪酸，3位にリン酸残基を含む構造のリン脂質である。フォスファチジルセリンには，血液凝固の活性化，認知能の改善などの機能が報告されている。

　ステロールはステロイド骨格を有し，生体膜の安定化に重要な役割を果たしている。動物ではコレステロールが主要なステロールであり，植物ステロールはコレステロールを低下させる機能を有している。植物ステロールを関与成分とする特定保健用食品に「コレステロールを低下させる作用がある」旨の表示が許可されている。

表 2-3-2 脂質他の機能と含有食品

脂肪酸 構造式	機能	含有食品
ジアシルグリセライド $H_2C-OCOR$ $HC-OH$ $H_2C-OCOR$ （RはC$_{16}$〜C$_{20}$の飽和または不飽和のアルキル基）	1分子のグリセロールに2分子の脂肪酸がエステル結合した化合物である。一般の食用油に僅かに含まれている。「体脂肪の気になる方に適する」表示の特定保健用食品の関与成分として許可されていたが，安全性の問題が指摘され，発売を取りやめている。	食用油
中鎖脂肪酸 $CH_3(CH_2)_6COOH$ （カプリル酸） $CH_3(CH_2)_8COOH$ （カプリン酸）	炭素数が6から10の脂肪酸で，中鎖脂肪酸は小腸から吸収され主に門脈を経由して肝臓に送られる。特定保健用食品として「身体に脂肪がつきにくい」の表示が許可されている。	ヤシ油，パーム油，牛乳，母乳
フォスファチジルセリン CH $RCOOCH \quad O$ $\parallel$ $H_2CO-POCH_2CHCOOH$ $OH \quad NH_2$	L-セリンリン酸を極性基とするグリセロリン脂質。脳や神経組織に多く含まれる。血液凝固反応の補助因子として働く。認知障害のある高齢者の注意力，記憶の改善にも効果が期待されている。	大豆
植物ステロール （b-シトステロール）	植物の主に細胞膜に存在し，ステロイド骨格をもつ脂溶性成分で，哺乳動物のコレステロールと類似の構造を有する。シトステロール，スチグマステロール，スピナステロールが代表的である。食品添加物（乳化剤）としても使用が認められている。特定保健用食品として，「コレステロールの体内への吸収を抑え，コレステロールが気になる方に」などの表示が許可されている。	食用油

まとめのポイント

● 脂質とは，生体成分のうち非極性溶媒に可溶な物質の総称です。

● 脂質はエネルギー源となるだけではなく，体の構造・機能の維持や栄養素の吸収などに関与します。

● 多価不飽和脂肪酸は血管，免疫，神経系にさまざまな生理機能を及ぼすことが明らかになってきています。

4 ビタミン

　ビタミンとは，身体の構成成分ではなく，エネルギーとしても関与しないが，生体内の代謝・生理機能に関する作用を有する有機化合物で，摂取量が不足すると健康に支障が生じる微量の必須栄養素である。現在，ビタミンとして認知されているものは，脂溶性4種類と水溶性9種類の合計13種類である。ビタミンは微量で顕著な生理機能を持つことが共通の特性であるが，化学的には異種の物質群であり，それぞれ特性も異なっており，他のビタミンとの相互に補完する機能は有していない。そのため，どのビタミンが欠乏しても特有の欠乏症が現れる。したがって，全てのビタミンを必要量摂取する必要がある。

　ビタミンの語源は，最初に発見された因子がアミン化合物であったことから，生きるために必要なアミン（Vital amine）という意味で「ビタミン＝Vitamine」の名前が用いられた。一方，牛乳中のたんぱく質，脂質，糖質，ミネラル以外の成分に成長に不可欠な因子があることが明らかになり，脂溶性の成長因子をA因子，水溶性の成長因子をB因子とされた。それらをビタミンA，ビタミンBと名付けて，生きるために必要な微量の有機化合物の総称とすることが提唱された。その際，アミン化合物でない物質も含めるために，Vitamineの末尾のeを削除して，Vitaminとすることになった。その後，発見されたビタミンは順次，アルファベットが与えられたが，水溶性のアミン化合物はそのままB群に分類されることになり，多数の物質がビタミンB群に加わって現在に至っている。

　水溶性ビタミンはB群に含まれるビタミンB_1，B_2，B_6，B_{12}，ナイアシン，パントテン酸，ビオチン，葉酸の8種類にビタミンCを加えた9種類である。一般に水溶性ビタミンは一時に大量に摂取しても，過剰分は蓄積することなく尿中に排泄されるため，毎日必要量を摂取することが必要である。

表2-4-1　水溶性ビタミンの機能と含有食品

脂肪酸 構造式	概要（健康・機能など）	含有食品
ビタミンB_1（チアミン） （構造式）	糖代謝に関与する酵素の補酵素として，エネルギーを産出するのに必須な栄養素であり，中枢神経及び末梢神経の機能を正常に保つ作用もあると考えられている。米ヌカに含まれるため，精白技術の進歩により欠乏症の脚気が発症した。アルコールの摂取が多い現代人では最も不足しがちなビタミンとも言われている。主な供給源は精白していない穀物，豚肉，うなぎなどである。栄養機能食品の表示は「ビタミンB_1は炭水化物からのエネルギー産出と皮膚や粘膜の健康維持を助ける栄養素です」である。	豆類，玄米，全粒粉，豚肉，うなぎ

ビタミン B₂（リボフラビン）	生体内でリボフラビンはほとんどFAD（フラビンアデニンジヌクレオチド）として存在し、エネルギー代謝の中心的役割を果たし、酸化還元系で作用する。特に脂肪をエネルギーとして利用する際に必要である。FAD要求酵素の中には過酸化脂質の分解に関わるグルタチオンレダクターゼがあるため、間接的に抗酸化活性もある。欠乏症は口角炎、舌炎、皮膚炎などで、正常な発育に必須であり、先進国での欠乏も指摘されている。栄養機能食品の表示は「ビタミン B₂ は皮膚や粘膜の健康維持を助ける栄養素です」である。	肉類、魚、卵、乳製品、うなぎ、納豆
ビタミン B₆（下記3成分とそのエステル体） ピリドキシン ピリドキサール　ピリドキサミン	アミノ酸の代謝に関与する多くの酵素の補酵素として機能している。たんぱく質の摂取量に依存して、ビタミン B₆ の必要量は変動する。欠乏症としては、皮膚炎や口内炎、血色素減少貧血などが認められる。月経前症候群（PMS）の症状を軽減することも知られている。栄養機能食品の表示は「ビタミン B₆ はたんぱく質からのエネルギー産出と皮膚や粘膜の健康維持を助ける栄養素です」である。	まぐろ、さんま、牛レバー、にんにく、玄米
ビタミン B₁₂ （シアノコバラミン）	体内で働くビタミン B₁₂ としては、アデノシルコバラミンとメチルコバラミンがあり、シアノコバラミンは安定型の合成品である。DNA合成と赤血球形成に関与している。欠乏症としては、発育不良、舌炎やDNA合成阻害に基づく巨赤芽球性貧血が認められる。通常の食事では欠乏することは少ないが、胃を切除した人や胃液分泌の低下した高齢者で不足することがある。栄養機能食品の表示は「ビタミン B₁₂ は赤血球の形成を助ける栄養素です」である。	貝、卵、肉類、レバー類
ビオチン	炭素の固定や転移に関する酵素の補酵素として、糖質や脂肪酸合成、分岐鎖アミノ酸の代謝に関与し、エネルギー産生に関わっている。欠乏により、皮膚炎、毛髪の発育不全が起きる。腸内細菌が産生して、吸収利用されるため、通常欠乏症はまれであるが、生の卵白に含まれるアビジンにより吸収阻害が発生して欠乏症が生ずることがある。栄養機能食品の表示は「ビオチンは皮膚や粘膜の健康維持を助ける栄養素です」である。	卵黄、レバー、ピーナツ

パントテン酸	生物の体内に広く分布しており，コエンザイム A（CoA）やアシルキャリアープロテイン（ACP）の構成成分として存在する。CoA は糖質，分岐鎖アミノ酸，脂肪の分解系に関与し，ACP は脂肪酸の生合成において ACP 補酵素としての役割を果たしている。栄養機能食品の表示は「パントテン酸は皮膚や粘膜の健康維持を助ける栄養素です」である。	レバー，納豆，魚介類，卵，肉類
葉酸	還元体がアミノ酸や核酸の代謝における1炭素単位の転移反応の補酵素として機能する。造血に必須な栄養素である。不足により胎児の神経管閉鎖障害が起きるリスクが高まるため，厚生労働省は特に妊娠女性に，1日 400 μg の摂取を呼びかけている。動脈硬化・動脈血栓などの心血管疾患やがんのリスクを低減することが示唆されている。栄養機能食品の表示は「葉酸は，赤血球の形成を助ける栄養素です」「葉酸は，胎児の正常な発育に寄与する栄養素です」である。	レバー，野菜
ナイアシン（ニコチン酸） ニコチン酸	ニコチン酸とニコチンアミドの総称で，ビタミンの中では体内に最も多く，活性型のニコチンアミドアデニンジヌクレオチド（NAD），そのリン酸化したフォスフェート（NADP）として存在している。エネルギー産生や，脂質の代謝，アミノ酸代謝などにおける脱水素反応と水素転移反応の補酵素として機能している。欠乏症はペラグラ等の皮膚疾患である。栄養機能食品の表示は「ナイアシンは皮膚や粘膜の健康維持を助ける栄養素です」である。	かつお，まぐろ，豚レバー
ビタミンC（アスコルビン酸）	正常な毛細血管や骨の維持に必要なコラーゲンの合成におけるヒドロキシル化反応に不可欠であり，腸管での鉄吸収や免疫機能を高める機能を有する。壊血病の予防因子として発見された。抗酸化作用によるコレステロールの合成阻害と胆汁酸の合成促進により，血圧や血中脂質を正常化する。ビタミンCを野菜や果物から摂取している人はがんの発生リスクが低減すると報告されている。栄養機能食品の表示は「ビタミンCは，皮膚や粘膜の健康維持を助けるとともに，抗酸化作用を持つ栄養素です」である。	野菜，果実

脂溶性ビタミンには，ビタミン A，D，E，K があり，脂溶性であるため過剰に摂取すると肝臓などの組織に蓄積されて，ビタミン A，D 等では副作用が現れることがある。

表 2-4-2 脂溶性ビタミンの機能と含有食品

脂肪酸 構造式	概要（健康・機能など）	含有食品
ビタミン A（レチノール）	還元されてレチナールとなり，視覚を司るロドプシンの構成因子として用いられる。不足により夜盲症となる。動物性のビタミン A としてのレチノールと，体内でビタミン A に変わる植物性のカロテンとがある。生殖機能，感染抵抗性，成長の維持に関与しており，皮膚粘膜上皮細胞の正常な発達を維持する。ビタミン A の過剰摂取は頭蓋内圧亢進，皮膚の落屑や，妊婦では胎児奇形の原因となる。栄養機能食品の表示は「ビタミン A は夜間の視力の維持を助ける栄養素です」「ビタミン A は，皮膚や粘膜の健康維持を助ける栄養素です」である。	レバー，黄緑色野菜
β-カロテン	小腸粘膜の開裂酵素によりビタミン A を生成する。ビタミン A への変換効率はレチノールの 1/6（重量当たり）である。植物色素であるカロチノイドの 1 種である。ビタミン E などとともに LDL コレステロールの酸化を防ぎ，動脈硬化や心筋梗塞の予防に役立つ。栄養機能食品の表示は「β-カロテンは，夜間の視力の維持を助ける栄養素です」「β-カロテンは，皮膚や粘膜の健康維持を助ける栄養素です」である。	黄緑色野菜
ビタミン D（カルシフェロール）	カルシウムとリン酸の代謝調節ホルモンとして機能している。欠乏症には，幼児のくる病，成人では骨軟化症がある。食品中のプロビタミン D であるエルゴステロールや 7-デヒドロコレステロールから紫外線によりビタミン D が産生される。栄養機能食品の表示は「ビタミン D は，腸管でのカルシウムの吸収を促進し，骨の形成を助ける栄養素です」である。	動物，魚の肝臓，シイタケ

ビタミンE（トコフェロール）	生体内の脂溶性の膜に局在し，その抗酸化能により主として多価不飽和脂肪酸の過酸化を抑制することで，細胞中の膜，たんぱく質成分，核酸の損傷を防ぐ。欠乏すると細胞膜が破壊され易くなり，赤血球では溶血が起きることがある。また抗酸化作用があるので，不足すると動脈硬化やがんのリスクが高まることが報告されている。栄養機能食品の表示は「ビタミンEは，抗酸化作用により，体内の脂質を酸化から守り，細胞の健康維持を助ける栄養素です」である。	胚芽油，大豆油，ナッツ
ビタミンK（メナキノン，フィロキノン）	血液凝固因子の合成反応と骨やたんぱく質の生成反応に関わる補酵素として機能する。成人でのビタミンK欠乏症はまれであるが，新生児では出血性疾患の一部はビタミンK欠乏に関連すると考えられている。栄養機能食品としては「ビタミンKは正常な凝固能を維持する栄養素です」の表示基準が2015（平成27）年に施行された。ビタミンK_2を含む食品が特定保健用食品として「カルシウムが骨になるのを助ける」旨の表示が許可されている。	納豆，ブロッコリー，ほうれん草

　上記のビタミン以外に，体内でも合成されるため必須の栄養素ではないが，体内で補酵素的に作用する物質があり，ビタミン様物質と呼ばれる。欧米化した食生活や高齢化，ストレスにより不足する可能性が指摘され，近年，食薬区分の改正により，食品として使用することが可能となったため注目を浴びている。

表2-4-3　ビタミン様物質の機能と含有食品

脂肪酸 構造式	概要（健康・機能など）	含有食品
アスタキサンチン	藻類のカロチノイド系の色素成分である。抗酸化作用を持ち，脳や血管の健康，肌への効果など，全身の老化に抗する効果を持つ素材として注目されている。	藻類，おきあみ，えび，かに，さけ，ます
イノシトール	生体内でも生合成されるが，その量に限界があるため，食事からの摂取も必要とされる。ビタミンB群の類縁化合物である。肝臓から脂肪組織への脂質移行とガラクトース代謝調節の作用に関与している。リン酸化して細胞膜の構成成分となる。	スイカ，メロン，オレンジ，グレープフルーツ

第2章 健康機能性を有する成分・素材

成分	説明	食品
カルニチン	生理機能があるのはL体であり，脂質代謝に必須である。アセチル-L-カルニチンは，細胞内のミトコンドリア内膜に存在するアミノ酸の一つである。循環器系への作用が期待されている。	肉類，レバー
コエンザイムA	摂取したコエンザイムAは小腸で吸収される際にパントテン酸に加水分解される。パントテン酸とATP，β-メルカプトエチルアミンが結合した構造を有しており，パントテン酸の生体内反応はほとんどコエンザイムAの形で行われる。栄養学的機能はパントテン酸のそれとほぼ同じで，エネルギー産生，脂肪代謝，たんぱく質代謝に関与している。	卵，乳製品，肉類，穀物，芋類
コエンザイムQ10	ミトコンドリア内で酸化還元反応に関与してエネルギー産生に携わる他，脂溶性の抗酸化物質としても働く。生体内で合成され，食品中にも含まれる脂溶性のビタミン様物質で，医薬品として狭心症，心不全，虚血性心疾患や脳出血の治療に使われているが，食品としての使用も許可されている。	レバー，ハツ，さば，いわし，黄緑色野菜
ヘスペリジン	水溶性のフラボン化合物で，コラーゲンの合成に関わるビタミンCの吸収を助け，機能を補強して，抗酸化力を持つ。	柑橘類，あんず，そば
ルチン	ビタミンCの働きを助ける機能を持ち，抗酸化作用を有している。ビタミンCと協調しての効果が期待される。	そば（特に実外殻）

まとめのポイント

- ビタミンとは，身体の構成成分ではなく，エネルギーとしても関与しませんが，生体内の代謝・生理機能に関する作用を有する有機化合物です。

- ビタミンは摂取量が不足すると，健康に支障が生じる微量の必須栄養素です。

5 ミネラル

ミネラルは，炭素，水素，酸素，窒素など元素の結合した有機物に対して，元素そのものである無機物を指す。欠乏すると症状が現れる必須ミネラルは，主なもので13種類が挙げられている。ミネラルのうち体内に比較的多く存在するカルシウム，ナトリウムなど5種類を多量ミネラル，比較的少量しか含まない鉄，亜鉛，銅などを微量ミネラルという。

ミネラルは，骨や歯などの構成成分として重要であるとともに，酵素や生理活性物質と結合してそれらの機能を調整し，体液のpHを調整し，物質移動や分泌における役割も有する。

従来，通常の食事を取っていれば，カルシウムと鉄以外のミネラルの欠乏が問題となることはなかったが，現代生活の食事では，食品原料となる農作物の高度な精製や加工処理により，多くのミネラルが失われるため，体内で不足し，その補給が必要となってきているミネラルがある。一方，加工食品の調味，保存上の理由で添加される食塩に含まれるナトリウムや食品製造上の助剤，保水剤，pH調整剤などに広く使用されるリン化合物は摂取量が増加しているミネラルであり，過剰摂取が問題となっている。

ミネラルの摂取不足による欠乏症としては，鉄欠乏による貧血，カルシウム不足による骨粗鬆症が知られている。長期にわたりミネラルの不足が続くと，さまざまな体調の不調を来すことになり，心臓病，糖尿病，がんを引き起こす。一方，ナトリウムは過剰摂取により，高血圧症の発症原因となる。

表 2-5-1 多量ミネラルの機能と含有食品

ミネラル（元素記号）	概要（健康機能など）	含有食品
カルシウム（Ca）	骨や歯の成分で，骨と歯の量，構造と強度に寄与し，酵素やたんぱく質の補助因子としての役割も果たしている。特に，小児から青年期の摂取は，高齢になってからの骨にとって重要である。血液凝固，筋肉機能と神経伝達，エネルギー産生代謝，消化酵素の活性に関与している。正常な骨と歯の維持には適切な濃度のビタミンDが必要である。栄養機能食品の表示は「カルシウムは，骨や歯の形成に必要な栄養素です」である。特定保健用食品として，「この食品はカルシウムを豊富に含みます。日頃の運動と適切な量のカルシウムを含む健康的な食事は，若い女性が健全な骨の健康を維持し，歳をとってからの骨粗鬆症になるリスクを低減するかもしれません」の疾病リスク低減表示が許可されている。	牛乳，チーズ，小魚，乳製品
リン（P）	生体内ではほとんどが骨や歯に含まれる一方，核酸やヌクレオチド，リン脂質など有機リン酸化合物の成分として，遺伝情報，構造的機能，エネルギー代謝，酸塩基バランスの調節などに関与している。日本の食生活で不足することは少なく，食品添加物（乳化剤，pH調整剤など）による摂取過多による他のミネラルの吸収抑制や副甲状腺ホルモンの過剰分泌などの健康への悪影響が懸念されている。	チーズ，するめ，わかさぎ，いわし

ミネラル（元素記号）	概要（健康機能など）	含有食品
カリウム (K)	大部分が細胞内に存在し，浸透圧の調整，筋収縮や神経伝達などに重要な役割を担っている。低ナトリウム高カリウム食は高血圧の改善効果がある。野菜，果物の摂取量が減少しているため，不足している栄養素である。栄養機能食品として，「カリウムは，正常な血圧を保つのに必要な栄養素です」の表示基準が2015（平成27）年から施行された。過剰摂取のリスク（腎機能低下者において最悪の場合，心停止）を回避するため，錠剤，カプセル剤等は対象外とされている。	大豆，野菜，バナナ，アボカド等の果実，さわら
ナトリウム (Na)	神経や筋肉の活動や，細胞外液の浸透圧の維持に必須のミネラルである。摂取量の多寡に関わりなく，体液中のナトリウム濃度は厳密に調節されているが，調味料として食塩を使用することで過剰摂取になりやすく，高血圧症の原因となり，胃がんのリスクも増加する。減塩により高血圧患者の降圧薬服薬量の減少や骨粗しょう症や腎臓結石の予防等の利点も認められている。	過剰摂取の原因：ソース，味噌，醤油，漬物，ラーメン
マグネシウム (Mg)	主要栄養素の代謝，エネルギー生産などの酵素反応に関与し，カルシウムとともに骨の健康に必要なミネラルである。長期のマグネシウム欠乏は，骨粗鬆症，心疾患，糖尿病などのリスクを増加することが報告されている。過剰摂取による初期の症状は下痢である。栄養機能食品の表示は「骨や歯の形成に必要で，多くの体内酵素の正常な働きとエネルギー産生を助けるとともに，血液循環を正常に保つのに必要な栄養素です」である。	豆類，わかめ，魚介類，アーモンド

表2-5-2　微量ミネラルの機能と含有食品

ミネラル（元素記号）	概要（健康機能など）	含有食品
鉄 (Fe)	赤血球のヘモグロビン，筋肉中のミオグロビン，肝臓中のフェリチン，各種酵素の構成因子として存在する。鉄欠乏症は世界的に最もよく見られる栄養失調で，貧血，運動機能，認知機能等の低下を招く。特に新生児，妊婦や月経時に重篤な貧血を起こすことがある。肉類に多く含まれるヘム鉄はそのままの形で吸収されるが，植物に多く含まれる非ヘム鉄は三価鉄イオンの形態でほとんど吸収されず，アスコルビン酸などによって還元されて吸収される。ヘム鉄を関与成分として「鉄の補給を必要とする貧血気味の人に適します」の特定保健用食品表示が許可されている。栄養機能食品としての表示は「鉄は赤血球を作るのに必要な栄養素です」である。	レバー，赤身肉，魚赤身，あさり，ひじき
亜鉛 (Zn)	アルコールデヒドロゲナーゼ等の脱水素酵素や，DNAポリメラーゼ等の酵素の構成因子として，遺伝子発現やたんぱく合成，免疫機能にも関与している。亜鉛欠乏による症状は，皮膚炎や味覚障害，慢性下痢，免疫機能障害，神経感覚障害，認知機能障害，成長遅延，性腺発育障害などである。栄養機能食品の表示は「亜鉛は味覚を正常に保つのに必要な栄養素です」，「亜鉛は皮膚や粘膜の健康維持を助ける栄養素です」，「亜鉛はたんぱく質，核酸の代謝に関与して，健康の維持に役立つ栄養素です」である。	牡蛎，レバー，和牛肩，赤身肉

銅 (Cu)	血漿中では銅結合たんぱく質のセルロプラスミンとして存在するほか，主として骨・骨格筋に存在する。また，酵素の活性中心に結合して，エネルギー生成や鉄代謝，神経伝達，活性酸素除去などに関与している。食品添加物（製造用剤）として利用されている。銅欠乏による貧血に対して有効である。栄養機能食品の表示は「赤血球の形成を助けるとともに，多くの体内酵素の正常な働きと骨の形成を助ける栄養素です」である。	レバー肉類，たこ，いか，豆類
ヨウ素 (I)	甲状腺ホルモンの主要な成分で，小児では生育発達に必須であり，成人では基礎代謝を調節する。欧米ではヨウ素欠乏症は起きやすいが，日本では海藻や魚介類を食べる習慣により不足することはまれである。	昆布，わかめ，いわし
セレン (Se)	酸化障害に対する生体防御の役割を果たすグルタチオンペルオキシダーゼ群の活性中心であり，ビタミンE欠乏の害を防ぐ。セレン欠乏土壌の住民に特有な心筋障害（中国 克山病）が確認されている。	あんこう肝，いわし，葉菜
マンガン (Mn)	スーパーオキサイドジスムターゼ（Mn-SOD）の成分として抗酸化に関わり，骨代謝，糖脂質代謝，運動機能，皮膚代謝等に関与する酵素の活性化機能を有する。ヒトのマンガン欠乏症は通常の食生活では起こらないと考えられている。	しじみ，クルミ，玄米

まとめのポイント

● ミネラルは，炭素，水素，酸素など元素の結合した有機物に対して，元素そのものである無機物を指します。

● ミネラルは，骨や歯などの構成成分として重要です。また，体液のpHを調整し，物質移動や分泌における役割も有しています。

● 現代生活の食事では，食品原料となる農作物の高度な精製や加工処理により，多くのミネラルが失われるため，その補給が必要となってきています。

❻ 天然素材

　医薬品の半分以上は，天然の素材に含まれる化合物やそれらの誘導体であるといわれるほど，天然素材にはヒトの健康に有益な機能を有しているものが多い。しかしながら，天然素材は，有効成分が単一でない複合系であり，有効性も多岐にわたっていることが多いため，個人の健康にとって適切な素材を選択するのは容易ではない。適切に選択するためには，その素材の有効成分に関する物性から動物試験，ヒト試験に関する知見，それらに基づく作用メカニズム，体内動態に関する情報を網羅的に収集して，総合的に有効性と安全性の評価を行う必要がある。また，同じ名前の素材であっても，品種，栽培方法，栽培場所（または採取場所），採取時期などが異なることがあり，その場合，有効成分の含有率が異なり，有効性や安全性が異なる場合がある。素材の具体的な評価をするに当たっては，素材のロット毎に有効成分の含有量，有効性に関連する活性の強度や動物試験による安全性などの確認が必要となる。素材の名前が同じで，同じ構造の有効成分が含まれていても，その有効成分の含有量が有効量より少なければ，効果は発揮できないことになる。

　天然素材は，医薬品の原料として使用されている素材もあるため，法律上，食品として使用できない素材がある。2001（平成13）年3月27日に厚生労働省医薬局長から，「医薬品の範囲に関する基準の改正について」の通知が発表され，原材料が医薬品に該当するか否かの判断は，医薬品としての使用実態，毒性，麻薬作用等に基づき判断されることになった。これまでに判断を行った原材料について，「専ら医薬品として使用される成分本質（原材料）リスト」と，医薬品に該当しない成分本質（原材料）については，参考として「医薬品的効能効果を標榜しない限り非医薬品と認められる成分本質（原材料）リスト」を発表している。これらのリストについては，科学的な検証に基づき定期的に見直しを行うこととし，概ね1年程度の期間毎に追加，訂正，削除等を行うことになっている。
本書では主に，上記の食薬区分も参考にして，一般に食品として利用されている素材で，日本で多く流通しているものを中心にして，市場規模を参考にして記載した。

1. 植物由来

　天然素材の中でも最も利用されているものが植物由来の素材であり，ヨーロッパで用いられた素材を中心にハーブとも呼ばれる。ハーブとは全て草本植物を広く指すこともあるが，一般には，食品，医薬，香料として用いられる有用植物に対して用いられる。ここでは，日本で広く使用されているものを中心に記載するが，欧米で用いられて効果が期待され，今後日本でも使用される可能性のある素材も含めた。欧米化した食生活や高齢化，ストレスに対しての有効性が期待され，日本では，1996（平成8）年の「規制緩和推進計画（改定）」に関する閣議決定により，医薬品の範囲の見直しが行われた。ハーブの成分の一部について，医薬品から食品への分類の変更を図ることになり，1998（平成10）年に医薬安全局長通知の「いわゆるハーブ類の取扱いについて」によりエキナケア（根，地上部），エゾウコギ（根，根茎），ノコギリヤシ（果実），マリアアザミ（種子），イチョウ葉，セイヨウオトギリソウ（花，地上部），メマツヨイグサ（葉，茎，根，種子）他161種類が効果効能を標榜しなければ，医薬品以外（食品）として使用できることになった。これらの食薬区分で食品として使用できるものを中心に記載する。

表 2-6-1　植物由来素材の機能と有効成分

天然原料・素材	概要（健康機能など）	有効成分
アシタバ	関東地方から紀伊半島に分布するセリ科の植物で，漢方では葉を用いる。便秘防止，利尿・強壮作用，糖尿病・高血圧の予防に効果があるといわれているが，十分に信頼できるデータはない。	カルコン誘導体 フラボノイド
アロエ	多年生多肉植物で原産地は主にアフリカ大陸である。葉の液汁が便通改善作用や外傷の治癒促進効果に対して民間薬として用いられている。日本薬局方で規定されているのはケープアロエであるが，日本で栽培されている一般的な種類はキダチアロエである。またアロエベラの葉肉ゲルは，ヨーグルトなどに使用されている。	アロエエモジン アロイン
イチョウ	中国や日本では種子を喘息や気管支炎に用いてきた。葉抽出物のギンコライドに血液凝固抑制作用が報告され，記憶障害，耳鳴り，めまいの改善を目的に，ヨーロッパでは使用を承認している。	ギンコライド
ウコン	ショウガ科ウコン属の多年草で，カレーの主要なスパイスである。肝臓保護作用，抗酸化などの健康増進効果が報告されている。ヨーロッパでは，秋ウコンの消化機能不全への使用を承認している。	クルクミン
エキナセア	キク科の植物で，北米先住民族が根及び根茎を外傷の手当てに使用してきた。西欧では循環器系，リンパ系，呼吸器系の効果的な解毒剤とみなされており，風邪などの上気道感染症に対する抵抗力を上げる効果が示唆されている。	エキナコシド チコリ酸
オオバコ（サイリウム）	全草，種子に効果を持つとされ，咳を鎮める効果と利尿作用，整腸作用，コレステロール低下作用などの科学的実証も進んでいる。オオバコ種皮由来の食物繊維を成分として，「コレステロールが高めで気になる方，お腹の調子が気になる方」の特定保健用食品表示が許可されている。ヨーロッパでは，慢性便秘と過敏性腸症候群に対する利用が承認されている。	イサゴール プランタサン
オタネニンジン	ウコギ科の植物で，朝鮮人参，高麗人参などとも呼ばれ，根が薬用に用いられてきた。疾病，加齢，ストレスで弱った人々への強壮薬として用いられ，認識能力，血糖値，感染防御などの効果が報告されている。病後の回復の強壮剤としてヨーロッパでも承認されている。	ジンセノサイド

オリーブ	オレイン酸が多く含まれることから，循環器系疾患のリスクを減らす可能性が示唆されている。ヨーロッパでは治療目的には適さない未承認ハーブとしているが，米国FDAは，オリーブ油について，冠動脈疾患のリスク低減効果の条件付き表示を承認している。	オレイン酸 リノール酸
カノコソウ (バレリアーナ)	ヨーロッパ産と日本産では種（species）が異なり，主成分の含有量が異なっている。どちらも鎮静効果があるといわれ，ヨーロッパでは不眠症，精神不安などに対する使用を承認している。	吉草酸 バレラノン
カミツレ (カモミール)	キク科の一年草植物で，ハーブティーなどで親しまれている。消化管の健康を維持する効果や抗炎症作用，鎮静作用，抗菌作用などが伝承的な効用とされる。ヨーロッパでは，ジャーマンカモミールが治療目的での使用を承認されている。	アズレン ビサボロール
ガラナ	中南米アマゾンで，種子が疲労回復や興奮剤として茶やコーヒーのような飲料として用いられてきた。神経強壮，頭痛などの作用が期待されている。	カフェイン テオフィリン テオブロミン
ガルシニア	オトギリソウ科に属し，インドや東南アジア原産の植物で，果実が民間薬として利用されてきた。その成分のヒドロキシクエン酸が脂肪合成を阻害し，ダイエットに役立つとされている。	ヒドロキシクエン酸
グアバ	熱帯に生育する常緑低木で，その果物が下痢止めに，葉の茶が糖尿病に効果があるとされている。グアバ茶ポリフェノールを関与成分とする特定保健用食品として，「血糖値の気になる方に」が許可されている。	ポリフェノール
ギムネマ	常緑つる性植物で，糖尿病の治療薬としてインドで古くから使用されてきた。血糖値の低下作用は，腸での糖分の吸収を阻害するためと考えられ，一部にヒトでの有効性が示唆されている。	ギムネマ酸
キャッツクロー	アマゾン原産のツル性植物で，抗酸化作用，免疫活性化作用，血圧低下作用が報告されている。関節などの抗炎症作用が示唆されている。	アルカロイド類 (リンコフィリン)

クランベリー	つる性の常緑低木で，果実がジャムやジュースとして食される。細菌接着の抑制，尿のpH低減により細菌の増殖を抑えることにより，尿路感染症に対する効果が示唆されている。	アントシアニン アントシアニジン
ゴマ	昔から食用としての用途が幅広く用いられてきた。民間で滋養食として用いられてきたが，最近は抗酸化作用や肝機能に関する効果が報告されている。	セサミン
シソ	日本では薬味として古くから使用され，消化器系の改善に用いられたが，近年，アレルギーや炎症反応に対する効果が期待されている。	α-リノレン酸
ステビア	パラグアイでマテ茶の甘味料として使用されていた植物で，高血圧に対する有効性が示唆されている。日本では以前からノンカロリー甘味料として使用されている。	ステビオサイド
セイヨウオトギリソウ（セントジョーンズ・ワート）	抗うつ作用のメカニズムが一部解明され，有効性も示唆されている。ドイツのコミッションEでも承認されたハーブである。	ヒペリシン ヒペルフォリン
ダイズ	アジアで食品として古くから用いられている。大豆イソフラボン類の健康効果が注目され閉経前後の女性における骨粗しょう症の予防や更年期障害の低減に経口摂取で有効性が示唆されている。特定保健用食品の関与成分として，大豆たんぱく質が「コレステロールが高めの方に適する」，大豆イソフラボンが「骨の健康が気になる方に適する」，豆鼓（とうち：大豆の発酵物）エキスが「糖の吸収を穏やかにする」旨の表示が許可されている。	イソフラボン 大豆たんぱく質
タイム（タチジャコウソウ）	ヨーロッパで料理に欠かせないハーブであり，上気道感染症や咳止めの効果がドイツのコミッションEで承認されている。	チモール

テンチャ	高甘味度の低カロリー甘味料として紹介され，抗炎症作用，抗アレルギー効果などが期待されている。	ポリフェノール
トチュウ	健康茶として用いられ，血圧降下に役立つと示唆されており，特定保健用食品として「血圧の気になる方に適する」旨の表示が許可されている。	杜仲茶配糖体
ニンニク	ニンニクは世界的に食されている香味料であり，強壮作用や抗菌活性などの目的で用いられる。ドイツのコミッションEでは加齢による血管の変化と，血中脂質を低下させる作用に対して，治療目的での使用が認められている。	アリシン
ノコギリヤシ	北米大陸原産で，前立腺肥大に対する症状緩和作用が研究され，効果が期待されている。ドイツのコミッションEでも前立腺肥大の治療目的で承認されている。	ラウリン酸 サポニン
ブラックコホシュ	北米先住民から受け継がれる多年草であり，神経痛の治療に用いられてきた。米国では売り上げが多いサプリメントである。月経前症候群や更年期症状の緩和に利用されている。	トリテルペン配糖体
ブルーベリー	コケモモ属のベリー類の総称で，幾つかの種（species）がブルーベリーと呼ばれ，眼に対する健康効果が期待されている。サプリメントなどに使用されるのは野生種のビルベリー（Vaccinium myrtillus）である。	アントシアニン
マカ	アンデス地方の高地で植生するアブラナ科の植物の根で，滋養食材として摂取されている。男女ともに強壮作用があるといわれている。	アミノ酸 ミネラル 脂肪酸
マツ	原産は北米で，樹皮とその抽出物が注目されている。樹皮抽出物のピクノジェノール（米国），フラバンジェノール（日本）は登録商標である。慢性静脈不全症，血管保護作用，LDLコレステロール低減作用に一部有効性が示唆されている。	プロシアニジン

メリッサ（レモンバーム）	欧米に分布する多年草で，鎮静・鎮痛効果が期待され，睡眠改善，アルツハイマー病に対して有効性が示唆されている。ドイツのコミッションEでは，神経性不眠症及び消化器系への使用を承認している。	リソスペルミン酸
メリロート	北米に生息するマメ科の植物で，炎症を抑える湿布剤として使用されてきた。毛細血管の強化，静脈瘤の改善作用に関してはドイツのコミッションEで承認されており一部では有効性が示唆されている。	クマリン類
ラベンダー	ラベンダーはハーブティーやアロマセラピー，香料などと幅広く使用されるハーブである。ドイツのコミッションEでは，不眠症や神経性胃炎に対する使用が承認されている。	リナロール
ローズマリー	地中海地方の原産で，消化を助け，抗菌活性があり，香辛料として使用されている。リラックス，記憶改善の作用が示唆され，ドイツのコミッションEでは消化不良に対しての経口使用が承認されている。	モノテルペン類（シネオール，ボルネオール）

＊ドイツコミッションE：ハーブの安全性と有効性を評価するためにドイツにおいて設立された委員会。

2．微生物・キノコ，動物他由来

　微生物とは，肉眼では観察できない微細な生物の一般的総称であり，原核生物である細菌から真核生物に属する糸状菌，酵母，変形菌，担子菌などを含む。キノコとは子実体（胞子形成器官）を作る真核生物菌類に対する一般用語である。キノコの主成分はグルカンなどの難消化性食物繊維とたんぱく質であり，微量成分としてはビタミンB類，ビタミンD類などのビタミン，グルタミン酸やアスパラギン酸などのアミノ酸の外，ペプチド類，有機酸類が含まれている。これらの成分は免疫作用，抗腫瘍作用などの機能が報告されている。がんに効果があると宣伝されているキノコがあるが，ヒトでの科学的実証が十分されていないものが多い。

表 2-6-2 微生物・キノコ由来素材の機能と有効成分

天然原料・素材	概要（健康機能など）	有効成分
酵母	発酵食品に用いられる微生物であり，細胞壁を構成する食物繊維を関与成分として，「お腹の調子を整える」の特定保健用食品表示が許可されている。	ビタミン類（B・D），ミネラル類，たんぱく質，食物繊維，イノシン酸
ビフィズス菌	腸内がビフィズス菌優勢の状態にあると，種々の栄養成分の吸収が健全に行われると報告されている。ビフィズス菌を関与成分とし，「お腹の調子を整える」の特定保健用食品表示が許可されている。	多糖類，ビタミンB群，K
紅コウジ	米に紅麹菌を植菌して発酵させたもので，中国やジャワで古くから食品の着色料などとして使用されてきた。コレステロール低下作用については，ヒトでの有効性が示唆されている。	モナコリン（副生物のシトリニンが含まれると毒性を示す）
アガリクス	香りが強いキノコであり，日本ではヒメマツタケとして知られている。ブラジルより移入されて以来，人工栽培されるようになった。抗がん効果，免疫改善効果が言われるが，ヒトでの信頼できるデータが見当たらない。	β-グルカン
シイタケ	東アジアに分布し，人工栽培が行われている。免疫賦活作用，抗コレステロール作用でのヒトでの有効性が示唆されている。成分のレンチナンは，静脈注射用の抗悪性腫瘍薬として認可されている。	エルゴステロール（ビタミンの前駆体），ビタミンB群，ミネラル，食物繊維
レイシ（サルノコシカケ，マンネンタケ）	古くからの漢方素材である。レイシ多糖類の抗腫瘍活性が注目されたが，ヒトでの有効性の実証は十分ではない。	β-グルカン
牡蠣	栄養に富む食品で洋の東西を問わず食べられ，エキスが強壮作用，貧血の予防，味覚を改善するといわれているが，ヒトでの信頼できる十分なデータが見当たらない。	たんぱく質，タウリン，グリコーゲン，亜鉛，カルシウム
サメ	サメはがんを発症しないため人への効果も期待されたが，サメにも腎臓がん，リンパ腫，軟骨腫が発見されている。抗がん作用のヒトでの科学的な実証データは見当たらない。	コンドロイチン
ローヤルゼリー	働きバチの喉頭腺から分泌されるミルク状の物質で，ハチの幼虫の生後3日間の食糧となる。体質改善，免疫能向上などについて，ヒトでの実証データは見当たらない。	ヒドロキシデセン酸
プロポリス	樹木の樹液や色素などに，ミツバチが分泌液を混ぜてできた巣材である。単一物質ではなく，産地や抽出方法によってその構成成分が異なる。抗菌作用，炎症の抑制などに一部でヒトでの有効性が示唆されている。	フラボノイド（ピノセンブリン，ガランギン）

まとめのポイント

- 天然素材の中でも最も利用されているものが植物由来の素材で，ヒトの健康に有益な機能を有しているものが多く，ハーブとも呼ばれています。

- 天然素材には，医薬品の原料として使用されている素材もあるため，食品として使用できない素材があります。

- 微生物とは，肉眼では観察できない微細な生物の総称です。

- キノコとは，子実体（胞子形成器官）を作る真核生物菌類に対する一般用語です。

　最近の日本人の栄養摂取状況については下記の参考資料(1)を，栄養素，その他の食品成分の作用機能については参考資料(2)，(3)，(4)を参考にした。詳細を知りたい読者は元データに当たって頂きたい。

参考資料
(1) 2015年版日本人の食事摂取基準，厚生労働省，2014
(2) 清水俊雄，『機能性食品素材便覧』，薬事日報社，2004
(3) 国立健康・栄養研究所ホームページ，「健康食品」の安全性・有効性情報，https://hfnet.nih.go.jp/
(4) 健康食品素材の科学的実証データベース：Health Food Material Scientific database，社会保険福祉協会，http://www.hfs-data.jp/static/guide.php

第3章 栄養・健康表示の制度と科学
～特定保健用食品, 栄養機能食品, 機能性表示食品等

　この章では、日本の健康表示として最初に制定された個別審査型の特定保健用食品、2001（平成13）年に導入された規格基準型の栄養機能食品、2009（平成21）年に制度が改定された病者用食品、更に、2015（平成27）年に新たに制度化される機能性表示食品に加えて、2015年の食品表示の法施行により表示が義務化された栄養成分表示までについて、栄養、健康に関わる法律的な位置付けについて解説する。

1　特定保健用食品

1. 背景

　我が国では機能性食品に関する研究開発を世界に先駆けて系統的に進め、その科学的根拠に関する成果を踏まえて、食品の健康機能表示を行政が評価して許可する特定保健用食品を、世界に先駆けて制度化した。

　第2章の冒頭に記載したように、機能性食品（Functional Food）の用語は世界に先駆けて、日本において定義された概念である。文部省（当時）特定研究「食品機能の系統的解析と展開」として発足した機能性食品のプロジェクトにおいて、食品の機能として従来から研究が行われていた栄養機能、感覚機能を2次機能、体調調節機能（生体防御、疾病の防止、疾病の回復、体調リズムの調整、老化抑制などの機能）を第3次機能と規定した。そして、第3次機能を有する食品を機能性食品と定義したのである。

　食品の1次機能は栄養素やカロリーの含有量を食品に表示することができ、2次機能は消費者が食べる時に、味覚や嗅覚により、その機能の程度を判定するができるが、3次機能である体調調節機能は、食べただけではすぐにその効果を判定できず、栄養素やカロリーなどのように定量的に表示することもできない。また、薬事法第2条には、食品の形態であっても「疾病の診断、治療または予防に使用されることが目的とされている物」や「身体の構造または機能に影響を及ぼすことが目的とされている物」は、医薬品としての規制を受けることになっている。機能性食品の研究開発が進んだ1980年代には、たとえ科学的根拠があっても、身体の構造や機能に影響を及ぼすことなどの健康に関する機能を強調して食品に表示することは禁止されていた。

　機能性食品プロジェクトの結果も踏まえ、明らかになった科学的根拠を基に開発された食品の機能を表示する必要性が、学会、産業界で認識され、食品の機能表示に関する制度の検討が始められた。一方、厚生省（当時）は、健康機能を有する食品を国民が適切に利用し、健康の維持、増進に役立てるために必要な施策を検討するために、学識経験者からなる機能性食品懇談会を1988（昭和63）年に設置した。翌年、「機能性食品問題の検討結

果について」と題する報告書において，「体調調節機能を期待できる食品（機能性食品）を社会的ニーズに応えて健康づくりのための具体的な手段として積極的に活用することが望まれる」との提案がなされた。更に制度化の検討を行うために機能性食品検討会が設置され，1990（平成2）年2月に「機能性食品の制度化について」と題する報告書が提出された。この報告書により，健康に寄与する食品の成分を厚生省が医学的，栄養学的に評価し，その結果を消費者に伝えるための制度が提言され，その後の特定保健用食品制度に結びついた。

まとめのポイント

- 体調調節機能（生体防御，疾病の防止，疾病の回復，体調リズムの調整，老化抑制などの機能）を有する食品を機能性食品といいます。

- 特定保健用食品は，国が有効性と安全性を評価し，その科学的根拠を基に保健の用途の表示を許可する制度です。

2．特定保健用食品の制度

1）発足時の法的位置付け

特定保健用食品は，厚生省（当時）が有効性と安全性を評価し，その科学的根拠を基に保健の用途の表示を許可する制度として，1991（平成3）年に発足した。法律的には，栄養改善法第12条で規定されている特別用途食品の一つに位置付けられた。その定義は栄養改善法施行規則第8条第1項において，「特別用途食品のうち，食生活において特定の保健の用途の目的で摂取するものに対し，その摂取により当該保健の目的が期待できる旨の表示を許可されたもの」とされた。特別用途食品には，特定保健用食品以外では，病者用食品，妊産婦・授乳婦用粉乳，乳児用調整粉乳，高齢者用食品が含まれている（病者用食品については後述）。

特定保健用食品は，保健の効果は個別の食品ごとの組成，成分，形態などを総合的に検討した上で判断すべきであるとの考えから，申請者が製品ごとに提出した申請書について，健康に寄与する成分の有効性と安全性を中心に，医学的，栄養学的な科学的に実証した内容を個別に評価し，総合的に判断した上で，その結果を消費者に伝えるために適正であると認められたものについて表示の許可が行われる。

2）制度の制定と改定の経緯

生体調節機能を持つ機能性食品の健康機能を表示することは薬事法に基づいて厳しく規制されていたため，食品の健康機能を表示することができなかったが，有効性と安全性を行政が審査して許可する特定保健用食品の制度が設置されたことにより，食品の健康機能

に関する表示が可能となった。特定保健用食品制度の制定当初，申請者は（財）日本健康栄養食品協会において，学識経験者による内部評価を受けた後に，申請書を厚生省（当時）に提出して，厚生省内に設置されている学術経験者からなる評価検討会の審議を受けて，許可を判断することになっており，許可期限は2年間であり，組成や食品形態に少しでも変更があれば，新たに申請をすることが定められていた。

最初に特定保健用食品が許可されたのは1993（平成5）年6月で，アトピー性皮膚炎患者を対象として，アレルゲンを除去した米と，食事で摂取するリンを低減することを指示されている慢性腎不全患者を対象とした「低リンミルクLPK」であった。これらは，病人が摂取することを目的とした食品であり，本来の特定保健用食品の目的に合致していなかったため，1997（平成9）年には特定保健用食品から個別許可型の「病者用食品」に移行した。特定保健用食品の健康機能は，法律上「保健の用途」と呼ばれている。

1990（平成2）年代後半になって，行政全体の規制緩和が議論され，特定保健用食品についても検討された結果，審査のレベルを下げることなく申請者の負担を軽減することを目的に，1997（平成9）年に制度の改正が行われた。第1に，許可期限が撤廃された。第2に申請者が，複数の申請を行う色違い，味違いなどのシリーズ品を申請することが可能となった。第3に，すでに許可されている商品と同一であるOEM品（他社ブランド商品）や自社のバリエーション商品などの後発品は，申請資料の一部が省略できるようになり，特定保健用食品としての同等性が確保されている範囲であれば，原材料の配合割合，品質保持期限，内容量などの変更ができるようになった。

2001（平成13）年には制度の枠組みの改定が行われた。閣議決定の「規制緩和推進計画の再改定」による規制緩和を踏まえて，米国のダイエタリーサプリメント健康教育法（DSHEA法）を基にした健康表示制度の検討も含めて，議論が行われた。その結果，健康表示を個別審査する特定保健用食品に加えて，ビタミン，ミネラルなどの栄養素の機能について，規格基準型の制度が創設された。

ビタミン，ミネラルなどの栄養素について，規格基準に合致していれば，機能表示できる「栄養機能食品」が新設され，既存の個別審査型の特定保健用食品と併せて，「保健機能食品」として制度化されることとなった（栄養機能食品については，第3章 **2** で詳述する）。保健機能食品の設立と併せて，特定保健用食品についても，制度の規制緩和を進め，手続の明確化を目的として，「特定保健用食品の申請・評価・表示に関する指針」[1] が公表され，下記の内容が盛り込まれた。

(1) 保健の用途の対象範囲

特定保健用食品の保健の用途は，薬事法に規定されている疾病の診断・治療・予防に言及しない範囲で，許可される対象範囲が定められた（後述）。

(2) 食品形態

特定保健用食品は通常の食品形態のもの（「明らかな食品」）に限定されて許可されていたが，規制緩和の一環として，錠剤・カプセル剤等の剤型を許可の対象に含まれることとし，剤型規制を撤廃することになった。

(3) 審査の手順

従来，特定保健用食品は，生活衛生局長の下に設置された特別用途食品評価検討会で専門家が検討を行い，その結果に基づき厚生大臣（当時）が許可してきたが，この

改正により，薬事・食品衛生審議会に属する新開発食品調査部会の下に設置される新開発食品評価調査会において，専門家が有効性と安全性を評価することで，実質的な審査が行われることになった。

(4) 法的位置付けの改定

2001（平成13）年4月の改定において，新たに食品衛生法施行規則においても規定を設け，表示の内容及び方法の規定を設けるとともに，食品衛生法第7条第1項に基づく成分規格として，定められた安全性及び効果の審査の手続きを経なければならないことになった。

2002（平成14）年には，特定保健用食品を定めていた栄養改善法が廃止され，健康増進法が栄養改善法を引き継ぎ，2003（平成15）年には，特定保健用食品の申請の簡略化を図るために，既に許可された特定保健用食品と商品名のみが異なる申請及び既許可特定保健用食品を異なる申請者が申請を行うことができる「再許可等特定保健用食品」の制度が創設された。

2003（平成15）年には，食品の安全を確保するために施行された食品安全基本法に基づき，内閣府の担当大臣の下に食品安全委員会が設置された。食品安全委員会は内閣総理大臣が有識者から任命した7名の委員から構成され，その下に専門事項を調査審議する専門委員会及び事務処理を行う事務局が設置された。特定保健用食品の安全性評価は，専門委員会のひとつである新開発食品専門調査会が，厚生労働省からの要請を受けて実施することになった。

2005（平成17）年の改定では，従来の特定保健用食品に加えて，有効性の科学的根拠が従来の特定保健用食品のレベルには届かないが，一定の有効性が確認される食品を条件付きで許可する条件付き特定保健用食品，許可実績が十分にあり，科学的根拠が蓄積されていて，事務局審査が可能な食品について基準を定め，審議会の個別審査なく許可する規格基準型特定保健用食品，関与成分の疾病リスク低減効果が確立されている場合に表示が許可される疾病のリスク低減特定保健用食品を新たに設けることになった[2]。

2009（平成21）年9月に消費者庁が設立されたことにより，特定保健用食品の申請受付及び許可は厚生労働省から消費者庁に移管されることになった。消費者庁と同列で設置された消費者委員会に属している新開発食品評価調査会と新開発食品調査部会において，有効性を中心に総合的な審査が実施される。安全性の審査は，従来同様，食品安全委員会で実施されることになっている。

3. 保健の用途の範囲

保健の用途は，従来，薬事法に規定されている疾病の診断・治療・予防に関する用語は用いずに，食品の健康機能を表示することになっていたが，「お腹の調子」は特定保健用食品に許される用語であるが，「便通」の用語は許可されないなど，明確でない部分があった。2001（平成13）年に「特定保健用食品の申請・評価・表示に関する指針」[1]が公表され，保健の用途の対象範囲が定められた（表3-1-1）。

第1に，測定可能な体調の指標の維持及び改善に関するもので，健康診断で測定する項目も含め，例えば，「血糖値を正常に保つ」や「体脂肪の分解を促進する」等の表示内容

がこれに含まれる。第2に，身体の生理機能・組織機能を良好に維持または改善する内容で，「便通を良好にする」や「カルシウムの吸収を高める」の例が挙げられている。第3に本人が自覚できる体調の変化で，慢性でない一時的な体調の変化に関するもので，例えば「肉体疲労を感じる方に適する」の例が挙げられていた。

特定保健用食品の保健の用途の対象範囲は，薬事法に規定されている疾病の診断・治療・予防に言及しない範囲で，上記の3項目とされ，これらの範囲に含まれる表示内容であれば，従来許可されている保健の用途に限定されることはなく，科学的根拠の実証に基づいて，表示が許可される。

表 3-1-1　特定保健用食品の保健の用途の範囲

ア）容易に測定可能な体調の指標の維持に適する又は改善に役立つ
　　（自分で測定できる指標あるいは健康診断で測定する指標）
【認められる表示】
「血圧（血糖値，中性脂肪，コレステロール）を正常に保つことを助ける」
「体脂肪の分解を促進する」，「体脂肪の増加を抑制する」
【認められない表示】（直接症状・疾病の改善につながる体調の指標）
「高血圧症を改善する」
イ）身体の生理機能・組織機能の良好な維持に適する又は改善に役立つ
【認められる表示】「便通（お通じ）を良好にする（改善する）」
「カルシウムの吸収を高める（改善する）」
【認められない表示】「解毒作用，脂質代謝促進の効果がある」
ウ）身体の状態を本人が自覚でき，一時的であって継続的・慢性的でない体調の変化の改善に役立つ
【認められる表示】「肉体疲労を感じる方に適した（役立つ）」
【認められない表示】「老化防止に役立つ」

（厚生労働省　薬事・食品衛生審議会報告書「保健機能食品の表示等について」（2001年2月26日）

4. 特定保健用食品の許可要件

特定保健用食品の許可を受けるためには，制度制定当初は，表3-1-2に記載された9項目の要件を満たす必要があったが，2001（平成13）年の制度改定で，第8番目の食品形態の規制に関する項目が削除され，錠剤やカプセルなどの形態も評価の対象となった。これらの許可要件を大きくまとめると，まず，第1にヒト試験に基づく有効性の科学的根拠を明らかにしていること，第2に食経験を踏まえて，安全性試験を実施し，ヒトでの安全性が確認されていること，第3に機能成分の定量的な把握ができていることである。

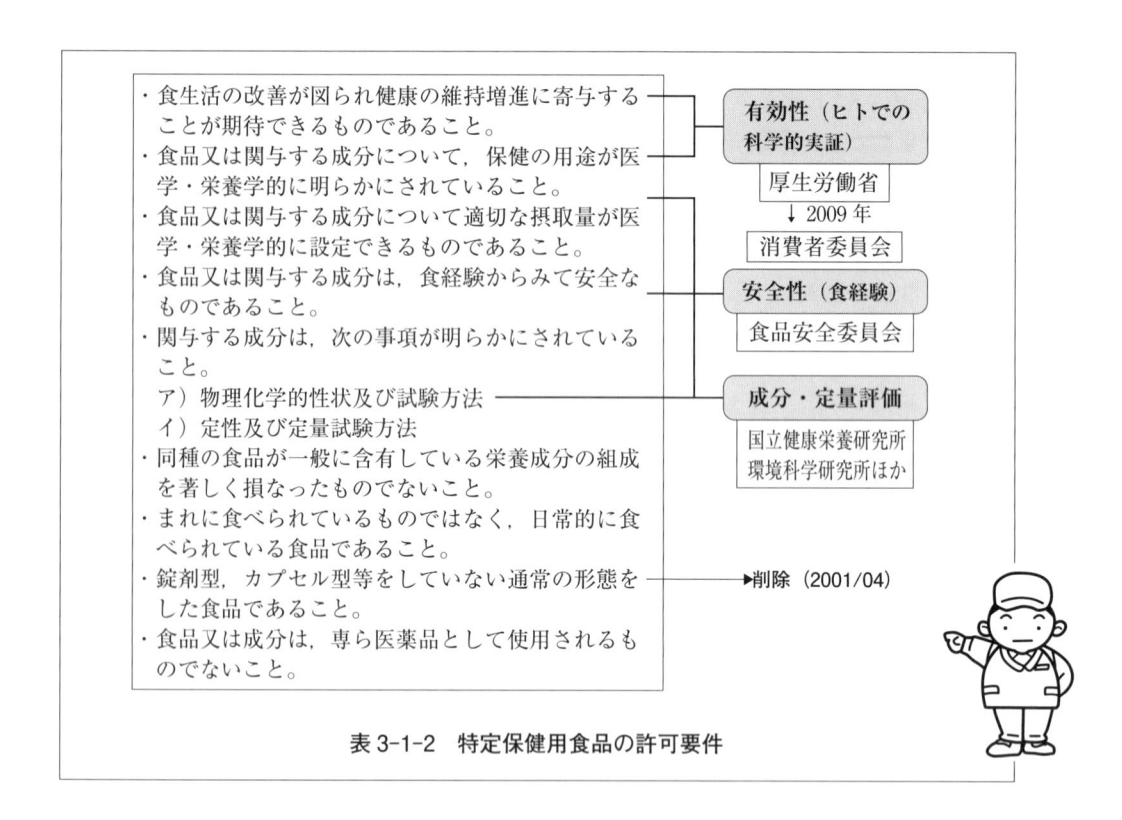

許可要件	区分
・食生活の改善が図られ健康の維持増進に寄与することが期待できるものであること。 ・食品又は関与する成分について，保健の用途が医学・栄養学的に明らかにされていること。 ・食品又は関与する成分について適切な摂取量が医学・栄養学的に設定できるものであること。	**有効性（ヒトでの科学的実証）** 厚生労働省 ↓ 2009年 消費者委員会
・食品又は関与する成分は，食経験からみて安全なものであること。	**安全性（食経験）** 食品安全委員会
・関与する成分は，次の事項が明らかにされていること。 　ア）物理化学的性状及び試験方法 　イ）定性及び定量試験方法	**成分・定量評価** 国立健康栄養研究所 環境科学研究所ほか
・同種の食品が一般に含有している栄養成分の組成を著しく損なったものでないこと。 ・まれに食べられているものではなく，日常的に食べられている食品であること。	
・錠剤型，カプセル型等をしていない通常の形態をした食品であること。	▶削除（2001/04）
・食品又は成分は，専ら医薬品として使用されるものでないこと。	

表 3-1-2　特定保健用食品の許可要件

5．有効性の科学的実証

特定保健用食品は，ヒト介入試験での有効性の実証がされており，申請資料に添付する有効性の主要報告書は査読者のいる学術誌に掲載されたものであることが，求められている。以下に特定保健用食品の有効性の科学的実証の考え方を記載する。

1）試験対象と試験方法

食品機能の科学的根拠とするにはヒトを対象とした試験で有効性を確認することが必要である。細胞や酵素を取り出して実施した試験管レベルでの有効性の実証やマウス・ラットなどの動物試験レベルでの実証は，作用メカニズムに関して知見を得るために必要である。標的とする細胞や酵素などを試験管やシャーレに取り出して，効果を確認し，体内での消化・吸収・代謝も考慮して，標的部位でその効果を発揮することの作用メカニズムのデータとする。また，動物では吸収，代謝，腸内細菌などに関してヒトとは異なる部分が多いが，メカニズムや体内動態に関する情報を基に，直接ヒトを対象にした試験を実施することは一般に困難であるので，試験管レベル（*in vitro*）の試験や動物試験は作用メカニズムや体内動態の基礎的解明やヒト試験のサポート試験として重要であり，特定保健用食品の申請に必要である。

有効性の科学的根拠となるヒトを対象とした試験には，観察試験と介入試験がある。介入試験は，被験者に被験物質を直接摂取させることにより，有効性を確認する方法である。一方，観察試験とは，このような食事内容への介入を行わずに，対象者の食事内容を観察または調査することで試験を行うものである。観察試験では，間接的に食品の有効性を調

査することはできるが，特定の食品またはその成分の有効性を実証することには限界があるため，今まで，観察試験の結果が特定保健用食品の科学的根拠として認められた事例はない。原則として，特定保健用食品のヒト試験では，被験者の食事内容に介入して，直接，その有効性を判定できる介入試験が求められることになっている。また，介入試験であっても，対照群を設定しない試験ではプラセボ効果なのか，食生活の違いによるものかなど，他の因子の影響が不明であるため，特定保健用食品の科学的根拠として採用することはできない。

特定保健用食品の申請資料として求められる資料の内容は下記の通りである。

(1) *in vitro* 及び動物試験

関与成分の作用，作用メカニズム，体内動態を明らかにする試験結果は，統計学的に十分な有意差を確認できるものでなければならないとされている。また，ヒト試験を実施する上での，有効摂取量の設定においても動物試験の結果は参考にすることができる。

(2) ヒト試験

特定保健用食品の有効性評価は申請する食品の形態で実施したヒト介入試験が必須である。ヒト試験を実施する場合に考慮すべき事項を下記に列挙する。

①被験者

対象者は健常者，疾病の境界域から軽症のヒトで実施される。健常人では関与成分の効果について統計的有意差を持って明らかにすることは困難であるため，一般には疾病の境界域のヒトを対象者とすることになる。

被験者数は，統計学的手法によって有意水準の判定が可能な数を確保する必要があり，統計学的手法上，有意水準の判定に不十分な被験者数の場合には，参考例としての扱いになる。

②試験食

関与成分だけの試験ではなく，申請する食品の形態で試験を行う必要がある。食品の有効性を試験する場合，医薬品とは異なる困難を伴う。医薬品の場合，被験者が入院患者であれば，ほぼ同様の食事を摂取し，行動範囲も狭い範囲に限定されているが，食品の有効性試験では，通常被験者毎に食生活と生活スタイルが異なり，摂取する食事の量，質，頻度などに加えて，アルコール摂取量，運動量，睡眠時間などが異なる。そのため，試験の開始前に従来通りの食事を取ること，被験物質と類似の食品の摂取を避けること，通常通りの生活を行うことなどを注意事項として確認し，試験の実施中は被験者に遵守してもらうことが必要となる。

③試験方法

原則として，1日摂取目安量による長期摂取試験（通常3ヵ月）を実施する。試験計画を立てる際には，有効性の評価に相応しい指標を設定し，統計学的に十分な有意差を確認するに足りる試験方法を設定することになっている。

また，被験者の健康上の問題が発生することを考慮して，被験者の保護を配慮する必要がある。そのために，医師を含む専門家を中心とする倫理委員会において，ヒト試験を実施する際に，被験者の人権保護に配慮することを臨床研究に携わる医師が遵守するように求めているヘルシンキ宣言を参考に実施する。

有効性及び摂取量の確認のための試験結果の判定には，必ず統計学的処理による
　　有意差検定を行うことが必要である．
（3）第三者の評価
　　　特定保健用食品の有効性の科学的根拠を実証する主要な試験結果としては，査読者
　　のいる学術誌で受理されることが求められている．有効性の審査を進める行政の委員
　　会において，申請書に記載された有効性試験の結果を吟味して，専門分野が多岐にわ
　　たる科学的根拠のレベルを評価することは容易ではない．また，社内報告書や学会報
　　告には，著者の個人的な判断に基づく試験方法で試験を行い，試験結果やそれに基づ
　　く結論が個人の思い込みで記載されたものが少なくない．その分野の専門家である第
　　三者が査読者として，試験方法，結果，結論の適切性を判断して，初めて学術雑誌に
　　掲載されるため，査読者のいる学術誌に受理された論文であれば，一定の科学的根拠
　　のレベルを確保しているものと判断することができる．

6. 安全性の科学的実証

　特定保健用食品の安全性の実証には，一般食品以上に健康表示のある製品としての安全性の確保が必要である．食品は通常，天然物を原料としており，ヒトが既に摂取した実績を持つものであるが，特定保健用食品として有効性（保健の用途）が商品に表示されれば，消費者が過剰に摂取してしまう懸念があるため，基本的には，医薬品の安全性評価を基に，食品としての摂取実績を踏まえて，どれだけ *in vitro* 試験，動物試験を実施すべきかを検討する必要がある．下記に，特定保健用食品の安全性評価を中心に，その基本的考え方を述べる．

1）食経験に関する調査

　一般に，「食経験が有る」または「ない」という言葉が使われるが，これは正しい考え方ではない．食経験とは，摂取量，摂取期間，摂取した人口，摂取頻度を定量的に判断して，食品としての使用実績に対する安全性の程度を定量的に評価すべきものである．申請する特定保健用食品が既に市販されている素材を用いている場合，当該食品中の関与成分の含有量，許可・市販された時期，これまでの販売量等に関する市販後調査の結果が有用である．

2）試験管内（*in vitro*）及び動物試験

　in vitro 試験及び動物試験等において，安全性に関する用量と効果の相関関係，毒性所見等の情報を得ることにより，ヒトにおける影響をある程度まで推察することが可能となる．特に，十分な食経験がない場合には，下記の試験により，十分評価を行うことが必要とされている（詳細は，姉妹書『食品安全の表示と科学』の第2章リスク評価を参照）．

（1）遺伝毒性：遺伝毒性試験は，被験物質がDNAに影響を与え，遺伝子の突然変異や
　　染色体の構造異常，数の異常を起こす性質があるか否かを明らかにする試験で，3種
　　類の試験方法がある．まず，微生物を用いる変異原性試験と哺乳類培養細胞を用いる
　　染色体異常試験を実施し，問題があればげっ歯類を用いる小核試験を実施する．
（2）急性毒性：単回または1週間の投与の試験を行う．
（3）亜急性毒性：通常28日または90日間の反復経口投与試験を実施する．
（4）最大無作用量：毒性学的には，動物より求めた体重当たりの最大無作用量をヒトに

換算する場合，動物と人間との種差10倍と個体差の10倍を掛け合わせた100倍の安全係数が用いられる。
(5) その他食経験の少ないものや安全上疑義があるものについては，1年間の長期経口投与試験，アレルギーのおそれがあるものについては抗原性試験，アレルギー誘発性に関する試験，発がん性に疑いのあるものについては繁殖試験，催奇形性試験，発がん性試験等のデータが必要となる。

3) ヒト試験

(1) 長期摂取試験の安全性

ヒト試験は実際に申請する食品の形態で試験を実施する必要がある。安全性の長期試験は通常，有効摂取量において3ヵ月の試験を実施する。投与量の設定に当たっては，安全性を確保するため，動物試験の結果を参考とすることも必要であり，動物試験で認められた異常変動・所見等があれば，ヒト試験の結果において十分考察されていることも求められる。一般にはこの試験は，有効性の3ヵ月の試験と兼ねて実施される。

(2) 過剰摂取時の安全性

通常食品として食べる量の3～5倍の過剰量での安全性を確認する必要がある。現在の審査では，過剰投与試験は4週間の試験が必要とされている。試験評価項目は長期摂取試験と同様の考え方で実施する。

保健機能食品であってカプセル，錠剤等通常の食品形態ではない食品の成分となる物質の指定または使用基準改正の要請書に添付すべき安全性に関する資料を表3-1-3に記載する。

表3-1-3　保健機能食品であってカプセル，錠剤等通常の食品形態ではない食品の成分となる物質の指定又は使用基準改正の要請書に添付すべき資料

資料の種類 (information or data for application)	必要性
1) 毒性に関する資料	
ア 単回投与毒性試験	◎
イ 28日間反復投与毒性試験	◎
ウ 90日間反復投与毒性試験	◎
エ 1年間反復投与毒性試験	○
オ 繁殖試験	○
カ 催奇形試験	○
キ 発がん性試験	○
ク 1年間反復投与毒性／発がん性併合試験	○
ケ 抗原性試験	○
コ 変異原性試験	◎
サ 一般薬理試験	○
シ その他の参考となる試験	○
2) 体内動態に関する資料	◎
3) ヒトにおける安全性に関する資料	◎
4) 1日摂取量に関する資料	◎

◎：必須，○：合理的な理由があれば省略可能

7. 関与成分の定性・定量の実証他

厚生労働省からの通知には，分析に関して，次のような資料の提出が求められている。
①関与成分の定性及び定量試験の方法と成績書（実際の測定条件，測定例を含む）
②関与成分は指定された試験検査施設において，製造日が異なる製品または別ロットの製品を3検体以上，無作為に抽出したもので実施した試験結果例。
③栄養成分量及び熱量の試験検査の成績書
④栄養成分及び熱量の試験検査は定められた分析方法で，製造日が異なる製品または別ロットの製品を3検体以上，無作為に抽出したもので行う。

関与成分の分析においての困難さは，機能を有する成分が単一でないことにより生ずることが多い。一般に食品は混合物系であり，複数の物質の複合的作用で効果を現すことが考えられる。従来の審査の議事録によれば，活性を持つ成分の化合物としての化学的分析と，全体の活性のうちに占める比活性の両方を定量できることが，審査の際の判断基準になっていると考えられる。

特定保健用食品は食品であるため，医薬品ほど保管場所の環境が確保されているとはいえないため，一般には加速試験が認められてはいない。通常，食品が保管される環境下において，実際の賞味期限または品質保持期間の安定性試験を実施する必要がある。ちなみに，医薬品の安定性試験は，40℃，75%相対湿度，6ヵ月を3年保障のための加速試験として行われているが，この試験結果は参考資料としては価値はあるが，特定保健用食品の安定性を確認する考え方としては採用されておらず，表示する賞味期限または品質保持期間と同じ期間の安定性試験が申請資料として必要である。

8. 審査の手順

特定保健用食品を定めていた栄養改善法が2002（平成14）年に廃止され，健康増進法として引き継がれた。更に，2003（平成15）年7月にいわゆる健康食品の安全性及び健康表示に関する問題を未然に防ぐために，食品「健康被害の恐れ」がある場合は食品の販売禁止の措置が取れるように食品衛生法を改正すると共に，いわゆる健康食品の「健康保持増進効果」などについて虚偽や誇大な広告を禁止する事項について健康増進法に規定した[3]。

食品安全委員会は，2003（平成15）年に施行された食品安全基本法に基づき設置され，食品のリスク評価を本委員会で行う。特定保健用食品の安全性評価は，食品安全委員会に設置された新開発食品専門調査会が，実施することになった。この結果，特定保健用食品は，厚生労働省が専門家による委員会において，申請された製品の有効性の科学的根拠を評価した後，食品安全委員会が安全性評価を行うことになった。「適切に摂取する範囲において，安全上問題がない」ことの答申が得られたものについて，厚生労働省が総合評価を実施して，分析その他を確認して，許可を与えることになっていた。

2009（平成21）年9月の消費者庁設置に伴ない，消費者庁が申請を受け付けて，消費者委員会に有効性の評価を諮問し，有効性が確認されたものについて，食品安全委員会の安全性評価を実施後，消費者委員会で総合評価をして，消費者庁が許可をすることになっている。その手順は図3-1-1の通りである。

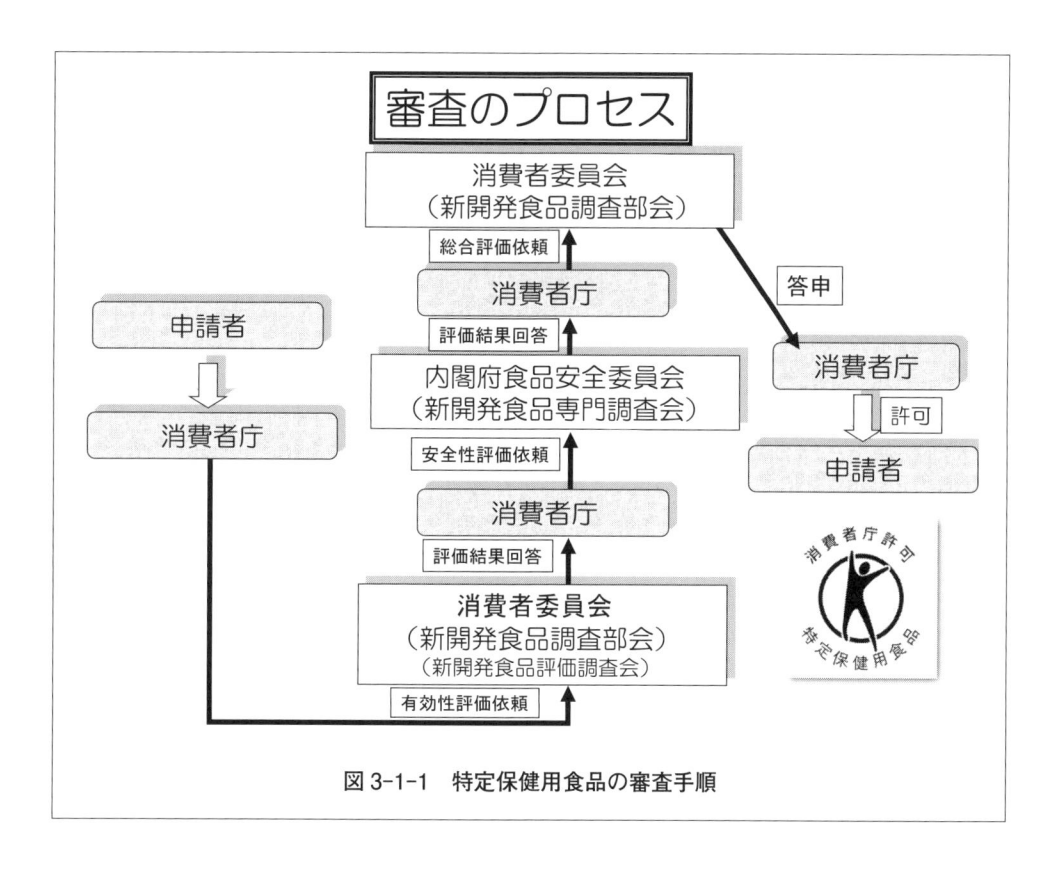

図3-1-1　特定保健用食品の審査手順

　具体的には，申請者は所在地のある保健所に特定保健用食品の申請書類を提出する。保健所は書類上の不備をチェックし，申請書類を消費者庁に送付する。消費者庁では書類上の不備と特定保健用食品としての保健の用途の表現などに関する基本的な問題を確認するため事前にヒヤリングを行う。申請者はヒヤリングで指摘事項があれば，それらの事項を修正，加筆し，再提出を行う。
　消費者庁はヒヤリングの後，消費者委員会に諮問する。消費者委員会は医学・栄養学・食品衛生学・薬学等の学術経験者からなる新開発食品評価調査会においてその有効性を中心に評価を行い，問題点があれば申請者に指摘し，必要であれば追加のデータを求めることになる。
　消費者庁は消費者委員会で有効性が確認された申請品目の安全性評価を，内閣府の食品安全委員会に諮問する。食品安全委員会では，新開発食品専門調査会において，実質的な安全性の審査が行われる。審議の中で必要に応じて，申請企業に追加資料を求める。当専門調査会で「適切に摂取すれば安全である」と評価された申請品に関しては，食品安全委員会の確認を得た上で，1ヵ月のパブリックコメントを求める。本質的な問題が提起されなければ，再度食品安全委員会の承認を得て，消費者庁に「適切に摂取すれば安全である」旨の答申が行われる。パブリックコメントで問題が提起された場合には，再度，専門調査会で審議が行われる。
　食品安全委員会で「適切に摂取すれば，安全上問題がない」との評価を受けた申請品は，

消費者委員会に送られ，今まで審議された内容を総合的に評価するために，新開発食品調査部会で審議を行う。新開発食品調査部会において許可に関して新たな問題点が提起されなければ，消費者委員会において「許可してさしつかえない」の判断が行われる。その後，指定された分析機関において，分析法の妥当性を確認後，実際の製造サンプルの分析，品質規格に合致していることを確認して，消費者庁より申請者に最終的に特定保健用食品としての許可が通知される。

9. 制度運用のガイドライン

これまで厚生省による特定保健用食品の制度の創立から始まり，制度の改正，食品安全委員会の関与，消費者庁への制度の移管，消費者委員会の評価委員会の関与など制度の運用について，担当の組織，その役割分担が何度か変更された。そのため異なる組織から複数の通知が発表され，制度全体の通知を網羅的に調査することが，困難になっていたため，特定保健用食品の制度の透明性を高め，その運用を迅速化することを目的に，下記の4つの取扱い及び指導要領等をまとめ，2014（平成26）年10月に公表された[4]。

主な項目は下記の通りであり，今まで述べてきた従来の制度から大きな変更はないが，標準的事務処理期の設定など審査手順が明確化され，全体をまとめて確認しやすくなっている。追加，修正された部分以外は項目のみを記載する。

1) 特定保健用食品の審査等取扱い及び指導要領（別添1）
(1) 目的
(2) 用語の定義
(3) 表示
(4) 申請手続
(5) 製品見本の試験検査（許可試験）
(6) 審査
　①審査の手順：消費者庁食品表示企画課において申請書を受け付け，消費者委員会及び食品安全委員会において審査を行う。
　②標準的事務処理期間：審査及び表示の許可等に要する標準的事務処理期間は，申請書が受理された日から6ヵ月とする。ただし，提出された書類，添付資料等に不備があり，これを申請者が修正するのに要する期間並びに消費者委員会及び食品安全委員会における審査の期間は含まない。
　　なお，規格基準型は，標準的事務処理期間は申請書が受理された日から3ヵ月とする。
(7) 許可等の要件
(8) 許可書及び承認書の交付
(9) 許可後の取扱い
　①変更事項の届出，②失効の届出，③再許可等の申請，
　④安全性等に関する情報収集
　　・許可等後の科学的知見の集積等により，有効性や安全性等に問題が生じていないか，その確認に努めること。
　　・消費者からの健康影響に関する苦情等について，処理経過を含め，記録，保存する
　⑤商品の表示及び広告

(10) 監視指導
　　　http://www.caa.go.jp/foods/pdf/syokuhin1346.pdf
2）特定保健用食品申請に係る申請書作成上の留意事項（別添2）
　(1) 許可等申請書の留意事項
　(2) 審査申請書の留意事項
　　1 審査申請書，2 審査申請書の添付資料
　(3) 添付資料の取扱い
　(4) 添付資料の簡素化
　(5) 保健の用途ごとの試験の留意事項
　　　http://www.caa.go.jp/foods/pdf/syokuhin1347.pdf
3）特定保健用食品（規格基準型）制度における規格基準（別添3）
　(a) 関与成分について
　(b) 食品形態及び原材料の種類について
　(c) 表示について
　　　http://www.caa.go.jp/foods/pdf/syokuhin1348.pdf
4）特定保健用食品における疾病リスク低減表示について（別添4）
　(a) 疾病リスク低減表示について
　(b) 疾病リスク低減表示に係る審査等申請について
　　　http://www.caa.go.jp/foods/pdf/syokuhin1349.pdf

10．許可の状況と市場動向

　特定保健用食品の許可件数は，制度が施行されてから数年は，年間10から20品目であり，保健の用途は殆どが「お腹の調子を整える」で，関与成分も乳酸菌とするヨーグルトが中心であった。1997(平成9)年の規制緩和により，2年の間に，「血糖値の気になる方に」，「体に脂肪がつきにくい」などの新規の関与成分や新規の保健の用途が許可された（表3-1-4参照）。2001(平成13)年以降は50品目以上の許可数となり，その後，関与する成分と許可製品数が大幅に増加し，市場の拡大に繋がっていった（図3-1-2）。

表3-1-4　特定保健用食品に許可された「保健の用途」の経緯

新規許可の保健の用途	関与する成分	製品	許可年
お腹の調子を整える	難消化性デキストリン	ソーセージ	1996年
吸収の高いカルシウム	クエン酸リンゴ酸カルシウム	清涼飲料水	1996年
コレステロールの気になる人	大豆たんぱく質	からあげ	1996年
虫歯の原因になりにくい	マルチトール	ガム	1997年
血圧の気になる方に	ラクトトリペプチド	清涼飲料水	1997年
貧血気味の方に	ヘム鉄	清涼飲料水	1997年
血糖値の気になる方に	難消化性デキストリン	粉末飲料	1998年
中性脂肪が上昇しにくい	ジアシルグリセロール	食用調理油	1998年
骨の健康が気になる方に	乳塩基性たんぱく質（MBP）	清涼飲料水	2001年
体脂肪の気になる方に	中鎖脂肪酸	食用調理油	2002年
便秘気味の人のお通じの改善	難消化性でん粉	食パン	2003年
骨粗しょう症になるリスクの低減	カルシウム	スキムミルク	2007年

2005（平成17）年に新たに定められた特定保健用食品制度に関しても，規格基準型特定保健用食品は，難消化性デキストリン，乳果オリゴ糖などが順次許可され，疾病リスク低減表示はカルシウムと骨粗しょう症との関係の表示が許可されている。今まで許可・承認された特定保健用食品は2015（平成27）年4月末現在，1,146品目となっている（図3-1-2参照）。

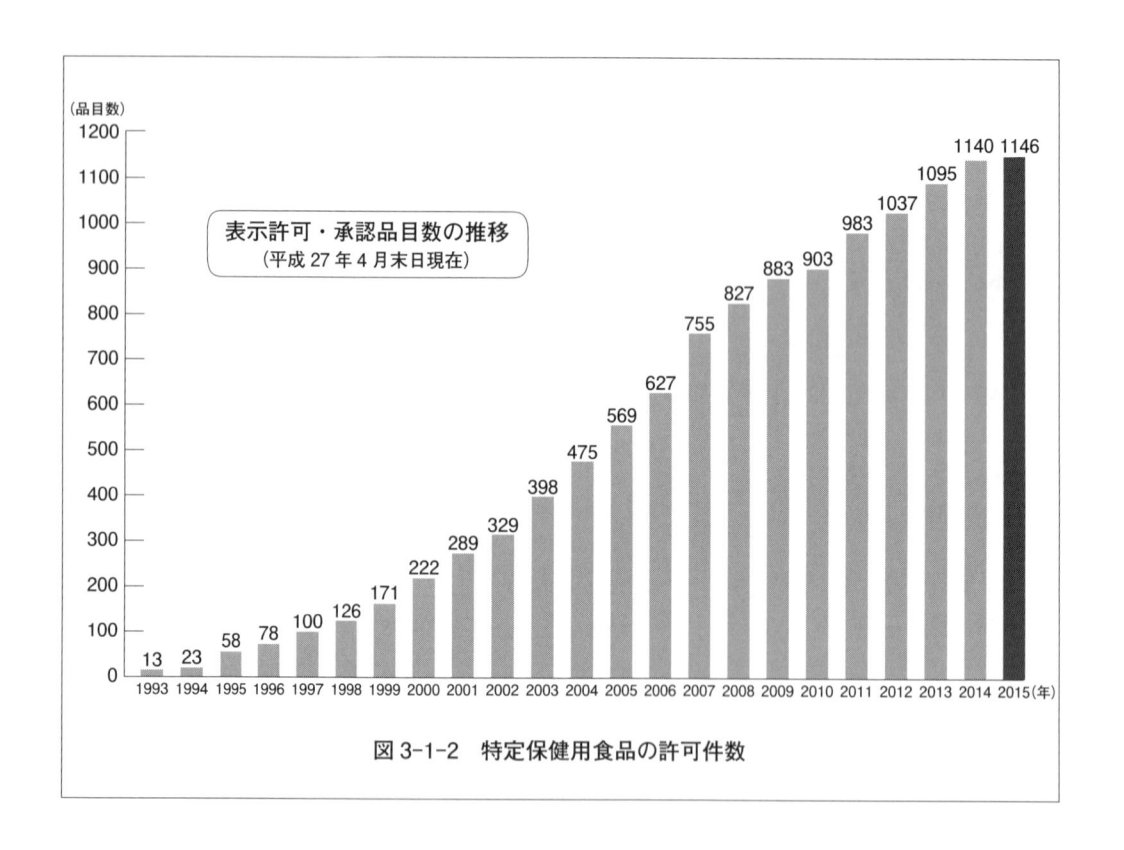

表示許可・承認品目数の推移
（平成27年4月末日現在）

年	品目数
1993	13
1994	23
1995	58
1996	78
1997	100
1998	126
1999	171
2000	222
2001	289
2002	329
2003	398
2004	475
2005	569
2006	627
2007	755
2008	827
2009	883
2010	903
2011	983
2012	1037
2013	1095
2014	1140
2015	1146

図3-1-2　特定保健用食品の許可件数

　今まで許可・承認された特定保健用食品を表示内容と関与成分で分類すると，10の保健の用途について関与成分が許可されている（表3-1-5参照）。特定保健用食品の許可を得た食品の形態としては，「お腹の調子を整える」には飲料やヨーグルト，「コレステロールの気になる方に」や「中性脂肪の気になる方に」では食用油，虫歯関連ではチューインガムが多く，「血圧が高めの方に」，「体脂肪の気になる方に」の乳酸飲料，茶飲料など，最近では「機能性飲料」と錠剤・カプセルなどの市場が拡大している。

表3-1-5 特定保健用食品の表示内容と関与成分

表示内容	保健機能成分（関与成分）
お腹の調子を整える食品	各種オリゴ糖，ポリデキストロース，難消化性デキストリン，グアーガム，サイリウム，低分子化アルギン酸ナトリウム，ビフィズス菌等
血圧が高めの方に適する食品	ラクトトリペプチド，カゼインドデカペプチド，杜仲葉配糖体，サーディンペプチド，GABA（γ-アミノ酪酸），クロロゲン酸類等
コレステロールが高めの方に適する食品	大豆たんぱく質，キトサン，低分子化アルギン酸ナトリウム，植物ステロール等
血糖値が気になる方に適する食品	難消化性デキストリン，グアバ葉ポリフェノール，小麦アルブミン，L-アラビノース等
ミネラルの吸収を助ける食品	CCM（クエン酸リンゴ酸カルシウム），CPP（カゼインホスホペプチド），ヘム鉄，フラクトオリゴ糖等
食後の血中の中性脂肪を抑える食品	グロビンタンパク分解物，サイリウム，難消化性デキストリン，植物ステロール，ウーロン茶重合ポリフェノール等
虫歯の原因になりにくい食品	パラチノース，マルチトール，キシリトール，エリスリトール，茶ポリフェノール等
歯の健康維持に役立つ食品	キシリトール，還元パラチノース，第2リン酸カルシウム，フクロノリ抽出物，リン酸化オリゴ糖カルシウム等
体脂肪がつきにくい食品	茶カテキン，中鎖脂肪酸，ウーロン茶重合ポリフェノール
骨の健康が気になる方に適する食品	ビタミンK_2，大豆イソフラボン

　（財）日本健康・栄養食品協会による調査では，特定保健用食品の市場規模は，1997（平成9）年からの10年間で約5倍の伸びを示しており，制度化当初は90％以上が「お腹の調子を整える」の表示であったが，2000（平成12）年以降，それ以外の表示の特定保健用食品が顕著に増加して，半分以上を占めるようになった。調査を開始して以降，特定保健用食品の市場規模は常に拡大を続けてきたが，2009（平成21）年は5,500億円で，2007（平成19）年より約20％減少しており，初めて減少に転じて，2003（平成15）年の水準に戻る結果となった（図3-1-3）。

　この原因としては，景気低迷とデフレによる製品価格の低下と売上額減少などの国内全般の理由に加え，2009（平成21）年9月に特定保健用食品の審査と許可の所管官庁が厚生労働省から消費者庁に移管されたために，2009年の約半年間，新規の許可が停止したことが挙げられる。また，消費者庁発足と同時に，調味油「エコナ」（関与成分：ジアシルグリセロール）の安全性の問題が議論され，最終的には製造中止と許可の失効届が提出されるに至ったことで，特定保健用食品の消費者に対する信頼性を失わせる結果となったことも，原因の一つと考えられる。その後，市場規模は再度拡大し，2013（平成25）年には6,000億円を超える規模まで回復している（図3-1-3）。

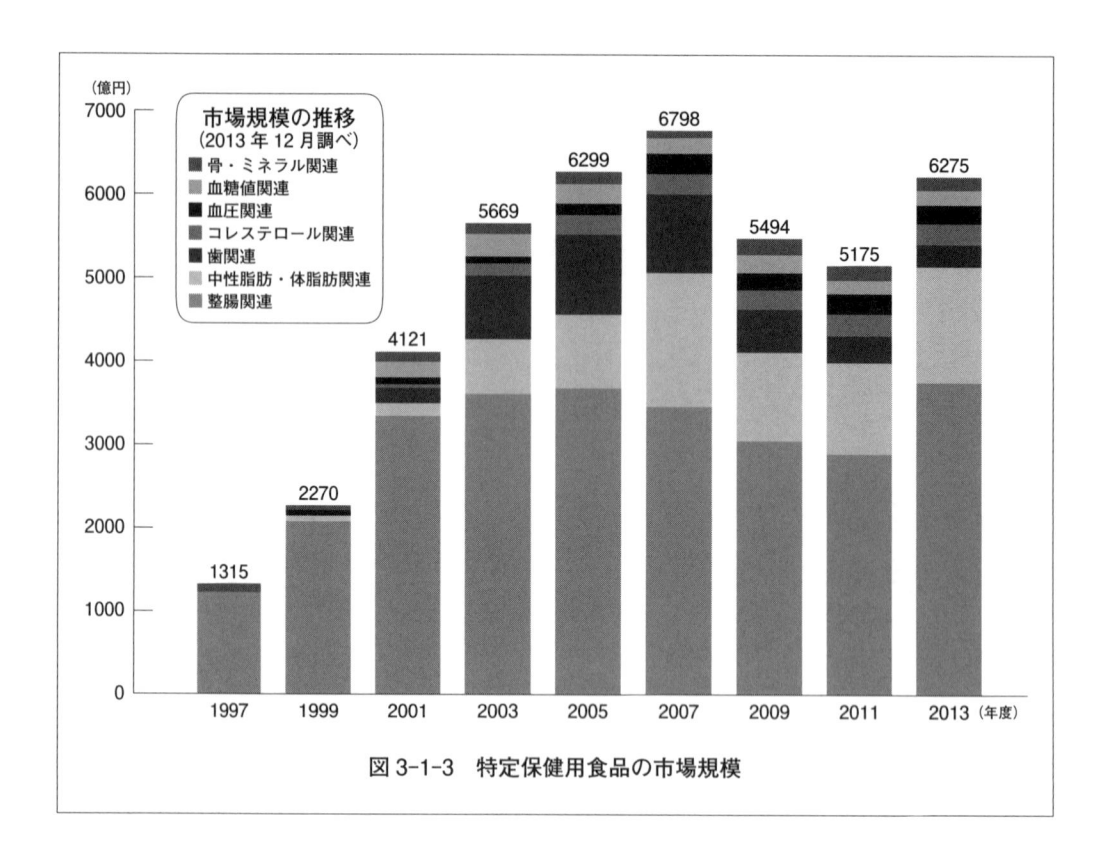

図 3-1-3　特定保健用食品の市場規模

11. 今後の展望
1) 新規の保健の用途

特定保健用食品の保健の用途の表示の範囲は「3. 保健の用途の範囲」で述べた通り，既に許可されている表示に限定されるものではなく，表 3-1-1 に記載された範囲であり，この範囲であれば，有効性と安全性を中心とする許可要件を満たす科学的実証がなされれば，許可されるものである。よって，社会的なニーズが高く，後述する海外の健康表示制度との整合性を踏まえて，有効性と安全性の科学的実証が可能な保健の用途を下記に列挙し，今後の特定保健用食品の新規の保健の用途を考察する。

(1) 疲労回復

保健の用途の範囲の 3 番目である「身体の状態を本人が自覚でき，一時的であって継続的・慢性的でない体調の変化の改善」として認められる表示として，「肉体疲労を感じる方に適した（役立つ）食品です」または「疲労回復に役立つ」が例に挙げられていたが，まだ許可されたものはない分野である。この分野の特定保健用食品が，「身体作業負荷による疲れを軽くする」の保健の用途で，2008（平成 20）年に申請されているが，許可に至っていない。EFSA の科学的評価の結果として，「ビタミン C は激しい運動中及び運動後の免疫系の正常な機能に寄与します」の表示の科学的根拠は確立されていると公表されている。

現在，この分野の評価方法とメカニズムについては，国内外で研究開発が進んでおり，日本でも日本疲労学会が，2005（平成17）年に「疲労全般を科学的に扱い，学術の発展や医療の質の向上に寄与すること」を目的に設置され，抗疲労臨床評価ガイドラインが，2011（平成23）年に公表されている。今後このガイドラインに従って，科学的根拠に基づく評価法が確立することで，特定保健用食品として許可されることが期待される。

(2) 免疫

　免疫に関しては，従来から特定保健用食品の保健の用途に加えることが議論されてきており，例えば「免疫を良好に保つ」，「身体の防御機能を維持する」や「スギやヒノキの花粉による不快感の改善」などの表示が考えられる。

　EUのPASSCLAIMプロジェクト[5]では免疫に関する評価法と表示に関して，「食品の機能として免疫は重要な分野である。既に関連する表示を記載した製品が販売されており，評価法とそれに基づく表示の設定が必要である。」と結論付けている。EFSAの科学的評価の結果として，ビタミンB_6，B_{12}，C，Dと亜鉛，鉄，銅，セレンについて，「免疫系の正常な機能に寄与します」の表示の科学的根拠は確立されていると公表されている。

　日本でも，日本食品免疫学会が，「食品の免疫調節機能の評価基準や評価方法について議論を深める」ことを目的として2004（平成16）年に設立されている。今後この学会の成果を踏まえて，免疫や生体防御に関する特定保健用食品が許可されることが期待される。

(3) 肌の健康

　この分野の表示は，「容易に測定可能な体調の指標の維持及び改善（自分で測定できる指標あるいは健康診断で測定する指標）」に属すると考えられる。特定保健用食品の申請としては，「肌の調子を整えるのに役立つ」の保健の用途で2008（平成20）年に申請され，消費者委員会で有効性に関して科学的根拠が立証され，2014（平成26）年には食品安全委員会でも安全性が確認され，2015（平成27）年の早い時期に特定保健用食品の許可が得られる可能性がある。EFSAの科学的評価の結果として，ナイアシン，ビオチンについて，「正常な皮膚と粘膜の維持に寄与します」の表示の科学的根拠は確立されていると公表されている。

　更に，皮膚の老化に関する表示として，紫外線の損傷とも関連がある「シワの気になる方に適した食品です」，「シミの増加を抑える食品です」などが挙げられる。皮膚の老化は，主に高齢者のQOLに関連し，高齢者の関心が高い分野であり，今後の開発ターゲットとして検討に値すると考えられる。

(4) 眼の健康

　この分野の特定保健用食品が，2009（平成21）年に「パソコンなどの使用で眼のピント合わせのための調節力が低下した方に適した」の保健の用途で申請されている。この分野の表示は，「容易に測定可能な体調の指標の維持及び改善（自分で測定できる指標あるいは健康診断で測定する指標）」に属すると考えられる。EFSAの科学的評価の結果として，「DHAは新生児の視力の発達に寄与します」，「亜鉛は正常な視力の維持に寄与します」の表示の科学的根拠は確立されていると公表されている。

パソコンが普及し，中高年者も含めて，日常的に長時間にわたりパソコン作業を行う生活が増えるにつれて，視力の低下や目の疲れを感じる人が増加すれば，この分野の特定保健用食品の需要は高まると予想される。

(5) メンタルヘルス

メンタルヘルスは，特定保健用食品の保健の用途の範囲である「身体の状態を本人が自覚でき，一時的であって継続的・慢性的でない体調の変化の改善」に入りうるものである。PASSClaim では，「食品及び飲料は脳機能に作用し，精神状態と行動に影響を与えており，気分，喚起（賦活，覚醒，注意，睡眠を含む），動機づけと努力，認知，記憶，及び知性に対する有効性試験法が開発されており，多くの食品や栄養素が有益なことを裏付ける確かな科学的証拠がある」とされており[5]，2008（平成20）年に施行された EU の栄養・健康表示法の機能表示には心理・行動関連の項目が含まれている。ビタミンCやチアミン，カリウムの有効性として「神経系の正常な機能に寄与します」，メラトニンの有効性として，「時差ぼけの自覚症状の軽減に寄与します」の健康表示の科学的実証がされているとされている。国際的な整合性も踏まえて，メンタルヘルスに関する特定保健用食品の開発と許可が期待される。

(6) 疾病リスク低減

2005（平成17）年に特定保健用食品の制度の中に疾病のリスク低減の表示制度が新たに設けられた。関与成分の疾病リスク低減効果が国内外において医学的・栄養学的に確立されている場合，特定保健用食品の許可において表示を認めることになった。現時点において許可対象として認める候補としては，「カルシウムと骨粗しょう症」と「葉酸と神経管閉鎖障害」の2つである。これら2つ以外の表示として許可されるには原則として，複数の研究論文からなるメタアナリシスの論文があり，日本人の疾病の罹患状況に照らして必要性があることが求められ，十分な科学的根拠を揃えた申請があった場合に，専門家による検討を行うことになる。

「カルシウムと骨粗しょう症」と「葉酸と神経管閉鎖障害」以外の具体的な疾病リスク低減の例としては，海外の事例も踏まえて下記のような食品成分と疾病が挙げられる。今後，これらの成分についてのシステマティック・レビュー（メタアナリシス）の研究が進み，新規のリスク低減の表示を持つ特定保健用食品が開発されることが期待される。

①心臓病（冠状動脈疾患）

冠状動脈疾患は肥満，運動不足，ストレスなどの生活習慣の影響を受けるため，食生活を中心とする生活様式の改善により，発症のリスクを減らすことが可能である。特に，動脈硬化と関係の深い総エネルギー，脂肪，糖分などの摂取を控える必要がある。

アメリカにおいて，NLEA の科学的根拠実証ヘルスクレームとして「水溶性食物繊維を，飽和脂肪酸・コレステロールが低い食事の一部として，摂取することにより，心臓病のリスクが低下するかもしれません」との表示が公表されている。

②骨粗しょう症

骨粗しょう症の主要な成因としては，骨量の減少に関与する閉経または加齢，食事や運動などのライフスタイル，骨代謝の遺伝的異常，遺伝的やせ体型等の遺伝的

形質の3つが挙げられる。食事のライフスタイルについて、カルシウム以外で摂取不足により骨粗しょう症の成因となる栄養成分としては、ビタミンD、ビタミンK、マグネシウムなどがある。骨粗鬆患者が転倒した時の骨折は、大腿骨の頸部で起きやすく、寝たきりの原因となることが多いため、高齢化社会では、その予防が大切である。そのため、カルシウム以外の食品成分の骨粗しょう症のリスク低減についてもメタアナリシスが実施されて、科学的実証が進むことが望まれる。

③がん

がんは、紫外線、放射線、発がん物質、加齢などにより遺伝子が損傷を受け、がん化した細胞が無秩序に増殖してゆくことによって身体の機能が障害を受けることであり、食生活や運動などの生活習慣によって影響を受ける。特に、食生活は影響が大きく、過酸化物を多量に摂取したり、免疫を弱める食品を摂取したりすると細胞のがん化につながる。がんのリスク低減効果を持つことで注目されていた食品成分は、β-カロチン、ビタミンA、C、Eなどの抗酸化成分や、食物繊維である。

アメリカの条件付きヘルスクレームにおいて、「抗酸化ビタミンの摂取が、ある種のがんのリスクを低減する可能性を示唆する科学的根拠があるが、FDAでは根拠は限定的であり確立されていないと結論付けている」との表示が公表されている。EUのPASSClaimでは「悪性ヒト腫瘍における真のエンドポイントは表示の根拠として測定できるものはない」とされている[5]。

2) 審査の手続き・手順

筆者は、2012(平成24)年11月13日の消費者委員会における「健康食品について」の審議において、「食品の健康表示制度と研究開発」について意見を述べた際に、特定保健用食品の制度について、次のような改善点を提案した[6]。

(1) 特定保健用食品の健康表示拡充

特定保健用食品の許可の範囲は、今まで許可されてきた10の分野(本書の表3-1-5)に限定されるものではなく、科学的根拠が立証されれば、3つの保健の用途の範囲(本書表3-1-1)については、許可されるべきである。その際、欧州連合EFSAが開示している健康表示の科学的根拠の基本的な考え方は特定保健用食品と同等であることを踏まえて、その健康表示を参考として、特定保健用食品の健康表示の拡充を進めるべきである。更にこの点については、筆者が委員を務めた「食品の新たな機能性表示に関する検討会」において、同様の意見[7]を述べている。特定保健用食品の保健の用途の範囲は、過去に認められた特定保健用食品の許可表示に限定されるものではないことを再確認すべきである。

(2) 特定保健用食品の許可期限制

食品の機能性研究は、日進月歩であり、有効性と安全性の科学的根拠について新たな知見が得られる可能性が高くなっている。特定保健用食品の有効性と安全性について、許可後一定の期間が経過した後に、網羅的に関連する試験研究を調査して、許可した内容の修正又は追加が必要かどうかの検証が必要である。そのような作業を必ず実施するためには、特定保健用食品の許可期限を設けて、許可後一定の期間(例えば5～10年)が経過した際には、関与成分及び関連する保健の用途の分野について、網羅的な調査を義務付けるのが、消費者の安全を確保するために必要である。

（3）特定保健用食品の評価指針の公表

　　特定保健用食品の制度は，前述したように1994（平成6）年に制度の創設以来，1997（平成9）年，2001（平成13）年，2005（平成17）年，2009（平成21）年に改正があり，その都度，特定保健用食品の届出のための関連する通知が出されているが，集約したガイドラインとなっていない。また，EFSAにおいては，分野ごとに20～30頁のガイドラインがあり，総合ガイドラインと合わせて7つのガイドラインが公表されている。このガイドラインを参考に，従来の特定保健用食品の申請に関わる通知を集約するとともに，保健の用途ごとの試験方法（被験者，評価指標，試験実施の留意事項など）や評価の結果と健康表示の因果関係などについて，ガイドラインを作成して公表すべきである。この点については，前述したように4つの取扱い及び指導要領等としてまとめられ，消費者庁より2014（平成26）年10月に公表されたことで，一部改善されたが，血糖，血圧，体脂肪，整腸，歯，骨などの分野毎に，評価方法，マーカー，被験者などの条件が詳細に記載されたガイドラインの公表が望まれる。

（4）審査内容の公開

　　現在，有効性を審査している消費者委員会の新開発食品調査部会，新開発食品専門調査会及び安全性を評価している食品安全委員会の新開発食品専門調査会においての議事録が公開されていない。また，公開されても1ヵ月以上経過してからでないと公開されない。申請者にとっては，審議における指摘事項について事務局を通して連絡されるが，審議の前後の経緯が分からず，申請者は的確な回答または修正ができない場合がある。また，今後，特定保健用食品の申請を検討している事業者にとっては，指摘される内容が不明であるために，同じような指摘を繰返すことになる。更には，審議の議事録が公表されれば，審議の条件に関して，合意事項が蓄積されるが，公表されないために，審議委員が交代すると，前任者と異なる指摘が行われる可能性がある。これらの審議のための委員会においては，申請者に対し，申請品目に関わる議事録を速やかに開示すべきである。また，企業秘密を除いて，一般に議事録を1ヵ月以内に公表すべきである。この点については，2015（平成27）年3月に開催された規制改革会議健康・医療ワーキング・グループの委員会において，議論された結果，改善される可能性が出てきている。

3. 健康表示の海外動向

　食品の健康表示は各国で制度化の検討がなされており，国際的なハーモナイゼーションが必要である。EUの栄養・健康表示法の施行，米国のヘルスクレーム制度とダイエタリーサプリメント制度の見直し，中国，韓国の関連法制度の改定など，各国では研究開発から制度作りまでを積極的に推進している。コーデックス委員会においても食品の健康表示の科学的実証に関するガイドラインが提案され，2009（平成21）年に採択された。いずれの制度，指針も，健康表示の実証にはヒト試験，特に無作為化比較試験の介入試験が重要であることが基本的な考え方であり，日本の特定保健用食品の実証方法と共通基盤に立っている。特定保健用食品の許可を得た企業が，EU，中国，韓国で自社の特定保健用食品のヒト試験を基礎とする科学的根拠を申請資料に活用することで許可を得ることの可能性が高まっていると考えられる。特に，EUの栄養・健康表示制度や韓国の健康機能食品

の考え方は日本の特定保健用食品制度と類似しており，特定保健用食品の許可を得た製品がEUや韓国において，健康表示が許可される可能性が高い。機能性食品の研究開発を世界に先駆けてスタートした日本がこの分野で制度化においてもイニシアティブを取り，特定保健用食品を中心とするグローバルスターダードができることにより，国際市場における日本企業のビジネスチャンスが大きく拡大することが期待される。

参考資料
(1) 厚生労働省，「保健機能食品制度の創設等に伴う特定保健用食品の取扱い等について」，(食発第111号)，2001年
(2) 厚生労働省，「健康食品」に係る制度の見直しについて，(薬食発第0201001号)，2005年
(3) 厚生労働省，食品衛生法等の一部を改正する法律の施行に伴う厚生労働省関係省令の整備等に関する省令及び健康増進法施行規則の一部を改正する省令（薬食発第0829002号），2003年8月29日
(4) http://www.caa.go.jp/foods/pdf/syokuhin1345.pdf
(5) PASSCLAIM : Consensus on Criteria, European Journal of Nutrition, 44, Supple2, 2005
(6) 消費者委員会「健康食品について」(2012)
http://www.cao.go.jp/consumer/iinkai/2012/104/doc/104_121113_shiryou8.pdf
(7) 消費者庁，第7回「食品の新たな機能性表示制度に関する検討会」(2014)
http://www.caa.go.jp/foods/pdf/140626_haihu_1.pdf

参考図書
(1) 清水俊雄，『特定保健用食品の科学的根拠』，同文書院，2008

まとめのポイント

- 特定保健用食品は，健康増進法で規定される特別用途食品のひとつに位置付けられます。

- 特定保健用食品の主な許可要件は，有効性の科学的根拠を明らかにしていること，安全性が確認されていること，機能成分の定量的な把握ができていることの3つです。

- 1997（平成9）年からの16年間で，特定保健用食品の市場規模は約5倍の伸びを示しており，近年では「機能性飲料」と錠剤・カプセルなどの市場が拡大しています。

2 栄養機能食品

1. 経緯

我が国は，1991年に個別に審査して健康に関する表示を許可する特定保健用食品を制度化した後，栄養素の機能に関する表示制度が検討され，2001年に，栄養機能食品を制度化し，特定保健用食品と合わせて保健機能食品が創設された[1]。個別審査型の特定保健用食品に対して，栄養機能食品は栄養成分の機能について，一定の規格基準を満たせば個々に許可を得ずに定められた表示ができる規格基準型である（図3-2-1 参照）。

図3-2-1 保健機能食品の区分の表示内容

医薬品 (医薬部外品を 含む)	保健機能食品		一般食品 (いわゆる健康 食品を含む)
	特定保健用食品 (個別審査型)	栄養機能食品 (規格基準型)	
	栄養成分含有表示 保健の用途の表示 注意喚起表示	栄養成分含有表示 栄養成分機能表示 注意喚起表示	(栄養成分 含有表示)

特定保健用食品は健康増進法に基づいて制度化されたが，栄養機能食品は食品衛生法に定められており，基準化された栄養素が上限値と下限値で定められた範囲内で含まれていれば，個々の製品毎に許可を受けることなく，定められた栄養機能の表示ができる制度である。保健機能食品の設立の目的は，消費者に食品の健康に関する情報を十分に伝え，消費者自らが自分に適した食品を選択するために，食品の機能表示を拡大することにある。この制度の定着により，虚偽・過大な表示や広告を持ついわゆる健康食品の抑制に繋がると考えられる。

2. 栄養機能表示制度

日本で2001（平成13）年4月に設定された栄養機能食品は，ビタミン・ミネラルを中心とする栄養素を対象とした点で，コーデックスにおける栄養素機能表示を制度化したものである。栄養機能食品の機能表示はコーデックスの栄養素機能表示例など，国際的に定着しているもの，広く学会等で認められているものであって，国民が容易に理解できるものとされた。栄養機能食品は，科学文献・指針などから十分確立し，一般に受け入れられている食品成分の健康機能表示を予め定めて，その成分を規定の範囲内で含有していれば，個々にその効果の実証をする必要のない規格基準型であり，商品の発売に当っては，届出を行う必要もないことになっている。

栄養機能食品の対象成分として，当初ビタミン，ミネラル，ハーブ類，たんぱく質，脂

肪酸及び植物繊維を検討したが，当面対象とすべきものとして，1999（平成 11）年に第 6 次改定が行われた日本人の栄養所要量で取り上げられた 25 群のビタミン，ミネラルのうち，既に医薬部外品として基準が設定されている栄養素として，12 種類のビタミン（ビタミン A, D, E, B_1, B_2, B_6, B_{12}, C，ナイアシン，葉酸，ビオチン，パントテン酸）と 2 種類のミネラル（カルシウム，鉄）があることから，これらのビタミンとミネラルを栄養機能食品としての規格基準化することが 2001（平成 13）年に定められた。更に，2004（平成 16）年に亜鉛，銅及びマグネシウムが追加された。それらの栄養機能表示と注意喚起表示をまとめると，表 3-2-1 の通りである[2]。

ハーブ類については，比較的作用の緩和のものから強いものまで，さらに副作用の強いものまで広範囲に存在することから，保健機能食品の体系中では栄養機能食品になじまず，個別許可型である特定保健用食品で対応することが適当であるとされた。

栄養素が含有すべき下限値は栄養所要量の 1/3 と設定され，上限値は医薬部外品の最大分量を超えないものとして定められた（表 3-2-2）。

表 3-2-1　栄養機能食品の機能表示

栄養成分	栄養機能表示	注意喚起表示
ビタミン E	抗酸化作用により，体内の脂質を酸化から守り細胞の健康維持を助ける栄養素です。	・本品は，多量摂取により疾病が治癒したり，より健康が増進するものではありません。1 日の摂取目安量を守ってください。
ビタミン C	皮膚や粘膜の健康維持を助けるとともに，抗酸化作用を持つ栄養素です。	・本品は，多量摂取により疾病が治癒したり，より健康が増進するものではありません。1 日の摂取目安量を守ってください。
ビタミン A	夜間の視力の維持を助けます。ビタミン A は，皮膚や粘膜の健康維持を助ける栄養素です。	・本品は，多量摂取により疾病が治癒したり，より健康が増進するものではありません。1 日の摂取目安量を守ってください。 ・妊娠 3 ヵ月以内または妊娠を希望する女性は過剰摂取にならないよう注意してください。
ビタミン D	腸管でのカルシウムの吸収を促進し，骨の形成を助ける栄養素です。	・本品は，多量摂取により疾病が治癒したり，より健康が増進するものではありません。1 日の摂取目安量を守ってください。
ビタミン B_1	炭水化物からのエネルギーの産出と皮膚や粘膜の健康維持を助ける栄養素です。	・本品は，多量摂取により疾病が治癒したり，より健康が増進するものではありません。1 日の摂取目安量を守ってください。
ビタミン B_2，ナイアシン，ビオチン，パントテン酸	皮膚や粘膜の健康維持を助ける栄養素です。	・本品は，多量摂取により疾病が治癒したり，より健康が増進するものではありません。1 日の摂取目安量を守ってください。
ビタミン B_6	たんぱく質からのエネルギーの産出と皮膚や粘膜の健康維持を助ける栄養素です。	・本品は，多量摂取により疾病が治癒したり，より健康が増進するものではありません。1 日の摂取目安量を守ってください。

葉酸	赤血球の形成を助ける栄養素です。葉酸は胎児の正常な発育に寄与する栄養素です。	・本品は，多量摂取により疾病が治癒したり，より健康が増進するものではありません。1日の摂取目安量を守ってください。
ビタミンB_{12}	赤血球の形成を助ける栄養素です。	・本品は，多量摂取により疾病が治癒したり，より健康が増進するものではありません。1日の摂取目安量を守ってください。
カルシウム	骨や歯の形成に必要な栄養素です。	・本品は，多量摂取により疾病が治癒したり，より健康が増進するものではありません。1日の摂取目安量を守ってください。
鉄	赤血球を作るのに必要な栄養素です。	・本品は，多量摂取により疾病が治癒したり，より健康が増進するものではありません。1日の摂取目安量を守ってください。
マグネシウム	骨や歯の形成に必要なであり，多くの体内酵素の正常な働きとエネルギー産生を助けるとともに，血液循環を正常に保つのに必要な栄養素です。	・本品は，多量摂取により疾病が治癒したり，より健康が増進するものではありません。多量に摂取すると軟便（下痢）になることがあります。1日の摂取目安量を守ってください。乳幼児・小児は本品の摂取を避けてください。
銅	赤血球の形成を助けるとともに，多くの体内酵素の正常な働きと骨の形成を助ける栄養素です。	・本品は，多量摂取により疾病が治癒したり，より健康が増進するものではありません。1日の摂取目安量を守ってください。乳幼児・小児は本品の摂取を避けてください。
亜鉛	味覚を正常に保つのに必要であり，皮膚や粘膜の健康維持を助けるとともに，たんぱく質・核酸の代謝に関与して，健康の維持に役立つ栄養素です。	・本品は，多量摂取により疾病が治癒したり，より健康が増進するものではありません。亜鉛の摂りすぎは銅の吸収を阻害する恐れがありますので，過剰摂取にならないよう注意してください。1日の摂取目安量を守ってください。乳幼児・小児は本品の摂取を避けてください。

表 3-2-2 栄養機能食品の上限値，下限値

（ビタミン）

栄養成分		ビタミンA（レチノール）	ビタミンD	ビタミンE	ビタミンB1	ビタミンB2	ナイアシン
基本的考え方に基づく栄養素の上限値下限値	上限値	2000IU	200IU	150mg	25mg	12mg	15mg
	下限値	600IU	35IU	3mg	0.3mg	0.4mg	5mg

栄養成分		ビタミンB6	葉酸	ビタミンB12	ビオチン	パントテン酸	ビタミンC
基本的考え方に基づく栄養素の上限値下限値	上限値	10mg	200 μg	60 μg	500 μg	30mg	1000mg
	下限値	0.5mg	70 μg	0.8 μg	10 μg	2mg	35mg

（ミネラル）

栄養成分	カルシウム	鉄	亜鉛	マグネシウム	銅
上限値	600mg	10mg	15mg	300mg	5mg
下限値	250mg	4mg	3mg	80mg	0.5mg

3．栄養機能食品の追加

1）栄養成分の追加

　消費者委員会による「『健康食品』の表示等の在り方に関する建議」(2013（平成25）年1月29日）及び規制改革実施計画（2013（平成25）年6月14日閣議決定）の内容を受け，栄養機能食品の対象成分の拡大について消費者庁が検討した。下記の4つの観点から検討した結果を基に，表3-2-3の対象成分（n-3系脂肪酸，ビタミンK，カリウム）とその機能表示を追加する案が作成された。

　　①食事摂取基準で基準（推奨量，目安量，目標量）が策定されているか
　　②公的統計により国民の平均的な摂取量が把握されているか
　　③過剰摂取の懸念がないか
　　④通常の食生活を補完する目的で摂取することにより，健康の維持・増進に係る特定の栄養機能が期待できるか

　なお，上記のチェック項目により，下記の栄養成分は対象外となった。
コレステロール，糖類，ナトリウム，マンガン，セレン，クロム，モリブデン，リン，食物繊維，ヨウ素，n-6系脂肪酸

表 3-2-3　栄養機能食品の追加案

栄養成分	機能表示	注意喚起表示	下限値（栄養素等表示基準値30%）	上限値（栄養素等表示基準値100%）
n-3系脂肪酸	n-3系脂肪酸は、皮膚の健康維持を助ける栄養素です。	本品は、多量摂取により疾病が治癒したり、より健康が増進するものではありません。1日の摂取目安量を守ってください。	0.6g	2.0g
ビタミンK	ビタミンKは、正常な血液凝固能を維持する栄養素です。	本品は、多量摂取により疾病が治癒したり、より健康が増進するものではありません。1日の摂取目安量を守ってください。血液凝固阻止薬を服用している方は本品の摂取を避けてください。	45 μg	150 μg
カリウム	カリウムは、正常な血圧を保つのに必要な栄養素です。	本品は、多量摂取により疾病が治癒したり、より健康が増進するものではありません。1日の摂取目安量を守ってください。腎機能が低下している方は本品の摂取を避けてください。	840mg	2,800mg

http://www.cao.go.jp/consumer/kabusoshiki/syokuhinhyouji/doc/141015_shiryou5_2.pdf
　なお，カリウムについては，過剰摂取のリスク（腎機能低下者において最悪の場合，心停止）を回避するため，錠剤，カプセル剤等の食品を対象外とするとされている。

2）対象食品の追加

　従来の対象食品は，栄養表示基準における，「加工食品」と「鶏卵」が対象であったが，新基準では鶏卵以外の生鮮食品も対象とすることとなった。
その理由としては下記の通りである。
　①生鮮食品について，栄養成分の機能を高めて高付加価値化された商品が開発され，流通していること等から，食品表示法に基づく食品表示基準では，任意表示として，栄養表示の基準の適用対象とされている。
　②特定保健用食品及び食品の新たな機能性表示制度における対象食品の範囲（加工食品，生鮮食品とも対象）を踏まえると，栄養機能食品の対象を加工食品に限定する合理的理由はないことから，生鮮食品についても対象に含めることとする。
　③ただし，加熱等により栄養成分に変化が生じる食品については，機能を表示する栄養成分が上下限値の範囲内にあることを担保する調理法の記載を行うこととする。

3）対象者の限定

現行基準では対象者は明確化されていない。新基準案でも，対象者は限定しないが，必要に応じ注意事項を表示することとする。その基本的考え方は下記の通りである。

　①疾病に罹患している場合，代謝に変化が生じ，健康な者と同等の栄養成分の機能が得られない等の可能性があることから，疾病に罹患している人に対しては，注意喚起が必要である。

　②妊産婦や妊娠計画中の女性等，特別なライフステージに属する者を除外はしない。ただし，そのような者を対象とする場合，その旨及び必要な注意事項の表示が必要である。

　③上記を踏まえ，特定の対象者（疾病に罹患している者，妊産婦等）に対し，定型文以外の注意を必要とするものにあっては，当該注意事項を表示することとする。

4）上限値及び下限値

上限値は，下記の①または②と，医薬部外品一日最大分量を比較して，低い方の値とする。

　① NOAEL（健康障害非発現量）から日本人の平均的な摂取量を差し引いたもの
　② UL（耐容上限量）から日本人の平均的な摂取量を差し引いたもの

下限値は，栄養素等表示基準値の30％

基本的な考え方は，現行通りとするが，現行の考え方が適用できないものについては，下記の通りとする。

新たに追加する成分で，NOAEL，UL，医薬部外品一日最大分量が設定されていない成分の上限値は，栄養素等表示基準値の値とする。

4. 今後の展望

栄養機能食品の追加案が消費者庁から消費者委員会に提案され，2014（平成26）年10月に基本的に了承され，11月までパブリックコメント[3]が求められた。パブリックコメントを踏まえて，2015（平成27）年4月に施行された食品表示法の食品表示基準に盛り込まれた。

参考資料

(1) 厚生労働省,「保健機能食品制度の創設等に伴う特定保健用食品の取扱い等について」,（食発第111号），2001年

(2) 厚生労働省,「保健機能食品制度の見直しに伴う栄養機能食品の取扱いの改正について」,（食安新発第0325001号），2004年

(3) 消費者庁,「栄養素等表示基準値及び栄養機能食品に係る食品表示基準（案）についての意見募集」
http://search.e-gov.go.jp/servlet/Public? CLASSNAME=PCMMSTDETAIL&id=235080031&Mode=1

まとめのポイント

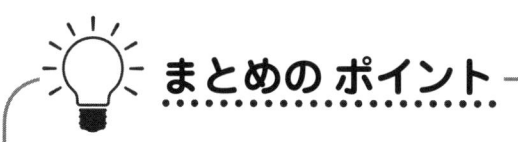

● 栄養機能食品は栄養成分の機能について，一定の規格基準を満たせば個々に許可を得ずに定められた表示ができる食品です。

● 栄養機能食品は基準化された栄養素が定められた範囲内で含まれていれば，個々の製品毎に許可を受ける必要はありません。

● 栄養機能食品は，ビタミン・ミネラルを中心とする栄養素を対象とした点で，コーデックスにおける栄養素機能表示を制度化したものです。

3 機能性表示食品

1. 背景

　日本において，機能性に関する表示が許可，承認されているのは，個別に評価して表示が許可される特定保健用食品と定められた規格基準を満たしていれば定められた表示のできる栄養機能食品だけである。これらの制度は，科学的，法律的に合理性が高く，コーデックスの指針やEUの法律等との国際的整合性も高いことから，消費者委員会が2013（平成25）年1月に発表した「健康食品の表示等のあり方に関する建議」においては，原則として新たな制度を付加したり，既存の制度を廃止したり，新たな制度を創設するのではなく，保健機能食品の制度を改善する方向性が示されていた。一方，経済再生のための規制改革会議は，「規制改革に関する答申」を2013年6月に発表し，「食品の機能性について，企業等が自らその科学的根拠を評価した上で，機能を表示できる米国のダイエタリーサプリメントの表示制度を参考にし，企業等の責任において科学的根拠の下に機能性を表示できる」制度の創設を提案し，同月，閣議決定された。これを受けて，消費者庁においては，「食品の新たな機能性表示の制度に関する検討会」を立ち上げて，新たな制度の基本的な考え方の検討に入った。

　参考とすることになった米国のダイエタリーサプリメントの制度は，ダイエタリーサプリメント健康教育法（DSHEA）に定められている。詳細は第5章に詳述するが，ビタミン，ミネラル，アミノ酸，ハーブ等について，身体の構造と機能に影響を及ぼす表示（構造・機能表示）ができる制度であり，企業は，米国食品医薬品局（FDA）へ届出るだけで，構造・機能表示の科学的根拠を審査されることなく，企業が実証した効果を企業の自己責任で表示できるのが特徴である。この制度では，科学的根拠の実証方法についてFDAの指針はあるが，指針に記載された科学的実証法の実行は法的に義務付けられておらず，効果の科学的根拠について第三者の評価や科学的根拠を実証したとする論文を開示することも義務付けられていない。このため，消費者は，科学的実証の根拠が十分に情報公開されない状況で，科学的根拠の客観性が不十分なまま商品に記載された構造・機能表示を手掛かりに，製品を選択しなければならないのが現状である。

　2012年米国において，行政機関を管理監督する役割を持つ監察総監室（Office of Inspector General：OIG）が，ダイエタリーサプリメントのサンプル調査を実施した結果，殆どのダイエタリーサプリメントの構造・機能表示はFDAの科学的根拠の指針に合致しておらず，表示の科学的根拠は不十分であり，20%の商品には法律で禁じている疾病への効果に関する表示があったことを報告[1]している。この報告書でOIGは，構造・機能表示の科学的根拠を保証する体制ができていないことを指摘し，FDAに審査制度の確立，監視体制の改善を求めている。更に，ダイエタリーサプリメントの成分の安全性を評価する制度（New Dietary Ingredient：NDI）において，届出の必要な成分の対象が不明確であり，多くの企業で，原料，成分組成，製造方法を変更しても，安全性確認の必要なNDIを新たに届け出ていないのが実態であるため，NDI改正案[2]がFDAから提案されたにもかかわらず，未だ施行に至っていない。また，製造に関するGMP（Good Manufacturing Practices）[3]は施行され，FDAの審査が行われているが，原料の同等性を保証する原料同一性確保のためのGMP[4]の実施は進んでいない。

一方,食品の国際基準を策定するコーデックス委員会では,食品の安全性と有効性に関する指針を検討し,採択されている。この指針を国際的なハーモナイゼーションの基本として,世界貿易機構（WTO）加盟各国は,食品の有効性と安全性に関連する法制度の制定及び改正を進めている。コーデックスの指針によれば,健康表示の種類は栄養素機能表示,その他の機能表示,リスク低減表示の3つがあり,健康表示の科学的評価基準として,適切にデザインされたヒト介入試験により得られた科学的根拠を基にされるべきであることと,網羅的な科学的根拠の検証を実施すべきであることが求められている[5]。

EU の健康表示の科学的評価の判断基準[6]は,①製品及び有効成分が十分に同定・定量されていること,②ヒト介入試験が重要であり,適切に実施されていること,③動物試験においてメカニズムが明らかにされていることなどが示されている。これらの科学的根拠の考え方は,日本の特定保健用食品の評価の考え方とほぼ同等であると考えられる。EFSA は,表示の科学的根拠に基づく評価内容を全て報告書として開示しており,その報告書の結果を踏まえて,1つの総合指針と6つの分野の指針を公表している。一方,安全性については,従来 EU 加盟国で摂取していた実績のない新規食品（Novel Food）に対してのみ,別途評価されることになっており,機能性と安全性を合わせて評価する制度となっていない。このため健康表示をしたことにより,消費者が過剰摂取することに関する対策が不十分であると考えられる。

2. 新たな機能性表示制度の検討

2013（平成25）年12月,消費者庁に「食品の新たな機能性表示制度に関する検討会」が設置され,「食品の機能性について,企業等が自らその科学的根拠を評価した上で,加工食品及び農林水産物それぞれについて,安全性の確保も含めた運用が可能な」新たな制度の構築を検討することになり,筆者も委員として参加した。

日本においてアメリカの制度を参考に健康表示の制度を検討する際には,米国で明らかになった前述の問題点を踏まえて,食品の世界基準を策定するコーデックス委員会の健康表示の科学的根拠に関する指針や EU の健康表示の科学的根拠の指針を参考にした科学的根拠と国際的整合性を満たした制度とすべきであるとの考えを基に,筆者は委員としての意見の提言及び情報の提供を行った。

ここでは,この検討会の報告書の概要を下記に解説し,検討会の考え方を踏まえて発表された新たな機能性表示制度に係る食品基準案を記述する。更に,検討会報告書と食品基準案に対する消費者委員会と規制改革会議で行われた議論と答申を踏まえて,機能性表示食品のガイドラインの発表に至る検討の経緯を詳述する。

A.「食品の新たな機能性表示制度に関する検討会」

2014（平成26）年8月まで8回の検討会を開催して,検討会報告書[7]にまとめられた。検討会での議論を含めて,その内容を下記に概説する。

（A）**安全性確保の在り方**

　a）**食品及び成分の考え方並びに摂取量**

　（1）食経験

　　　機能に関与する成分（以下「機能性関与成分」）は,定性的かつ定量的に明らかにさ

れていることが必要であり，安全性は，企業が自ら食経験に関する情報を収集評価し，下記の食経験の情報の程度に応じて，安全性試験に関する情報の評価を行う。ここで，食経験とは，「あるか」，「ないか」ではなく，下記の項目に応じた情報に応じて，程度（Degree）で評価すべきものである。

①機能性関与成分または含有食品の日常的な摂取量，②市販食品の販売期間，
③販売量，④機能性関与成分の含有量，⑤摂取集団（年齢，性別，健康状態，規模等），
⑥摂取形状，⑦摂取方法，⑧摂取頻度等

生鮮食品については，品種ごとに生産好適地が異なる等，必ずしも全国規模での評価ができないことに留意が必要である

(2) 安全性評価

食経験に関する情報の程度が低く，安全性が十分とはいえない場合は，特定保健用食品の安全性評価に準拠して，次のような安全性試験に関する情報を評価する。

① *in vitro* 試験，*in vivo* 試験（遺伝毒性試験，急性毒性試験，反復投与試験，生殖発生毒性試験等），
②ヒトを対象とした試験（過剰摂取試験，長期摂取試験等）

(3) 相互作用

更に，医薬品との飲み合わせ等による健康被害を防止するため，摂取上の注意を要する観点から，次の事項を評価する。

①製品に含まれる機能性関与成分と医薬品との相互作用の有無
②機能性関与成分を複数含む場合については，当該成分同士の相互作用の有無

(4) 情報開示

安全性の評価結果については，消費者への情報開示が必要であり，その方法として，容器包装への表示とそれ以外のインターネットを利用する方法とがある。

(ア) 容器包装への表示による情報開示

消費者に確実に伝えるべき次の事項は，容器包装に記載する。
①機能性関与成分名，②1日摂取目安量及び摂取の方法，
③1日摂取目安量当たりの機能性関与成分の含有量
④摂取上の注意（医薬品等との飲み合わせ，過剰摂取を防止するための注意喚起等）
⑤表示及び製品の安全性については国による評価を受けたものではない旨
⑥疾病の診断，治療，予防を目的としたものではない旨
⑦医薬品を服用している者は医師・薬剤師に相談した上で摂取すべき旨

(イ) 容器包装への表示以外による情報開示

これらの情報は，消費者庁への届出事項とし，今後消費者庁が検討するインターネットを通じて公開し，原則として全て開示対象とする。

b) 生産・製造及び品質の管理

品質管理については，食品の安全性確保に向けた取組例として，HACCP や ISO 22000，FSSC 22000，GMP 等が挙げられ，製品特性に応じて企業が自主的かつ積極的に取り組むことが求められる。サプリメント形状の加工食品については，GMP に

基づく製品管理が望まれる。また，企業の責任の下，どのような生産・製造及び品質の管理を行っているかは，安全性と同様に消費者庁が構築するシステムを通じて広く情報開示される。

新制度において，品質管理の実効性を担保するものとして，製品分析を行うこととし，その結果を広く情報開示する。機能性関与成分を中心とする規格を設定し，機能性関与成分の量及び安全性に関わる成分の量が，設定した製品規格の範囲内であるかどうかについて，食品衛生法に定める登録検査機関等の分析結果を用いて確認する。なお，企業は，健康被害発生時は因果関係の検証できるように，十分な量の製品の保存を確保する。

c）**健康被害等の情報収集**

企業は，お客様相談室などの情報収集体制を整備して，機能性表示食品の健康被害等の情報収集を図るとともに，消費者からの苦情相談を受け付け，被害発生時には関係行政機関への情報共有を図る。

行政においては，消費者事故に関する情報の収集を図るとともに，情報を把握した場合に，消費者庁に通知することが義務付けられている。消費者庁はその情報を集約・分析・公表する。更に，健康被害等の情報収集・解析手法の研究の推進等を実施する。

d）**危険な商品の流通防止措置等**

健康被害情報が得られた場合は，消費者庁及び厚生労働省は，注意喚起や販売禁止等の措置を講じるとともに，罰則措置を講じる。

(B) **機能性表示の科学的根拠**

表示しようとする機能性について，最終製品を用いた臨床試験の実施又は最終製品若しくは機能性関与成分に関する適切な研究レビューを企業等で行う。

a）**最終製品を用いた臨床試験**

臨床試験の方法は，原則として特定保健用食品の試験方法に準じることとする。ただし，有効性試験の研究計画は，「UMIN 臨床試験登録システム」等に事前登録，また，結果は，国際的にコンセンサスの得られた指針（CONSORT 声明等）に準拠した形式で査読付き論文により報告する。なお，事前登録や国際指針への準拠は，経過措置期間を設ける。

注1．UMIN 臨床試験登録システム：大学病院医療情報ネットワークによって定められた臨床研究経過とその登録システム

注2．CONSORT 声明等：無作為化比較試験報告のためのガイドライン

b）**最終製品又は機能性関与成分に関する研究レビュー**

(1) 基本的考え方

適切な研究レビューとしては，システマティック・レビュー（SR）を実施することを必須とする。その前提として，下記の項目を満たす必要がある。

①機能性関与成分に関するレビューを行う場合，そのレビューでの成分と最終製品の成分の同等性が認められていること。

② Totality of Evidence の観点から肯定的であると判断された機能であること。
（Totality of Evidence：根拠の全体性のための網羅的検証）

③サプリメント形状の加工食品は，摂取量を踏まえた臨床試験で肯定的な結果が得られていること．
④加工食品及び生鮮食品は，摂取量を踏まえた臨床試験または観察研究で肯定的な結果が得られていること．
⑤複数の機能性関与成分についてそれぞれ機能性を表示しようとする場合は，安全性及び有効性について相互作用等の有無が確認されていること．
(2) 科学的根拠レベルに関する具体的要件
①査読付きの学術論文等，広く入手可能な文献を用いた SR を必須とし，機能性表示をしようとする機能性関与成分の機能について，Totality of Evidence の観点から肯定的といえるかどうかを評価する．
②SR の客観性・透明性を担保するために検索条件や採択・不採択の文献情報等，結果に至るプロセス，スポンサー・共同スポンサー（研究の発案，運営及び／又は資金に責任を負う個人，会社，研究機関又は団体）及び利益相反に関する情報，出版バイアスの検討結果について，詳細に公表すること．
③海外で行われた研究についてもレビュー対象になり得るが，日本人への外挿性を考慮すること．
④SR の実施者については特に定めないが，レビュー結果の責任は最終製品に係る企業等が負うこと．

(C) 消費者にとって誤認のない食品の機能性表示の在り方
 a) 適切な機能性表示の範囲
(1) 対象食品
　食品全般とし，ただし，ビール等のアルコール含有飲料や，ナトリウム・糖分等を過剰に摂取させることとなる食品は対象としない．
(2) 対象成分
　作用機序が in vitro 試験及び動物試験または臨床試験で考察されており，直接的または間接的に定量可能な成分とする．また，食事摂取基準において摂取基準が策定されている栄養成分は，新制度の対象とすることについては，今後更に検討が必要である．なお，企業は規格を設定し，食品衛生法に定める登録検査機関等で製品分析を行い，機能性関与成分の量を確認する．
(3) 対象者
　生活習慣病等の疾病に罹患する前の人または境界線上の人を対象とし，疾病に既に罹患している人に訴求するような製品開発，販売促進は行わない．また，未成年者，妊産婦及び授乳婦に訴求するような製品開発，販売促進等は行わないこととする．
(4) 機能性表示の範囲
　前項の対象者に対する健康維持・増進に関する表現とし，身体の特定の部位に言及した表現を行うことも可能とする．ただし，疾病の治療効果または予防効果を暗示する表現や，「肉体改造」等の健康の維持・増進の範囲を超えた，意図的な健康の増強を標榜する表現は，医薬品として薬事法の規制対象となる．疾病の治療または予防を目的とする表示，疾病リスク低減表示を始めとした疾病名を含む表示は，診療機会の逸失等を招

く可能性があり，対象としない。
　b）消費者に誤認を与えないための情報の在り方
　　　機能性に関する情報を開示した場合，科学的根拠情報の範囲を超えた広告・宣伝は，不当景品類及び不当表示防止法の不当表示又は健康増進法の虚偽誇大広告に該当するおそれがある。
（1）容器包装への表示
　　次の事項は，容器包装に表示する。
　　①機能性表示の内容について，国による評価を受けたものではない旨の表示
　　②疾病に既に罹患している人，未成年者，妊産婦及び授乳婦に対し，訴求を対象としたものではない旨の表示（生鮮食品は除く。）
　　③バランスの取れた食生活の普及啓発を図る文言
　なお，機能性関与成分以外の成分を強調，訴求するような表示は行わないこととする。
（2）容器包装への表示以外の情報開示
　　機能性表示の内容に関する科学的根拠の情報は，容器包装への表示以外の手段により詳細に情報開示を行う。

（D）　国の関与の在り方
　a）販売前届出制の導入
　　①安全性や有効性等の根拠情報を含めた製品情報について，企業は消費者庁に対し販売前の定められた期日までに届出を行うこと。
　　②届出を受理した消費者庁は，届出情報を，原則として販売前に開示すること。
　　③販売前に開示する情報は，専門家に向けたものだけでなく，一般消費者が理解，活用しやすいように専門用語を平易な言葉に置き換える等した情報も整備すること。
　b）新制度の規定・適切な運用
　　　表示事項や届出事項等，新制度の表示に関係する基準は，食品表示法に基づく食品表示基準に規定する。食品表示法に基づく収去等，販売後の監視を徹底することにより，新制度の適切な運用を図る。
　c）新たな機能性表示制度の名称
　　　新制度の名称については，今後，幅広い意見を聴きながら検討する。
　d）消費者教育等
　　　今後，我が国の食品の機能性表示制度は，栄養機能食品制度，特定保健用食品制度及び新制度の3種類が併存する形となる。消費者庁は関係機関と連携しつつ，消費者の理解増進に向けた取り組みについても，継続的に実施していく。また，企業も，消費者に分かりやすい表示づくりのほか，製品情報の正しい理解に資するプロモーション活動にも，積極的に取り組んでいくべきである。

　　　以上の検討会報告書をまとめたのが図3-3-1であり，安全性と機能性について，企業自らが実証し，科学的に実証された機能性表示と定められている表示を含めて必要な書類を消費者庁に届出て，製品を販売できるプロセスとなっている。

```
┌─────────────────────────────┐
│ ①安全性・機能性の根拠を明確にする。│
│ ②生産・品質の管理体制を整える。  │
│ ③適正な表示を行う            │
└─────────────┬───────────────┘
              ↓
┌─────────────────────────────┐
│      消費者庁に届出          │
└──┬──────────────────────△───┘
   │      不備があれば返送  │
   ↓                       │
┌──────────────────┐        │
│消費者庁による届出資料の確認│
└──┬───────────────┘        │  60日後
   ↓                       │
┌──────────┐               │
│消費者庁が受理│              │
└──┬───────┘              │
   ↓                      │
┌──────────────────────────┴──┐
│   機 能 性 表 示 食 品 の 発 売  │
└─────────────────────────────┘
```

図 3-3-1　機能性表示食品の手順

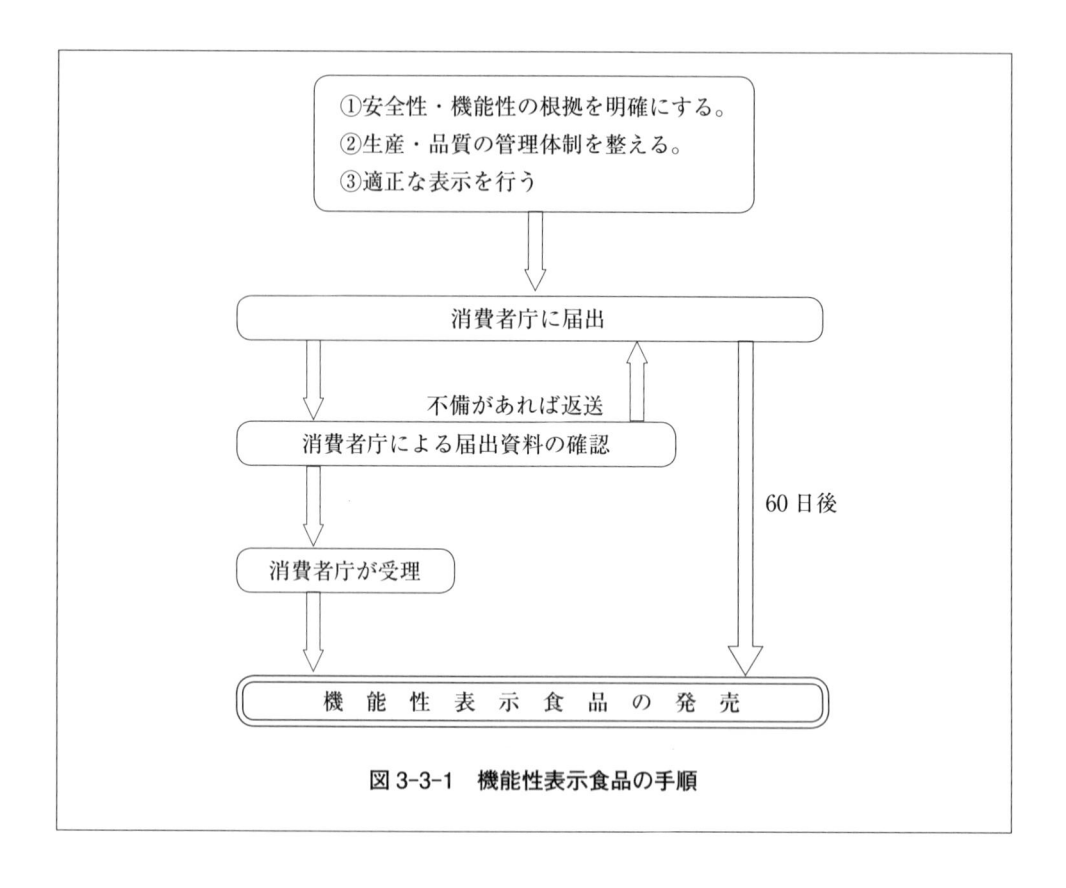

B. 新たな機能性表示制度に係る基準案

検討会報告書の基本的な考え方を踏まえて，2014（平成26）年9月に消費者庁は，本制度を実施するにあたっての具体的な基準案[9]を公表し，パブリックコメントを踏まえて，下記の定義，義務表示と表示の禁止事項が定められ，食品表示基準に追記された。

(A) 定義　機能性表示食品とは，下記の1），2）を満たすものとする

1) 疾病に罹患していない者（未成年，妊産婦及び授乳婦を除く）に対し，機能性関与成分によって健康の維持及び増進に資する特定の保健の目的（疾病リスクの低減に関するものは除く）が期待できる旨を科学的根拠に基づいて容器包装に表示をする食品。ただし，下記の食品を除く。

　　①特別用途食品，②アルコールを含有する飲料，
　　③ナトリウム・糖分等の過剰摂取につながる食品

2) 下記の事項を販売日の60日前までに消費者庁長官に届け出たもの。
　　①当該食品に関する表示の内容，②事業者名及び連絡先等の事業者に関する基本情報，
　　③安全性及び機能性の根拠に関する情報，④生産・製造及び品質の管理に関する情報，
　　⑤健康被害の情報収集体制その他必要な事項

(B) 義務表示

機能性表示食品を販売するためには,図3-3-2[10]の項目を表示することを義務付ける。

(C) 表示の禁止事項
①疾病の治療効果または予防効果を標榜する用語
②消費者庁長官に届け出た機能性関与成分以外の成分を強調する用語
③消費者庁長官の許可または承認を受けたものと誤認させるような用語

図3-3-2　機能性表示食品の義務表示事項

義務表示事項
1) 機能性表示食品である旨
2) 科学的根拠を有する機能性関与成分及び当該成分を含有する食品が有する機能性
3) 栄養成分の量及び熱量
4) 一日当たりの摂取目安量当たりの機能性関与成分の含有量
5) 一日当たりの摂取目安量
6) 届出番号
7) 食品関連事業者の連絡先
8) 機能性及び安全性について,国による評価を受けたものでない旨
9) 摂取の方法
10) 摂取する上での注意事項
11) バランスのとれた食生活の普及啓発を図る文言
12) 調理又は保存の方法に関し特に注意を必要とするものにあっては当該注意事項
13) 疾病の診断,治療,予防を目的としたものではない旨
14) 疾病に罹患している者,未成年,妊産婦(妊娠を計画している者を含む。)及び授乳婦に対し訴求したものではない旨(生鮮食品を除く)
15) 疾病に罹患している者は医師,医薬品を服用している者は医師,薬剤師に相談した上で摂取すべき旨
16) 体調に異変を感じた際は速やかに摂取を中止し医師に相談すべき旨

C. 規制改革会議の討議

2014(平成26)年10月の内閣府規制改革会議健康・医療ワーキング・グループにおいて,消費者庁の作成した機能性表示食品の基準案に対する討議が実施された。規制改革会議からは,機能性関与成分の対象を拡大すべきである,臨床試験と研究レビューの被験者として,薬を摂取していない軽症の病人は加えるべきである,機能性表示を拡大すべきであるとの要望が出され,より規制緩和を進めることで,新たな機能性表示食品の市場拡大を図るべきであるとの議論が行われた。

2015(平成27)年1月のワーキング・グループにおいて,消費者庁提出の「機能性表示食品ガイドライン(案)の概要」資料が提示された。消費者庁より,本資料は,食品の新たな機能性表示制度に関する検討会報告書の内容と基本的に同じであることが前提とされた。

D. 消費者委員会の答申

　消費者庁からの新たな機能性表示制度をつくる食品表示基準（案）を諮問されたことを受けて，審議を行い，下記の問題点を指摘した。
　①本来，届出要件の主要部は法律に書き込み，詳細部分を政省令に記載すべきであるが，今回は，食品表示法に定められておらず，内閣府令で定める食品表示基準で規定を新設し，具体的内容を示すのはガイドラインとなっており，法的基盤が脆弱である。
　②この制度により，いわゆる健康食品市場が健全化するのが望まれる一方，法律上の根拠の脆弱性と定員・予算面の執行体制に懸念があることを問題提起する。
　③見直しについては，ガイドラインと予算・定員の査定の結果も踏まえて，半年か1年ごとに実施する必要がある。

　結論として，制度的な脆弱性は払拭できず，監視指導の管理が現状では不明であるが，この制度は政策的に行われており，「下記の事項の実施を前提として，諮問案の通りとすることが適当である」との答申を行うこととなった。前提の概要は下記の通り。
　①施行通知やガイドラインの策定にあたっては，「食品の新たな機能性表示制度に関する検討会報告書」のうち食品表示基準に記載されていない事項が全て網羅され，消費者の安全が必ず確保されるよう，慎重に内容を検討されること。
　②安全性に問題がある場合は，早急に厳格な行政処分や罰則が科されるよう，所管省庁において定員・予算を含め十分な執行体制が構築されること。
　③機能性に十分な科学的根拠がないことが判明した場合には，指導，命令を通じた回収が速やかに実施されるよう，十分な執行体制が構築されること。
　④機能性表示食品の新たな制度が実現することで，科学的根拠のない製品群が市場から淘汰されることを強く期待したい。
　⑤消費者庁は本制度の司令塔として，関係省庁と緊密に連携を取って行くこと。
　⑥届出事業者からの消費者庁への事故情報の報告が必ず行われるよう，制度設計を行うにあたり十分に留意すること。
　⑦特にサプリメント形状の加工食品については，GMPに基づく製品管理の推進と誤解を招くことのない分かりやすい表示を行うこと。
　⑧この制度をより堅固なものとするには，義務及び権限についての法的基盤について，機会をとらえてすみやかに補強・整備すべきである。
　⑨消費者の当該食品の安全性や機能性への安易な期待感が増幅することが危惧されるため，消費者に対する適切な情報提供と啓発が実施されること。

3．機能性表示食品の制度（ガイドラインを踏まえて）

　2015（平成27）年3月2日にガイドライン（案）[10]が発表され，この案を基に，事業者及び消費者に対して説明会が行われた。更に，この案とほぼ同等のガイドライン[11]が3月20日に公表された。また，併せて，販売日の60日前までに消費者庁長官へ届け出ることとされている下記の資料の届出様式が公表されている。
　①表示の内容，②食品関連事業者に関する基本情報，③安全性の根拠に関する情報，④機能性の根拠に関する情報，⑤生産・製造及び品質の管理に関する情報，⑥健康被害の情報収集体制，⑦その他必要な事項

ガイドラインの概要は下記の通りである。

〈「機能性表示食品の届出等に関するガイドライン」〉
Ⅰ．趣旨
　食品表示法に基づく食品表示基準に規定されている機能性表示食品の届出を行う際の指針として，策定する。

Ⅱ．対象食品
　サプリメント形状の加工食品，その他の加工食品，生鮮食品の3つを対象とする。錠剤，粉末剤，液状については，過剰摂取が考えにくく，健康被害の発生の恐れのない合理的な理由のある食品は，サプリメント形状の加工食品でなく，その他の加工食品と取り扱ってよい。

Ⅲ．対象事業者
　機能性表示食品の届出を行う食品関連事業者を対象者とする。一般には，最終製品の製造者，加工者，販売者，輸入者，生産者団体が想定される。

Ⅳ．資料作成に当たっての考え方
　（Ⅰ）総論
　第1．機能性表示食品とは，下記の要件を満たしているもの。
　　1．疾病に罹患していない者を対象としているもの
　　2．機能性関与成分によって健康の維持増進に資する特定の保健の目的が期待できる旨を科学的根拠に基づいて表示しているもの。
　　（1）機能性関与成分（以下関与成分）
　　　　①作用機序について既存情報を収集・評価することが基本で，研究レビュー（システマティック・レビューをいう。以下同じ）である必要はない。
　　機能性関与成分の考え方（例）
　　●成分が単一の化合物若しくは構造式が近似した5化合物程度の低分子（分子量1,500程度以下）化合物又は腸内細菌等である場合
　　　化合物としての例：キシリトール
　　　（品質保証にはパターン分析はほとんど不要であり，個別定量で対応が可能である。）
　　　腸内細菌等としての例：ビフィズス菌○○株
　　　（品質保証には，株レベルの同定・定量で対応が可能である。）
　　●成分が一定の構造式で代表され，基原等で規制される少数（およそ20化合物以内）の低分子（分子量1,500程度以下）化合物群である場合
　　　化合物群としての例：温州ミカン由来β-クリプトキサンチン脂肪酸エステル，ビルベリー由来アントシニアン（デルフィニジン，シアニジン，ペチュニジン，ペオニジン，マルビジンの3-O-グルコシド及び3-O-ガラクトシド），ダイズイソフラボン（ダイジン，グリシチン，ゲニスチン，6"

-O-アセチル体 x3, 6"-O-マロニル体 x3, ダイゼイン, グリシテイン, ゲニステイン)
(品質保証には, 定量分析に定性的なパターン分析を組み合わせる必要がある。)
- ●成分が一定の特徴的な構造を持つ（一定の構造式であらわせる）高分子（分子量1,500程度以上）であり, 基原に加え, 構造式, 重合度や分子量等で化合物群の幅が規定でき, 成分の定性が可能である場合

化合物としての例：リンゴ由来ポリフェノール, グアバ由来ポリフェノール, トウモロコシ由来難溶性デキストリン, サイリウム食物繊維
(品質保証に, 定量分析だけでなく, 基原の保証や化合物群としての特徴を捉えた何らかの指標を組み合わせた定性分析が必要となる。)

②食事摂取基準に基準が策定されている栄養成分は対象外とする。ただし, 総称・関連成分に基準があっても, 対象成分となりえる（表3-3-1）。

表3-3-1 対象成分となり得る構成成分等

食事摂取基準に摂取基準が策定されている栄養素	対象成分となり得る左記の構成成分等
たんぱく質	各種アミノ酸, 各種ペプチド
n-6系脂肪酸	γ-リノレン酸, アラキドン酸
n-3系脂肪酸	α-リノレン酸, EPA (eicosapentaenoic acid), DHA (docosahexaenoic acid)
食物繊維	難消化性デキストリン, グアーガム分解物
ビタミンA	プロビタミンAカロテノイド（β-カロテン, α-カロテン, β-クリプトキサンチン等）

(2) 科学的根拠

安全性については, 食経験に関する情報を評価し, 十分ではない場合に安全性試験に関する情報を評価する。医薬品との相互作用, 関与成分が複数ある場合の相互作用の有無を評価する。機能性は, 最終製品を用いた臨床試験の実施又は最終製品または関与成分に関する研究レビューにより説明する。

3. 食品全般が対象であるが, 下記は対象外とする。
①特別用途食品, 栄養機能食品
②アルコールを含有する飲料
③脂質, 飽和脂肪酸, コレステロール, 糖類, ナトリウムの過剰摂取につながる食品

4. 必要な事項を販売日の60日前までに消費者庁長官に届出たもの

第2. 可能な機能性表示の範囲

1. 保健の目的が期待できる旨の表示の範囲は, 疾病に罹患していない者の健康の維持・増進に役立つ旨を表現するものである（疾病リスクの低減を除く）。明ら

かに医薬品と誤認されるおそれのあるもの[*1]を除く。例えば下記のものであり，特定保健用食品で認められている表現が挙げられる。また，身体の特定の部位に言及した表現は可能である。
　①容易に測定可能な体調の指標の維持・改善に役立つ
　②身体の生理機能，組織機能の良好な維持・改善に役立つ
　③身体の状態を本人が自覚でき，一時的であって継続的，慢性的でない体調の変化の改善に役立つ
　*1 「診断」「予防」「治療」「処置」等の医学的な表現。（著者注：「ガイドラン（案）の概要」にあった，「回復」「緩和」が削除されている）

2．認められない表現例
　①疾病の治療効果または予防効果を暗示（例：糖尿病／高血圧の人に）
　②健康の維持及び増進の範囲を超えた，意図的な健康の増強を標榜（例：肉体改造，増毛，美白）
　③科学的根拠に基づき説明されていない表現（例①限られた免疫指標のデータを用いて身体全体の免疫に関する機能があると誤解を招く表現，② *in vitro* 試験や動物を用いた *in vivo* 試験で実証された根拠のみに基づいた表現，③抗体や補体，免疫系の細胞などが増加するといった *in vitro* 試験や *in vivo* 試験で科学的に実証されているが，生体に作用する機能が不明確な表現等）

第3．著作権法上の留意事項（Column「機能性表示食品と著作権法」P 111 参照）
　自身が著作権を有さない著作物を利用した資料を用いて，届出を行う場合は，著作権法上の引用について，留意する（著者注：「ガイドラン（案）の概要」には言及されていなかった部分。著作権法21条には，「著作者は，その著作物を複製する権利を専有する」とあり，著作者に無断で著作物をコピーなどしてはならないことが基本的考え方である。法10条に，言語の著作物としては，講演，論文，作文，小説などが例示されている）

1．公表著作物の場合
　「引用」の範囲内であれば，利用可能だが，引用の範囲を超えて利用（著作物を複製することや消費者庁のウェブサイトでの公開等の公衆送信となる場合には，著作権者の許諾が必要である。
・引用（法32条）：「公正な慣行に合致するものであり，かつ，報道，批評，研究など引用の目的上正当な範囲内で行われるものでなければならない。」
・引用の条件：法32条に記載されている以外（「著作権テキスト」文化庁）
　　①引用部分とそれ以外の部分の「主従関係」が明確である
　　②カギ括弧などにより「引用部分」が明確である
　　③引用を行う必然性がある
　　④「出所の明示」が必要
2．未公表著作物の場合（題名や著作者名のみの場合も含む）
　原則として著作権者の許諾が必要

(Ⅱ) 安全性に係る事項
第1. 食経験の評価方法
1. 喫食実績による基本的な評価
　(1) 評価対象
　　①全国規模で，当該食品の摂取集団より広範囲の集団で，同等以上の摂取量での，一定期間の喫食実績があること
　　②食生活・栄養状態，衛生面，経済面等で類似の国・地域で，上記と同様の実績があること。
　　　＊「当該食品と類似する食品」（関与成分が定性的・定量的に同等で，かつ，関与成分の消化・吸収について無視できる程度の差しかない，関与成分が変質していない食品等）でも評価できる。
　　　＊生鮮食品については，品目・品種ごとに生産好適地や流通量が異なる等のことから，全国規模での評価ができなくともよい。
　(2) 評価方法
　　　既に市場に流通している食品または類似する食品について，下記の項目を参考にして考察する：摂取集団，摂取形状，摂取方法，摂取頻度，摂取量，含有量，販売期間，販売量，健康被害情報等。
2. 既存情報を用いた評価
　　喫食実績による食経験の評価ができない場合には，関与成分または最終製品の食経験について，データベースの2次情報等により評価する。2次情報で不十分な場合は，1次情報の検索が必要となる。
　　　＊関与成分の摂取量以上（サプリメントは5倍量，その他は3倍量）の場合の健康被害情報を確認する。
　　　＊関与成分のみにより評価した場合は，最終製品に適用できる合理的な理由を記載する。

第2. 安全性試験に関する評価方法
　　食経験や既存情報により安全性の評価ができない場合または届出る食品の摂取量がこれまでの喫食実績の摂取量より多い場合は，関与成分または最終製品の安全性試験の既存情報または実施により安全性を評価する。ただし，関与成分だけで安全性を評価する場合は，最終製品に適用できる合理的な理由を記載する。
1. 既存情報による安全性の評価
　　研究レビューを行う必要はない。関与成分の摂取量以上（サプリメントは5倍量，その他は3倍量）の場合の健康被害情報を確認する。
　(1) 2次情報による調査：公的機関のデータベースの情報を得，無い場合は民間データベースの情報を得る。
　(2) 1次情報による調査：2次情報以上に収集したい場合に，検索を行い，検索条件・結果を届ける。
2. 安全性試験の実施による評価
　　既存情報では十分ではない場合は，原則として下記の試験を実施する。

(1) *in vitro* 試験及び *in vivo* 試験

　錠剤カプセル状等食品の原材料の安全性に関する自主点検ガイドライン（90日以上反復投与試験，*in vitro* 遺伝毒性試験をまず行い，判断できない場合は，長期毒性試験，*in vivo* 遺伝毒性試験を実施評価）を参照する。

(2) 臨床試験

　特定保健用食品の過剰摂取試験及び長期摂取試験を実施する。科学的に十分に説明できる場合には，過剰摂取試験は不要とする。

第3. 機能性成分の同等性の考え方

　評価する際に，既存情報で使用された関与成分と製造される成分が同等であるかを評価する。既存情報で使用された関与成分のサンプルが入手困難な場合，基原の遺伝的多様性（種，亜種など），環境条件，採取栽培方法，摂取時期などを踏まえ，同等性を考察する。既存情報のサンプルの入手が可能な場合は，パターン分析による定性的な同等性の評価と定量評価を行うことが望ましい。

第4. 機能性関与成分の相互作用に関する評価

　医薬品との相互作用，関与成分同士の相互作用（関与成分を複数含有する食品）をデータベース等により評価する。2次情報を確認し，2次情報で不十分な場合は，1次情報の検索が必要となる。検索条件は届出る必要はないが，記録保管が望ましい。

第5. 提出資料

1. 安全性試験の実施に関する評価に関る添付資料（試験方法，結果，考察等を明記した資料を添付する（公表文献であれば添付は不要）。
2. 安全性に関する一般消費者向けの情報（食経験，安全性評価，相互作用などを記載し，評価の方法は記載せず，要約する）：表題40字，本文1000字。

(Ⅲ) 生産・製造及び品質管理に係る事項

　届出時に，①生産・製造及び品質管理の体制，②食品中の機能性関与成分等の分析に係る資料に基づき，安全性の確保を説明する。

第1. 生産・製造及び品質管理の体制

(1) サプリメントまたはその他の加工食品

　①製造施設・従業員の衛生管理

　　ISO 22000，FSSC 22000，日本・米国他のGMP，HACCPの認証を受けている場合はその取り組む状況を記載する。それ以外の場合は具体的に文で記載する。

　②関与成分を含有する原材料：原材料名を記載し，その規格（仕入規格，分析方法など）を保管する。

　③製品規格：製品規格を添付する。

　ア．食品衛生法に定める食品の規格基準

　イ．関与成分の成分量の規格（下限値。安全を担保する上で必要な場合は上限値も設定）

ウ．安全性に懸念がある成分の規格
　　　エ．その他，崩壊性等の食品を特徴付ける規格
　　④規格外製品等の流通を防止する体制
　(2) 生鮮食品
　　①生産・採取・漁獲等の安全衛生管理体制
　　②均質性とその管理体制（産地，種類，栽培時期，肥培管理，収穫等）
　　③製品規格
　　④規格外製品等の流通を防止する体制
　　⑤届出者以外の者が容器包装に表示を行う場合（出荷後のリパック等）

第2．食品の分析
　(1) 届出書に添付する成績表等
　　①関与成分及び安全性に関わる成分に関する定量試験の分析方法
　　②上記の成分が製品規格を満たしており安全であることを第三者の試験機関において実施した分析試験の成績表
　　　ア．サンプル数は1ロット以上の適切なロット数
　　　イ．第三者機関としては健康増進法または食品衛生法に規定する登録試験機関とする。
　　　ウ．届出者と利害関係のないものとする（例：当該食品の研究開発，販売，製造，輸入，加工，陳列する者，同一のグループ会社）
　(2) 届出後の分析及びその頻度を示す資料
　　届け出た頻度に従い分析が行われていることをウェブサイト等で公開することが望ましい。

第3．食品の保存
　健康被害の発生時の確認のために，必要な数のサンプルを保存する。

第4．文書・記録の管理
　保存期間は，流通実態，関連法令を踏まえて設定する。

(Ⅳ) 健康被害の情報収集に係る事項
第1．健康被害の情報収集体制
　届出時に，組織図，連絡フローチャート，健康被害情報の対応窓口の連絡先等の資料。
第2．届出後の健康被害情報の報告
＊当該食品によって発生した健康被害を入手した際には，摂取の中止をさせ，被害情報の評価を行う。
＊評価の結果，届出食品による健康被害の発生及び拡大のおそれがある場合は，消費者庁食品表示企画課と保健所へ報告する。

（Ⅴ）機能性に係る事項
第1．科学的根拠を説明するものとして必要な資料
　下記のいずれかによる資料を用意する。
　（ⅰ）最終製品を用いた臨床試験
　（ⅱ）最終製品または機能性関与成分に関する研究レビュー
　　＊複数の機能性の表示をする場合や，表示しようとする機能性が，様々な属性の者に認められることを実証する場合は，上記（ⅰ）（ⅱ）の両者を組み合わせてもよい。
　　＊主観的な指標は，両者とも日本人において妥当性が認められ，学術的に広くコンセンサスが得られたものでなければならない。
　　＊同一の届出者が届出済製品と同一性を失わない程度で，原材料の配合割合，製造方法，内容量の変更時には，（ⅰ），（ⅱ）の資料の届出は省略してもよい。
　　＊試作品（製造原理は同じで，小ロット生産）を用いて，（ⅰ），（ⅱ）を評価した場合は，最終製品と試作品の同一性が失われていないことを考察する。
　　＊（ⅰ），（ⅱ）の実施者については特に定めない。

第2．最終製品を用いた臨床試験
　（1）研究計画の事前登録
　　　UMIN臨床試験登録システムに事前登録（1例目が登録される前）が必要。
　　　＊開示日：事前登録後，研究の実施終了予定日から1年を超えない日
　　　＊研究計画（主要・副次アウトカム評価項目，試験デザイン，介入，選択基準，除外基準，目標n数，資金提供者，倫理委員会，公開日）は事前登録時に完了していなければならない。上位6項目の途中変更はできない。
　　　＊食品表示基準の施行後1年以内の開始研究は，事前登録を省略可。
　（2）臨床試験の実施
　　　特定保健用食品の試験方法（消食表259号）に準拠することとする。後観察の期間設定は省略可。
　　　＊259号通知に記載がなくても，科学的合理性が担保された別の試験方法でも可。
　　　＊下記の疾病に罹患していない者から選定する（他の疾患の患者は用いてもよい）。
　　　①広くコンセンサスが得られた診断基準等が存在し，公的統計等で疾病の有無の分類に用いられている場合，疾病（含む軽症）がないと分類される者。
　　　②上記が適用できない場合，医師のスクリーニングにより，疾病がないと認められた者（具体的なスクリーニング方法を論文に明記）
　　　＊259号通知に含まれる軽症者（著者注：LDLコレステロール，中性脂肪，血圧，血糖，体脂肪，便秘・下痢傾向者に関する分野における軽症者）は使用を認める。
　　　＊特定の食事に追加して摂取することで機能性を期待できるものは，前提となる食事を明記する。
　（3）臨床試験の報告

①査読付き論文

国際的にコンセンサスの得られた指針（CONSORT 2010 声明等）に準拠した形式であり，査読のある論文を提出する．ただし，食品表示基準施行後1年以内に開始した研究は，準拠していない形式の報告でもよい．
* 英語の論文は，日本語訳は必ずしも必要ではないが，英語以外の外国語は論文全体を日本語で翻訳した資料を併せて添付する．

②一般消費者向けの抄録

表題40字，本文1000字．対象者，摂取量が異なる試験結果は入れない．作用メカニズムは，誤認を招かない範囲で記載する．
* 目的：P（Participants：誰に），I（Intervention：何をすると），C（Comparison：何と比較して），O（Outcome：どうなるか）を記載する．
* 背景：明かにされていること，されていないこと，研究の必要性
* 方法：対象者，研究デザイン，介入（成分，摂取量，期間等），対照，COI（利益相反の開示）
* 結果：割り付け数，脱落数，主要・副次アウトカム，有害事象を記載する．（正規性のない分布の算術平均値，ばらつきを平均値の標準誤差で示すことは適切でない）
* 科学的根拠の質：研究の限界，バイアス，一般化の可能性とこれらの結果の解釈．

第3．最終製品または機能性関与成分に関する研究レビュー

(1) 研究計画の事前登録

UMIN-CTR 等への事前登録は必須としないが，できるだけ事前登録を行い，新たな知見を含めた検討を定期的実施，公表するように努める．

(2) 基本的な考え方

定性的研究レビューまたは定量的研究レビュー（メタアナリシス）を実施し，"totality of evidence"（関連研究について，肯定的・否定的を問わず検討し，総合的観点から，肯定的と判断できるもの）基づくものに限り，科学的根拠になり得る．検索条件，採択・不採択の情報，結果に至るプロセス，スポンサー，COI 情報，出版バイアスの検討結果を記載する．査読付き論文が1本もない場合，機能性を支持しない場合，科学的根拠は不十分である．
* 対象者は，最終製品を用いた臨床試験と同様．
* サプリメント形状の加工食品は，摂取量を踏まえた臨床試験で，その他の加工食品または生鮮食品においては観察縦断研究（前向きコホートまたは症例対照研究等）を対象とする．前向きコホート研究では追跡期間開始時点，症例対照研究では調査対象時点に，疾病に罹患していないことが医師によって認められた者であれば，前向きコホート研究の場合はアウトカム評価時に，また，症例対照研究の場合は調査開始時にそれぞれ疾病に罹患した状態であってもよいこととする．

(3) 研究レビューの実施手順

例えば下記の例が挙げられる。

＊別紙3．システマティック・レビュー（SR）の実施手順（例）

①リサーチクエッション（RQ）の設定：PICO［P（Participants：誰に），I（Intervention：何をすると），C（Comparison：何と比較して），O（Outcome：どうなるか）］の考えに基づき，構造的に設定する。

②レビュアーの選定：原則として2名以上で，別の仲裁者は修士以上のSR精通者が望まれる。

③選択基準及び除外基準の設定

性状，摂取量，対象者，成分の定量・定性的同等性を踏まえることが重要。

＊易消化性の知見を難消化性食品に適用することや，同様の効果があると考えられる成分を複数配合した食品の知見を単独配合食品に適用することは不適当である。また，関与成分の基原や抽出方法にも注意する。

④レビュープロトコールの作成

ア．検索データベース：Cochrane，PubMedなど

イ．ハンドサーチ：実施の有無

ウ．学会抄録，行政資料等の取扱い

エ．選定方法

　1次スクリーニング：表題と抄録により，除外を判断する。

　2次スクリーニング：論文全体の精読（病者，外挿性の低い海外研究，COIバイアスの疑い等の論文を除外する。

　　　　　　　　＊病者は層別解析されていれば利用可能。

オ．研究デザイン：準ランダム化，非ランダム化試験の取扱い

カ．バイアスリスク：盲検性，例数減少，選択的アウトカム，フォローアップ，対象者など

キ．エビデンス総体の評価：バイアスリスク，非直線性，非一貫性，不精確，出版バイアス

ク．（メタアナリシスの場合）研究結果の統合方法：異質性の検定方法，モデルの選定

ケ．（メタアナリシスの場合）付随した解析：実施の有無，実施方法

⑤検索式の設定：自由語及び統制語を適切に組み合わせた検索式を設定する。

⑥検索の実施：選択基準，除外基準，プロトコールに従い実施する。

⑦論文の質評価

ア．バイアスリスクの評価：個々の論文のバイアスリスクを評価する。

　　　　　　　　　　　　選択リスク（ランダム割り付け，割り付けの隠蔵，盲検性（参加者・評価者），例数減少，選択的アウトカム他）

　　　　　　　　　　　　観察研究バイアスリスク（参加者選択バイアス，測定バイアス（思い出しバイアス），例数減少バイアス他）

⑧各論文からのデータ抽出：2名以上のレビュアーが独立に行う。

ア．臨床試験：研究デザイン，セッティング，対象者，介入，対照，解析方法，主要・副次アウトカム，有害事象，査読の有無
　イ．観察試験：同上
⑨エビデンスの総体の評価
　・研究デザインごとに整理し，比較内容，アウトカムの種類，対象者の種類ごとにまとめた結果（エビデンスの総体）について，エビデンスの強さを評価する。
　・バイアスリスク，非直接性，非一貫性，不精確，出版バイアスについて，適切に評価する。
　・メタアナリシスを行う場合は，コクランQ統計量のカイ2乗検定，I^2統計量を基に論文間の異質性を確認する。異質性が高い場合は，定性的な評価に留める。
　・表示しようとする機能性が査読付き論文において，"totality of evidence"の観点から肯定的であること。査読なしの論文は表示しようとする機能性の科学的根拠を判断する際の決定材料とはならないが，参考情報として用いることは差し支えない。
⑩SRの結果と表示の機能性との関連性に関する評価
　SRの結果がどの程度有効かを評価し，限界があれば明確にする。
　下記の観点による考察は必須とする
　・食品性状，対象者，関与成分の定性的性状，1日摂取目安量，SRのアウトカムと表示の機能性との関連性

(4) 研究レビューに係る提出資料
　ア．研究レビュー報告書
　　(ア) 査読付き論文として公開されている研究レビューを用いる場合
　　　PRISMA声明に準拠した形式で記載することを原則とする。論文をチェックリスト（下記の事項）に照らして，十分に記載されていない場合は，補足説明を用いて，追加説明をする。ただし，食品表示基準施行前に査読付き論文として公表またはin press段階については，追加説明を省略できる。
　　①タイトル：SRかメタアナリシスかを明示。
　　②抄録：背景，目的，データ源，適格基準，参加者，介入，評価と結合法，結果，結論，主要知見の意味（Implication of key findings），SR登録番号
　　③はじめに：論拠，目的（PICO）
　　④方法：プロトコールと登録，適格基準（研究・報告の特性），情報源，検索，研究の選択，データの収集プロセス，データ項目，個々の研究のバイアス，要約尺度（リスク比，平均差），結果の統合，全研究のバイアス，追加的解析
　　⑤結果：研究の選択（スクリーニングの件数，除外理由のフローチャート），

研究の特性（研究サイズ，PICO，追跡期間），バイアスリスク，個々の研究の結果，結果の統合，全研究のバイアスリスク，追加解析
⑥考察：エビデンスの要約（エビデンスの強さを含め，主要な知見のまとめ，限界（バイアスリスク，収集の不完全性），結論
⑦資金：SRの資金源とその他の支援，資金提供者の役割
（イ）査読付き論文として公表されていない資料を用いる場合
　機能性に関する説明資料は，PRISMA声明に準拠した，詳細な記載でなければならない
　＊食品表示基準施行前の研究は，チェックリストに準拠しなくても届出ができ，施行後1年を超えない日までに，準拠した資料と差し替えることとする。

イ．各論文の質評価シート
　最終評価に用いた各論文における下記のバイアスリスクについて，評価シートに整理する（査読付きSR論文の場合は，省略可能）。
　・ランダム化，割り付けの隠蔽，参加者，アウトカム評価者，症例減少，選択的アウトカム，非直接性（対象，介入，対照，アウトカム），リスク人数（対照群，介入群），信頼区間

ウ．エビデンス総体の質評価シート
　上記バイアスリスク等を基に，エビデンス総体について，質評価シートについて整理する（査読付きSR論文の場合は，省略可能）。

エ．研究レビューの結果と表示の機能性の関連性に関する評価資料
　レビューの結果がどの程度有効かを評価し，限界があれば明確にする。下記の観点による考察は必須とする。
　・食品性状，対象者，関与成分の定性的性状，1日摂取目安量，レビューのアウトカムと表示の機能性との関連性

オ．機能性の科学的根拠に関する点検表
　研究レビューの自己点検を行ったものを添付する。
　・PRISMA声明に準拠した形式で記載されていること。

カ．研究レビューに関する一般消費者向けの抄録
　表題40字，本文1000字。対象者，摂取量が異なる試験結果は入れない。作用メカニズムは，誤認を招かない範囲で記載する。
　＊目的：PICOの内容と検証を目的としたことを記載する。
　＊背景：明らかにされていること，されていないこと，研究の必要性
　＊レビュー対象とした研究の特性：レビュアー，検索日，検索対象期間，対象集団，最終評価の論文数，研究デザイン，COI（利益相反の開示）
　＊結果：主要・副次アウトカム，有害事象を記載する。
　＊科学的根拠の質：考えられるバイアス，非直接性，非一貫性，不精確の観点からエビデンスの総体の質について説明する。研究の限界に関する記載は必須とする。

(Ⅵ) 表示及び情報公開の在り方
　科学的根拠に基づいた表示及び情報開示を行う。機能性表示の内容に関する科学的根拠については，消費者庁のウェブサイトで，販売前に情報開示される。
第1．容器包装への表示
1．表示事項及び表示の方法等
　　食品表示基準，施行通知，Q&Aに定める方法による。
　(1) 機能性表示食品
　　　「機能性表示食品」と主要面に表示する。
　(2) 機能性関与成分及び機能性
　　①「届出表示」と冠し，関与成分の科学的根拠か最終製品の科学的根拠か，その科学的根拠が最終製品の臨床試験に基づくか研究レビューによるものかを分る表現とする。具体的な表現例は以下の通り。
　　　ア．最終製品を用いた臨床試験で科学的根拠を説明した場合
　　　　「本品には，A（関与成分）が含まれているので，Bの機能があります」
　　　イ．最終製品に関する研究レビューで科学的根拠を説明した場合
　　　　「本品には，Aが含まれ，Bの機能が報告されています」
　　　ウ．関与成分に関する研究レビューで科学的根拠を説明した場合
　　　　「本品には，Aが含まれます。AにはBの機能があることが報告されています」
　　②特定の食事に追加して，機能性が期待できるものの例示。
　　　　「本品は，○○を△mg含みますので，魚介類を□g/日程度（日本人の平均摂取量）を摂取している方の××に役立ちます」
　(3) 栄養成分の量及び熱量
　　　栄養摂取基準に定める方法に基づき，表示する。
　(4) 1日当たりの摂取目安量当りの関与成分の含有量
　　　消費期限または賞味期限（生鮮食品は販売期間）を通じて含有する値を，「機能性関与成分」と冠して，△△gと表示する。分析値は，表示値を下回らない。生鮮食品や単一の原材料である加工食品（干ししいたけ，押麦，果汁100%ジュース，緑茶など）は，「○○によって，含有量が下回る場合があります」等の注意書きを付し，根拠となる資料を保管する。
　(5) 1日当たりの摂取目安量
　　　届け出た内容を表示する。「1日当たり○gを目安にお召し上がりください」等の表示は可能である。1個，1切などの生鮮食品はグラム表示も併記することが望ましい。
　(6) 届出番号
　　　シール，印字でもよい。
　(7) 食品関係事業者の連絡先
　　　表示内容の責任者の国内電話番号（生鮮食品は，氏名，名称，住所，電話番号）を表示する。ウェブサイトのアドレスを表示してもよい。
　(8) 摂取の方法

科学的根拠に基づく摂取時期，調理法を表示する。
(9) 摂取する上での注意事項
医薬品との飲み合わせ等，過剰摂取を防止するための注意喚起等を表示する。目立つ表示とすることが望ましい。
(10) 調理又は保存の方法に関し，特に必要な場合の注意事項
(11) その他
定型文は，消費者の目に留まるよう，文字の大きさ，配置，デザインを十分に配慮する。

2. 表示禁止事項
(1) 疾病の治療，予防に関する効果を標榜する用語
(2) 届出た関与成分以外の成分の強調（例：○○たっぷり，△△強化，□□パワー，色で強調）
(3) 消費者庁長官他の公的機関の許可，承認と誤認させる用語
(4) 栄養機能食品である栄養成分の機能を示す用語

3. 届出る食品に関する表示の内容
包装容器への表示事項の点検表に記入し提出するとともに，表示見本（展開図等全景，表示部分）を添付する。届出番号の表示予定箇所を明記する。用量違いにより表示見本が異なる場合は，全て添付する。不特定多数へ譲渡する試供品等も表示見本を届け出る。

第2. 容器包装への表示以外の情報開示
1. 消費者庁のウェブサイトでの情報開示
届出た情報は原則として，全て開示する。ただし，安全性試験の評価に用いた社内報告書，製品規格書等食品の規格を示す文書，分析成績書，定量試験の方法，健康被害の情報収集に係る組織図，連絡フローチャートなどは除く。個人情報は，マスキング対象となるが，その理由を明記する。
2. 届出者のウェブサイト等で情報開示
販売する前に公開することが望ましい。届出た内容の範囲を超えたり，一部を誇張したりしない。消費者庁のウェブサイトにリンクすることは可能である。印刷物での情報開示も可能である。

(Ⅶ) 届出の在り方に係る事項
第1. 届出
発売日の60日前までに届け出る。届出は，届出の形式上の要件に適合している場合，消費者庁食品表示企画課に到達したときとする。同一の商品で，風味，内容量，出荷規格（S,M,L）が異なる場合は，別々に届け出る必要はない。
1. 届出事項
(1) 表示の内容

(2) 事業者に係る基本情報
　(3) 安全性及び機能性の根拠に関する情報
　(4) 生産・製造・品質に関する情報
　(5) 健康被害の情報収集体制
　(6) その他

2. 届出のスケジュール：届出の手続き

　届出書2部及び添付資料1部を消費者庁食品表示企画課に郵送する。添付資料は，PDF化したDVD-ROM（表示見本は2MB以下）も提出する。

　形式上不備がないことを確認できた場合，届出書に届出番号を記入の上，返送する。不備があった場合は，届出書，添付資料を返送する。

3. その他の届出に関する事項

　用紙サイズはA4，横書き，手書きは不可。

4. 届出内容の変更
　(1) 新規の届出が必要になる場合
　　ア．原材料の配合割合または製造方法について，製品の同一性が失われる程度の変更がある場合
　　イ．関与成分及び／または含有する食品の機能性の変更がある場合
　　ウ．関与成分の含有量の変更がある場合
　　エ．摂取目安量の変更がある場合
　　オ．商品名の変更がある場合
　(2) 変更届出書の提出でよい場合
　　上記（1）に変更がない届出事項に変更があった，追記事項があった，届出内容に誤りがあった，失効届を提出する程でない新たな有害情報や医薬品他との相互作用の新たな知見が得られた，製造施設・生産地域の追加・削除があった，分析方法が変更された場合は変更届出書を提出する。

5. 撤回の届出

　下記の事項が生じたと場合は，撤回届出書を提出する。
　①届出者が死亡した時，届出者である法人が解散した時
　②当該商品の販売，製造を中止した時
　③安全性・機能性の科学的根拠について新たな知見が得られ，疑義が生じた場合。

Column

機能性表示食品と著作権法

なぜ機能性表示食品の届出に，著作権法が関係するのか？

それは，機能性表示食品の科学的根拠を実証する届出資料として，研究論文を添付すると，消費者庁のホームページで開示されることになっていることが関係している。インターネット上のホームページに著作物を格納し，利用者がアクセスすることによって著作物が送信されることは，著作権法上の公衆送信に当たる。著作権法23条には，「著作者は，その著作物について，公衆送信を行う権利を専有する」と定められており，著作者の許諾を得ないで，公衆送信を行えば，著作権法違反となるのである。

著作権は特許権や商標権にならぶ知的財産権の一つとして位置付けられ，1970（昭和45）年著作権法が定められている。著作物とは，「思想又は感情を創作的に表現したものであって，文芸，学術，美術又は音楽の範囲に属するもの」のことを指し，言語に関わる著作物としては，「講演，論文，レポート，作文，小説など」（法10条）が対象となり，学術論文も著作物に該当する。機能性表示食品の届出をする際に提出した資料は消費者庁のホームページに格納されることより公衆放送されることになる。公衆放送権は，著作権法において著作物の複製権と同様，著作者が占有する権利であり，第三者は，著作者に無断でその権利を侵してはならないとされている。著作権法において複製とは，複写，写真撮影，印刷だけでなく，手書きや録音，録画，パソコンへの保存など，著作物を形のある物に再製することを指す。また，著作権には，財産権と人格権があり，著作物をそのまま，複製したり，公衆送信することが著作権法上の財産権の規制の対象となるのはもちろん，著作者の許諾を得ずに，第三者が自分の都合のよいように修正したり，一部を削除したりすれば，著者の人格権（同一性保持権）を侵害したと見なされる可能性がある。

「著作者人格権」は，これを譲渡したり，相続したりすることはできないこととされている（第59条）。一方，著作物の財産権は，その一部又は全部を譲渡したり相続したりすることができる。したがって，通常，著作物が創作された時点では，「著作者」と「著作権者」は同一であるが，著作権の財産権が譲渡されたり，相続されたりすると，著作者と著作権者は異なることになる（第61条）。よって，著作権の財産権が譲渡されても，著作者の人格権は引き続き，著作者に残るため，著作権（財産権）者と契約する場合には，その人は著作者なのか，又は著作権（財産権）を譲り受けた人なのかを，確認することが必要となる。それにより，著作者人格権を持つ人の了解を得なければならない利用については，別途，著作者の了解が必要となる。

ただし，引用の条件を満たせば，著作権法の侵害の対象とはならない。引用とは，「公正な慣行に合致するものであり，かつ，報道，批評，研究など引用の目的上正当な範囲内で行われるものでなければならない。」（法32条）とされ，更に下記の条件を満たすことが求められる＊。

①引用部分とそれ以外の部分の「主従関係」が明確である
②カギ括弧などにより「引用部分」が明確である
③引用を行う必然性がある，

④「出所の明示」が必要。
　このように，機能性表示食品の届出資料においては，著作権法上の引用，複製，公衆送信の制度をよく理解することが必要となる。更に，ガイドラインにわざわざ，著作権法に留意することが記載された理由として，2015（平成27）年3月20日のパブリックコメントへの回答として，「先行者利益を守り，情報の不正流用の問題が生じないよう」にするためであると記載されている。

*1　文化庁長官官房著作権課，「著作権テキスト」，2014
　　　http://www.bunka.go.jp/chosakuken/text/pdf/h26_text.pdf
*2　岡本　薫，『著作権の考え方』（岩波新書），2003.12.20

Column

4. パブリックコメント

　食品の新たな機能性表示制度に係る食品表示基準（案）についてのパブコメとして，意見（総数1,023件）が寄せられ，それに対する回答が3月20日に発表された。ガイドラインに記載されていなかった部分，または曖昧だった事項について，抜粋して下記に記載する。

(1) 定義について（特定保健用食品との関係）
　　特定保健用食品と機能性表示食品を同一製品で表示することはできない。ただし，特定保健用食品の関与成分も機能性関与成分になり得る。また，疾病リスクの低減に係る表現以外の，特定保健用食品の許可表示と同様の機能性表示も認められる。
(2) 表示事項
　　特定保健用食品の許可表示と同様の文言も可能である。
(3) 機能性の科学的根拠
　①機能性表示食品の機能性の科学的根拠に合理的な疑義が生じた場合には，当該事業者に対して，必要な報告を求める。
　②先行者利益を守り，情報の不正流用の問題が生じないよう，著作権法等に留意する旨をガイドラインに記載する。
(4) 国の関与
　①事業者から届け出られた情報は開示し，様々な方が評価できる仕組みである。届出資料に虚偽が認められるなど，機能性表示食品の科学的根拠がなかった場合は，食品表示法禁止事項違反となる。
　②本制度の運用には，適切な執行を含めた事後チェックの取組が必要である。消費者庁としては，食品表示法に基づく立入検査等の取締りに加えて，流通する機能性表示食品を購入し，その表示が適正かどうか，機能性関与成分が届出通りに含有されているかどうか等について調査・分析を行う。
　③消費者の誤認を招かない制度となるよう取締り等を徹底する。また，企業等の問合せ等に対しては適切に対応する。

④広告等については，景品表示法や健康増進法等の関係法令に基づき必要な取締りを行う。「いわゆる健康食品」については，これまで通りの監視を行う。
⑤異議申し立て：食品表示法第12条に，科学的根拠がないと判断する十分な理由がある場合，第三者が届出情報に対しての異議を消費者庁に申入れできることが定められている。第8条の規定に基づき，消費者庁は当該事業者に対して，必要な報告を求めることができ，当該機能性表示の削除や修正については，第6条の規定に基づき，指示を行うことができる。
⑥差し止め請求：機能性に係る表示等は食品表示法の適格消費者団体の差止請求権（第11条）の対象とはならない。

(5) 情報公開

研究レビューの検索条件や採用文献リストは開示予定であるが，レビューの対象とした論文そのものを開示する必要はない。しかし，臨床試験に係る査読付き論文，研究レビューを査読付き論文として公表した場合の論文は開示する。

(6) 医薬品医療機器等法（旧薬事法）との関係

①「専ら医薬品として使用される成分本質（原材料）リスト」に挙げられている成分について，機能性関与成分とすることはできない。基本的には，日本の食薬区分に基づき，医薬品であるかどうかを判断する（指定医薬品または処方箋医薬品に相当する成分）。ただし，国内で承認はされていないが，国内で承認されている医薬品と作用が類似し，国外において医薬品とされているものを含有する場合，医薬品と判断される可能性がある。
②医薬品的標榜：「食前に摂取」，「食後に摂取」，「寝る前に摂取」，「分割して摂取」等は，総合的に判断して医薬品的な表現にならない範囲であれば，消費者庁に届け出る科学的根拠に合わせた摂取方法を記載することは差し支えない。

(7) 生鮮食品

食品ごとに届け出る制度であるため，生鮮食品であっても，届出をせずに機能性表示を行うことは，食品表示法違反に該当する。

5．科学的実証の考え方

機能性表示食品のガイドラインは，本文が45ページ，機能性関与成分の考え方に関する別紙1～4が13ページ，届出に係る資料に関する別紙様式Ⅰ-1～Ⅶ-3が44ページ，合計104ページに及ぶ膨大なものとなっている。更に，本文だけでは必要な資料の全貌は明らかにならず，別紙を捲り，本文に戻り，別紙様式を読んで初めて，具体的な必要資料及びそれに伴う実施内容を理解することができるものである。

機能性表示食品を開発する研究者，機能性食品を使用する医療関係者，消費者を啓発啓蒙するアドバイザリースタッフのために，ガイドラインを基に，検討会報告書の基本的な考え方を踏まえて，科学的実証のための考え方をまとめると次のようになる。

基本的事項として，機能性関与成分について，定性的かつ定量的に分析されていること，作用機序が確認されていることが必須である。また，医薬品との相互作用が確認されていることも必要である。安全性については，届出をする食品または類似の食品について喫食実験が十分にあるか，無い場合には，関与成分または最終製品の研究成果またはそれらの

抄録，目録などについての既存情報があれば，それに基づいて評価を行う．既存情報を用いても安全性が確認されない場合には，特定保健用食品に準拠した $in\ vitro$ 遺伝毒性試験，$in\ vivo$ 試験，臨床試験での安全性評価が求められる．

機能性については，製品そのものでの臨床試験をする場合は，摂取目安量での3ヵ月の無作為化比較試験（RCT）において，機能性に関して統計的有意差（$p<0.05$）があることを実証した査読付きの投稿論文が必要である．システマティック・レビュー（SR）を実施する場合は，まず成分の同等性が求められる．次に，病人ではなく，境界領域の人（分野によっては薬を投与されていない軽症者も含む場合がある）を被験者としての効果が肯定されたレビューの結論が必要である．海外で行われた研究については，日本人への外挿性を考慮することが求められる．更に，関連する資料を網羅的に収集して，そのエビデンスの全体（Totality of evidence）との整合性を確認する必要がある．更に，サプリメントについては，1つ以上のRCTがあり，SRで肯定的結論があること，加工食品と生鮮食品については，1つ以上のRCTまたは観察試験があり，SRで肯定的結論があることが求められる．

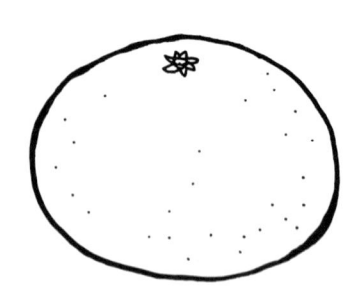

表 3-3-2　機能性表示食品のためのチェックリスト（ダイジェスト）

判定項目			サプリメント	加工食品	生鮮食品
共通	機能性関与成分の定性定量され，作用機序が考察されているか		◎		
	安全性と機能性について，他の機能性関与成分との相互作用の有無の確認はされているか		◎		
安全性	喫食実績は十分か（量，期間，頻度，対象者等）		◎（いずれかひとつ）注		
	研究成果またはその抄録，目録などの既存情報はあるか（食経験の情報）				
	食経験不十分の場合，安全性試験 OK か（遺伝毒性，ヒト試験目安量，過剰摂取量など）				
	医薬品との相互作用の有無は確認されているか		◎		
品質管理：HACCP，ISO22000，GMP の取組み			○		○
機能性（①②のどちらか）	①製品のヒト試験	ヒト試験（目安量，期間，統計的有意など）の査読付き論文はあるか，作用機序が明らかか	◎		
		被験者事前登録，論文記述登録はあるか	◎（猶予期間有）		
	②研究レビュー	成分・被験者の同等性，日本人への外挿性の確認があるか	◎		
		Totality of evidence，肯定的結論があるか	◎（肯定的 RCT ＞ 1 報）	◎（肯定的 RCT 又は観察試験 ＞ 1 報）	

注：品種，生産地等で異なることに留意

6．今後の展望

　消費者庁は，規制改革会議での討議と消費者委員会の答申を踏まえ，安全性の確保の方法，システマティック・レビューの実施法，具体的な機能性表示のモデル，容器包装の表示方法，情報公開の範囲などを含むガイドラインを発表し，健康被害情報の収集システムの整備，機能性表示食品の届出と情報公開のシステムの構築を進めて，2015（平成 27）年 4 月から新たな制度がスタートした。

　機能性表示食品の機能性表示の範囲は，特定保健用食品と同等の健康表示が可能であり，機能性表示食品は，一言で言えば，特定保健用食品と同等の科学的根拠を基に，同等の機能性表示を，行政の審査なしに表示できる食品である。特定保健用食品のように，有効性と安全性の審査が無く，審査の途中での問い合せや追加資料の提出などがなく，事前にガイドラインを踏まえた方法で資料を届出れば，企業の自己責任で機能性表示ができる。そのため，特定保健用食品の申請をしても，審査された後許可が下りない可能性，

許可されるまでの時間がどの位かかるかが不明である等の企業が研究・開発を進めるに当たっての大きな障害が除かれた制度となっている。

　日本は，世界に先駆けて機能性食品の研究開発を進め，30年以上の歴史がある研究開発の成果を基に，個別に科学的根拠を評価する特定保健用食品が既に1,000品目以上許可されている。企業の自己実証による機能性表示食品の制度が創設されることで，規格基準型の栄養機能食品，個別審査型の特定保健用食品と併せて，国際的な3つの健康表示制度が日本において揃うことになる（図3-3-3参照）。

　科学的根拠に根ざした制度が国際的に確立して行く流れの中で，世界に先駆けて研究開発と制度化を進めた日本が国際的整合性を考慮に入れ，科学的根拠に基づく機能性表示食品の制度を創設することで，健康表示に関わる食品の全体の市場が拡大し，日本国民の健康維持増進に役立つことが期待される。更に，特定保健用食品と栄養機能食品に加えて，機能性表示食品の3本柱の体制を整えることで，国際的な機能性食品の制度作りにおいてリーダーシップをとることができ，国内企業のこの分野での開発を促進することで，国際的な活躍が期待できる。

図 3-3-3　新たな健康表示制度の区分

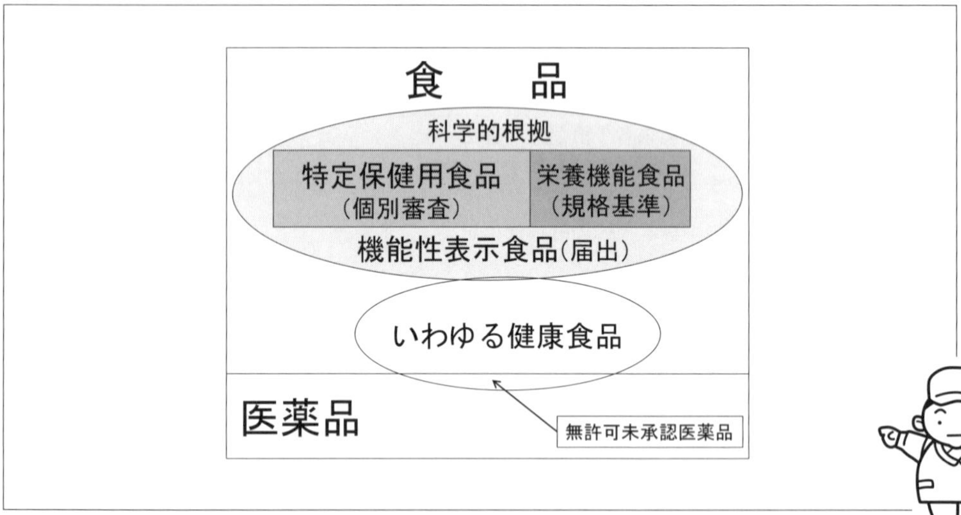

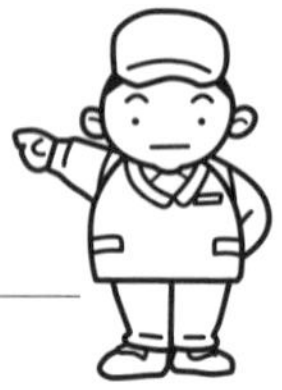

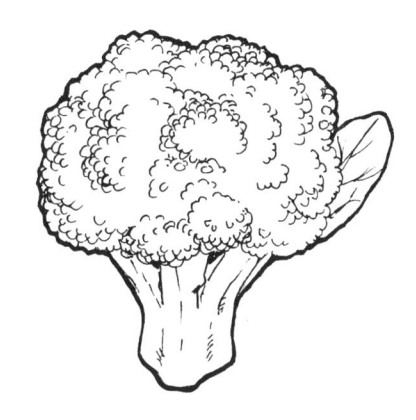

Column

機能性表示食品の届出

　機能性表示食品は2015（平成27）年4月1日に施行され，4月7日までには80数件が届出されたことが，消費者庁長官の記者会見で発表された。更に，4月17日に機能性表示食品として受理された8品目が発表され，合わせて16日までに108件の届け出があったことが発表された。

　8品目のうち，サプリメントが6品目，その他の加工食品が2品目であった。機能性の科学的根拠を最終製品の臨床試験で実証したのは3品目で，研究レビューによる実証は5品目であった（表3-3-4）。最終製品の臨床試験は特定保健用食品のヒト試験に準拠することになっていたが，試験期間は4週間でも受理されており，被験者数も28名での試験結果があり，特定保健用食品では，許可が困難であると思われる試験条件が含まれていた。また，研究レビューによる実証に関しても，RCTでない2件を含む4件でレビューし，自ら「妥当性や信頼性に難がある」としているシステマティック・レビューとして低い質のものが含まれていた。

　システマティック・レビューに関しては欧州と米国では，異なる取り扱いをしていることもある。今後，制度としての国際的なハーモナイゼイションが必要であり，機能性表示食品の制度としても，科学的根拠として十分に信頼性のあるシステマティック・レビューの方法を見直して行く必要がある。

Column

(1) 臨床試験による実証

表 3-3-4 受理された機能性表示食品（4月17日）

商品名		ナイスリムエッセンス ラクトフェリン	蹴脂粒	えんきん
届出者		ライオン㈱	㈱リコム	㈱ファンケル
区分	形状	サプリメント	サプリメント	サプリメント
	関与成分	ラクトフェリン	キトグルカン：エノキタケ由来遊離脂肪酸混合物	ルテイン、アスタキサンチン、DHA、シアニジン-3-グリコシド
	機能性表示	内臓脂肪を減らすのを助け、高めのBMIの改善に役立ちます。	体脂肪（内臓脂肪）を減少させる働きがあり、体脂肪と肥満が気になる方に。	手元のピント調節機能を高めるとともに、目の使用による肩・首筋の負担を和らげます。
	安全性	食経験	安全性試験（5倍量）	食経験と既存情報
	品質管理	日健栄協GMP準拠	同左	国内GMP認証
臨床試験	デザイン	DB-RCT	同左	同左
	被験者	健常男女：28名	男女（BMI > 25）：80名	目の疲れ有男女：50名
	期間	8週間	12週間	4週間
	結果	内臓脂肪とBMIの減少（p < 0.05）	体重と内臓脂肪の減少（p < 0.05）	近点調整能力、肩・首筋こりの改善（p < 0.05）
	論文名	Br J Nutr. 104(11), 1689-95, 2010.	・応用薬理 76(1), 25-31, 2009 ・応用薬理 76(1), 15-24, 2009	Immunol Endocr Metab Agents Med Chem. 14(2), 114-125, 2014.

(2) 研究レビューによる実証

商品名	パーフェクトフリー	食事の生茶	ヒアロモイスチャー240	ディアナチュラル ゴールド ヒアルロン酸	健脂サポート
届出者	麒麟麦酒(株)	キリンビバレッジ(株)	キユーピー(株)	アサヒフード&ヘルスケア	(株)ファンケル
形状	加工食品		サプリメント	サプリメント	サプリメント
関与成分	難消化性デキストリン		ヒアルロン酸Na	ヒアルロン酸Na	モノグルコシルヘスペリジン
区分 機能性表示	食後の血中中性脂肪や血糖値の上昇をおだやかにすることが報告されています	同左＋おなかの調子を整えることが報告されています。	肌の水分保持に役立ち、乾燥を緩和する機能があることが報告されています。	肌の潤いに役立つことが報告されています。	中性脂肪が高めの方の健康維持に役立つことが報告されています。
安全性	食経験と既存情報		食経験	安全性試験	食経験
品質管理	ISO9001取得	HACCP, ISO22000, FSSC22000 いずれか取得	GMP, 米国GMP, ISO22000認定	GMP認定	国内GMP取得
研究レビュー 検索	J-Dream, PubMed (1966-2014)		PubMed, 医中誌		4報の中2報がRCT
評価	A：血中中性脂肪, B：血糖値上昇, C：便秘改善		角質水分量		血中中性脂肪
結果	A：14報中12報, B：56報中27報, 30報中12報で質が高く, 効果が認められた。		3報が査読付きRCTで, 角質水分量が増加した。代表例：39名, 6W (3W：p＜0.05, 6W＜0.1)		4報中2報が高めの者で中性脂肪値低下, 2報が正常者で, 維持する機能あり。中・高レベルのバイアスあり。バランスあり。効果に一貫性あり。COI申告なし。
備考	被験者数は一般的食品摂取試験と同等		著者はメーカー従業員であるが, 研究レビューは著者を除いた社員で公正に実施。		妥当性や信頼性に難がある今後大きく変更される可能性は低い。

消費者庁．機能性表示食品の届出情報．http://www.caa.go.jp/foods/todoke_1-100.html

まとめのポイント

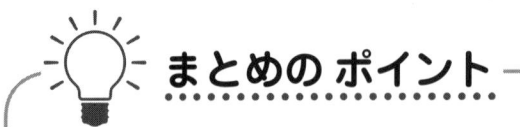

- 機能性表示食品は，特定保健用食品と同等の科学的根拠を基に，同等の機能性表示を，行政の審査なしに表示できる食品です。

- 機能性表示食品の機能性は，企業等が自らその科学的根拠を示さなくてはなりません。

- 機能性表示制度は，米国のダイエタリーサプリメントの制度を参考にその問題点を改善して創設されました。

- 機能性表示食品はサプリメント形状の加工食品，その他の加工食品，生鮮食品を対象としています。

- 国際的整合性と科学的根拠に基づく機能性表示食品の制度の創設によって，健康表示に関わる食品の全体の市場が拡大し，日本国民の健康維持増進に役立つことが期待されています。

参考資料

(1) US OFFICE OF INSPECTOR GENERAL,
https://oig.hhs.gov/oei/reports/oei-01-11-00210.asp
(2) US Food and Drug Administration
http://www.fda.gov/food/guidanceregulation/guidancedocumentsregulatoryinformation/ucm257563.htm
(3) US Food and Drug Administration, Current Good Manufacturing Practices (CGMPs) for Dietary Supplements,
http://www.gpo.gov/fdsys/pkg/FR-2007-06-25/html/07-3039.htm
(4) US Food and Drug Administration, Petition to Request an Exemption From 100 Percent Identity Testing of Dietary Ingredients,
http://www.fda.gov/OHRMS/DOCKETS/98fr/07-3038.pdf
(5) Codex Alimentarius, http:// www.codexalimentarius.net/search/advancedsearch.do, Annex adopted 2009
(6) EFSA Journal 2011; 9(4):2135, http://www.efsa.europa.eu/en/efsajournal/doc/2135.pdf
(7) 消費者庁 食品の新たな機能性表示制度に関する検討会報告書（2014）
http://www.caa.go.jp/foods/pdf/140730_2.pdf

(8) 消費者庁　食品の新たな機能性表示制度の概要（2014）
http://www.cao.go.jp/consumer/iinkai/2014/177/doc/20141104_shiryou2_3_part1.pdf
(9) 消費者庁　食品の新たな機能性表示制度に係る食品表示基準案（2014）
http://search.e-gov.go.jp/servlet/Public? CLASSNAME=PCMMSTDETAIL&id=235080028&Mode=0
(10) 消費者庁　食品の新たな機能性表示制度に係る食品表示基準（案）の概要（2015）
http://www.cao.go.jp/consumer/iinkai/2014/177/doc/20141104_shiryou2_1.pdf
(11) 消費者庁　機能性表示食品の届出等に関するガイドライン（2015）
http://www.caa.go.jp/foods/pdf/150330_guideline.pdf
(12) 消費者庁　食品の新たな機能性表示制度に係る食品表示基準（案）についての意見募集結果について（2015）
http://search.e-gov.go.jp/servlet/Public? CLASSNAME=PCMMSTDETAIL&id=235080028&Mode=2

4 栄養成分表示

1．栄養表示基準

　2002（平成14）年に栄養改善法を引継いだ健康増進法の第31条に基づく栄養成分の表示については，栄養成分または熱量に関する表示をする場合に適用される「栄養表示基準」[1]が定められている。その目的は，加工食品の栄養成分等の表示の基準をルール化することで，消費者が食品を選択する上での適切な情報を提供することである。栄養表示基準には，栄養成分量と熱量の量的表示に加えて，栄養成分の強化や低減などの強調表示が定められている。

　1996（平成8）年から2003（平成15）年までの厚生労働省の通知にその取扱いが定められていたが，2013（平成25）年9月に消費者庁の通知「栄養表示基準等の取扱いについて」[2]に統合された。

2．栄養成分の種類

　健康増進法に規定されている栄養成分は，1996（平成8）年に改正された栄養改善施行規則により，次の通り定められている。
　1）マクロ栄養成分：たんぱく質，脂質，炭水化物
　2）ミネラル：亜鉛，カリウム，カルシウム，クロム，セレン，鉄，銅，ナトリウム，マグネシウム，マンガン，ヨウ素，リン
　3）ビタミン：ナイアシン，パントテン酸，ビオチン，ビタミン A, B_1, B_2, B_6, B_{12}, C, D, E, K, 葉酸

3．栄養成分表示制度の見直し（国際比較）

　コーデックス委員会において「栄養表示に関するガイドライン」[3]の拡充作業が進められる中で，米国やカナダに引き続き，南米諸国や中国，インド，韓国，オーストラリア，ニュージーランド等で栄養表示の義務化が進められ，欧州連合（EU）においても義務化に向けた議論が行われている。日本では，消費者庁に栄養成分表示検討会が2010（平成22）年に設置され，栄養表示の義務化に向けて整理すべき課題について検討された。その中で，栄養表示制度の意義や仕組みのあり方が議論され，その結果をまとめた報告書[4]が公表されている。特に，エネルギー，ナトリウム，脂質に関しては，健康・栄養政策上の重要性も高いことから，新たな栄養成分表示における優先度は高いとされている。

　エネルギーは，食事の内容を評価する最も基本的な指標であることや，エネルギー源として位置付けられる他の栄養成分との関係を考えると，新たな栄養成分表示においても，最も重要な要素と位置付けられた。ナトリウムの摂取量は高血圧症と関連することから，予防の観点から食塩摂取量を減らすことが必要であるにもかかわらず，多くの人が食事摂取基準の目標量を上回っており，新たな栄養成分表示において優先的に表示することが求められる。コーデックス規格では，科学的に正しい用語である「ナトリウム」を必須栄養成分とし，各国においてその相当量を「食塩」として表示することも可能であるとする改定案が採択されている。また，脂質のうち飽和脂肪酸は，過剰摂取により心疾患のリスクが増加することから，コーデックス規格では，飽和脂肪酸を必須成分として追加する改定

案が採択され，北米・南米の諸国や韓国，オーストラリア等では表示が義務付けられている。トランス脂肪酸を過剰に摂取すると，動脈硬化等による心疾患のリスクが増加することから，WHOは，一日当たりのトランス脂肪酸の平均摂取量を総エネルギー摂取量の1%未満とすることを求めている。日本での摂取量は0.6%程度と報告されているが，脂肪の多い菓子類や食品の食べ過ぎると，これを上回る摂取量となる可能性があるため，食事摂取基準報告書では，全ての年齢層で少なく摂取することが望まれるものとしている。コーデックス規格では，トランス脂肪酸の摂取量の水準が公衆衛生上の懸念となっている国は，その表示を考慮する必要があるとされており，北米・南米の諸国や韓国等では表示が義務付けられている。日本では，2011（平成23）年に「トランス脂肪酸の情報開示に関する指針」[5]を消費者庁が取りまとめ，食品事業者による自主的な情報開示の取組を促進している。

4．新たな食品表示基準における栄養成分表示

食品表示一元化検討会報告書[6]（2012年8月）には，新たな食品表示における栄養成分の表示の在り方については，下記の3項目を勘案して決定するとされた。

　①消費者における表示の必要性（国民の摂取状況，生活習慣病との関連等）
　②事業者における表示の実行可能性（コスト，表示スペース，猶予期間等）
　③国際整合性（コーデックス，欧米他の諸外国の基準等）

具体的には，①から③の全ての観点を満たす場合は義務，それ以外は任意の表示項目としている。

国際的整合性を考慮すると，コーデックス委員会の栄養表示ガイドラインでは，「栄養表示を行う際に必ず表示すべき栄養成分として定められているものには，現行の一般表示事項（エネルギー，たんぱく質，脂質，炭水化物及びナトリウム）のほかに，飽和脂肪酸や糖類がある。対象成分の検討に当たっては，これらを含め，各国の義務表示の実態を踏まえつつ，幅広く検討する必要がある。」とされている。

栄養表示に関しては，全ての消費者向けの加工食品及び添加物への栄養成分表示を義務付けることになるため，中小企業も含めた事業者の実行可能性を考慮して，表示の義務，任意に関しては，下記の3つの区分を設ける食品表示基準[7]が定められた。推奨とは，任意ではあるが，表示することが望ましく，今後義務化を目指すことを意味している。

表3-4-1　栄養成分の義務化

表示の区分	表示成分
義務表示	エネルギー，たんぱく質，脂質，炭水化物，ナトリウム（「食塩相当量」で表示）
任意（推奨）表示	飽和脂肪酸，食物繊維
任意（その他）表示	糖類，糖質，コレステロール，ビタミン・ミネラル類

1）栄養表示の対象食品

栄養表示は，消費者が適切な商品選択をするために必要な情報であることから，原則として予め包装された全ての加工食品と添加物について，栄養成分の量及び熱量の表示を義

務化している。なお，病者，妊産婦，授乳婦，乳児，えん下困難者用の特別な用途が記載されている「特別用途食品」及びレストランで提供される食事や会社の食堂で提供される食品等の「設備を設けてその場で飲食させる食品」については，「任意」とされた。栄養表示の対象食品の現行と新基準を下記の表3-4-2に示す。

表3-4-2　対象食品の現行と新基準

		加工食品 (予め包装された食品)	生鮮食品	添加物
新基準案	義務	○*1	×	○注1
	任意	○	○	○
現行基準	任意	○	△（鶏卵）	×

○対象，△一部対象，×対象外
*1：表示義務を免除する食品を含む。

2）栄養表示義務の免除対象食品

以下に掲げるものに該当する食品は，栄養成分表示を省略することができる。
① 栄養の供給源としての寄与が小さいと考えられる食品（栄養上意味のない食品）
② 加工食品の原材料として使用される食品（業務用加工食品）
③ 酒類
④ 小包装食品（容器包装の表示可能面積がおおむね30平方センチメートル以下であるもの）
⑤ 短期間でレシピが変更される食品
⑥ 製造場所で直接販売される食品（スーパーで製造されて店頭で販売している惣菜や弁当等）
⑦ 学校給食や病院給食等への販売に供する食品

3）対象事業者

原則として，現行と同様全ての食品関連事業者が表示義務の適用対象となる。しかし，例外として，小学校のバザーでクッキー等を販売する保護者等の食品関連事業者以外の販売者は義務化の対象外とし，また業務用加工食品には表示義務を課さないこととなった。また，家族経営のような零細な事業者として，消費税法第9条第1項において消費税を納める義務が免除される事業者（課税売上高が1,000万円以下である者）については，表示義務を免除とすることとなった。更に，当分の間は，中小企業基本法（昭和38年法律第154号）第2条第5項に規定する小規模企業者（おおむね常時使用する従業員の数が20人以下の事業者）についても，栄養成分表示の省略を認めることとなった。

4）栄養成分等の分析法及び表示単位等

新基準において分析方法は，基本的に現行を維持することとする。なお，現行では通知により運用されている栄養成分（カリウム，クロム，セレン等）は，基準に規定される。更に，新基準において栄養成分に追加されることとなった「モリブデン」も追加規定される（表3-4-3参照）。

栄養成分等の表示単位についても，現行を維持する。新たに基準に規定される栄養成分

（カリウム，クロム，セレン等）は，食事摂取基準の基準値を参考に表示単位を設定する。更に，「食塩相当量」の表示単位は，「g（グラム）」とする。なお，最小単位の位は，以下の事項を原則とし，決定する。
①栄養素等表示基準値の表示の位に準ずる。
②栄養素等表示基準値が設定されていない栄養素については，食事摂取基準の基準値を参考に，最小単位の位を設定する。
③上記以外の栄養素（糖類等）は，その栄養素が包含される栄養成分（炭水化物等）の最小表示単位に準ずる。

「食塩相当量」は，日本人の過剰摂取による健康影響が懸念されている栄養成分（ナトリウム）の表示であることから，0.1g未満の場合は，小数第2位まで表示する。

表3-4-3　栄養成分等の分析法及び表示単位等

栄養成分及び熱量	表示単位	測定及び算出方法
たんぱく質	g	窒素定量換算法
脂質	g	エーテル抽出法，クロロホルム・メタノール混液抽出法，ゲルベル法，酸分解法またはレーゼゴットリーブ法
飽和脂肪酸	g	ガスクロマトグラフ法
コレステロール	mg	
炭水化物	g	当該食品の重量から，たんぱく質，脂質，灰分及び水分の量を控除して算定する。（たんぱく質及び脂質の量は，この表上に記載されている測定方法によって側定し，灰分及び水分の量は，下記に掲げる方法により測定する。 ②灰分：酢酸マグネシウム添加灰化法，直接灰化法または硫酸添加灰化法 ②水分：カールフィッシャー法，乾燥助剤法，減圧加熱乾燥法，常圧加熱乾燥法またはプラスチックフィルム法）
糖質	g	当該食品の重量から，たんぱく質，脂質，食物繊維，灰分及び水分の量を控除して算定する。（たんぱく質，脂質，灰分及び水分の量は，上記に掲げる方法により測定する。）
糖類 *1	g	ガスクロマトグラフ法または高速液体クロマトグラフ法
食物繊維	g	高速液体クロマトグラフ法またはプロスキー法
亜鉛	mg	原子吸光光度法，キレート抽出－原子吸光光度法または誘導結合プラズマ発光分析法
カリウム	mg	原子吸光光度法または誘導結合プラズマ発光分析法
カルシウム	mg	過マンガン酸カリウム容量法，原子吸光光度法または誘導結合プラズマ発光分析法
クロム	μg	原子吸光光度法または誘導結合プラズマ発光分析法
セレン	μg	蛍光光度法または原子吸光光度法
鉄	mg	オルトフェナントロリン吸光光度法，原子吸光光度法または誘導結合プラズマ発光分析法
銅	mg	原子吸光光度法，キレート抽出－原子吸光光度法または誘導結合プラズマ発光分析法

ナトリウム	mg *2	原子吸光光度法または誘導結合プラズマ発光分析法
マグネシウム	mg	原子吸光光度法または誘導結合プラズマ発光分析法
マンガン	mg	原子吸光光度法または誘導結合プラズマ発光分析法
モリブデン	μg	誘導プラズマ質量分析法または誘導結合プラズマ発光分析法
ヨウ素	μg	滴定法またはガスクロマトグラフ法
リン	mg	バナドモリブデン酸吸光光度法，モリブデンブルー吸光光度法または誘導結合プラズマ発光分析法
ナイアシン	mg	高速液体クロマトグラフ法または微生物定量法
パントテン酸	mg	微生物定量法
ビオチン	μg	微生物定量法
ビタミンA	μg	吸光光度法または高速液体クロマトグラフ法
ビタミンB$_1$	mg	高速液体クロマトグラフ法またはチオクローム法
ビタミンB$_2$	mg	高速液体クロマトグラフ法またはチオクローム法
ビタミンB$_6$	mg	微生物定量法
ビタミンB$_{12}$		微生物定量法
ビタミンC	mg	2・4-ジニトロフェニルヒドラジン法，インドフェノール・キシレン法，高速液体クロマトグラフ法または酸化還元滴定法
ビタミンD	mg	高速液体クロマトグラフ法
ビタミンE	mg	高速液体クロマトグラフ法
ビタミンK	μg	高速液体クロマトグラフ法
葉酸	μg	微生物定量法
熱量	kcal	修正アトウォーター法

*1：単糖類または二糖類であって，糖アルコールでないものに限る。
*2：1000mg以上の量を記載する場合にあっては，gを含む。

5）「許容差の範囲」

　栄養表示の義務化に向けた環境整備の一環として①合理的な方法に基づく表示値の設定，②低含有量の場合の誤差の許容範囲の拡大の2点についての栄養表示基準の改正を引き続き行うことになっている。栄養表示基準では，規定された分析方法によって得られた値を基準として許容差の範囲を規定しているが，食品表示が消費者の商品が選択の参考となるため，許容差の設定が分かりやすい表示値を基準として表3-4-4が示す許容差の範囲を規定する。

　現行では，低含有量の場合の誤差の許容範囲は示されておらず，たんぱく質や脂質，飽和脂肪酸，コレステロール，炭水化物，糖質，糖類，ナトリウム，熱量は，全て-20%～+20%であった。しかし，新基準では栄養成分及び熱量のそれぞれに低含有量の場合の誤差の許容範囲が示された。

表 3-4-4　各栄養成分及び熱量の許容差の範囲

栄養成分及び熱量	許容差の範囲
たんぱく質	−20%～+20%（ただし，当該食品100g当たり（清涼飲料水等にあっては，100ml当たり）のたんぱく質及び脂質の量が2.5g未満の場合は−0.5g～+0.5g）
脂質	
飽和脂肪酸	−20%～+20%（ただし，当該食品100g当たり（清涼飲料水等にあっては，100ml当たり）の飽和脂肪酸の量が0.5g未満の場合は−0.1g～+0.1g）
コレステロール	−20%～+20%（ただし，当該食品100g当たり（清涼飲料水等にあっては，100ml当たり）のコレステロールの量が0.5g未満の場合は−5g～+5g）
炭水化物	−20%～+20%（ただし，当該食品100g当たり（清涼飲料水等にあっては，100ml当たり）の炭水化物の量が2.5g未満の場合は−0.5g～+0.5g）
糖質	−20%～+20%（ただし，当該食品100g当たり（清涼飲料水等にあっては，100ml当たり）の糖質及び糖類の量が2.5g未満の場合は−0.5g～+0.5g）
糖類*1	
食物繊維	−20%～+20%
亜鉛	−20%～+50%
カリウム	同上
カルシウム	同上
クロム	同上
セレン	同上
鉄	同上
銅	同上
ナトリウム	−20%～+20%（ただし，当該食品100g当たり（清涼飲料水等にあっては，100ml当たり）のナトリウムの量が0.5g未満の場合は−5g～+5g）
マグネシウム	−20%～+50%
マンガン	同上
モリブデン	同上
ヨウ素	同上
リン	同上
ナイアシン	−20%～+80%
パントテン酸	同上
ビオチン	同上
ビタミンA	−20%～+50%
ビタミンB_1	−20%～+80%
ビタミンB_2	同上
ビタミンB_6	同上
ビタミンB_{12}	−20%～+50%
ビタミンC	−20%～+80%
ビタミンD	−20%～+50%
ビタミンE	同上
ビタミンK	同上
葉酸	−20%～+80%
熱量	−20%～+20%（ただし，当該食品100g当たり（清涼飲料水等は，100ml当たり）の熱量が2.5g未満の場合は−5kcal～+5kcal）

*1：単糖類または二糖類であって，糖アルコールでないものに限る。

6）表示方法

(1) 食品単位

　　新基準において，当該食品の100g若しくは100mlまたは1食分，1包装その他の1単位当たりの栄養成分の量及び熱量を表示する（特定保健用食品を除く）。この場合において，当該食品単位が「1食分」である場合においては，当該1食分の量を併記する。

　　なお，消費者にとって分かりやすい表示となるよう，通知にて「1食分当たり」で表示することが望ましい旨を示すこととする。

(2) 栄養素等表示基準値に占める割合の表示

　　現行では，栄養素等表示基準値に対する割合の表示は任意となっている。また，コーデックスの栄養表示に関するガイドラインにおいて，「栄養参照量が設定されている場合は，栄養参照量に対するパーセンテージで示してもよい」とされている。以上のことを踏まえ，新基準では，栄養素等表示基準値に対する割合の規定はしないこととするが，「1食分当たり」の表示に合わせ，少なくとも栄養強調表示をしようとする栄養成分及び熱量については，積極的に割合の表示を行うよう通知で示すこととなった。

7）表示レイアウト

　現行の栄養表示基準では，①熱量（エネルギー），②たんぱく質，③脂質，④炭水化物（糖質及び食物繊維でも可），⑤ナトリウム，⑥表示しようとする栄養成分（任意表示）の順に記載することになっている。現行に対して消費者・事業者ともに馴染みやすいことから，新基準においても表示順は現行通りとする。

　炭水化物における糖質や食物繊維などの内訳表示の方式については，現行では採用されていないが，栄養表示を義務化している主要国やコーデックスガイドラインにおいては，内訳表示方式を採用していることや消費者調査の結果，消費者の多くが栄養成分の包含関係を理解していないことを踏まえ，栄養成分に包含される成分は，内訳として表示することとなった。なお，現行では炭水化物の量は，糖質及び食物繊維の量の表示をもって代えることができるが，新基準では糖質及び食物繊維を表示する場合は，炭水化物の量を表示した上でその内訳として「両者を表示」する。

8）様式

　現行は規定されていないが，新基準では，次頁の表3-4-5及び表3-4-6の様式を規定することになった。しかし，JAS法の基準同様，別記様式による表示と同等程度に分かりやすく一括して表示されている場合は，当該様式以外の表示も可能とし，詳細な説明を加えることとする。

　表示に用いる文字及び枠の色は，背景の色と対照的な色とする。また，文字は，日本工業規格Z8305（1962）に規定する8ポイントの活字以上の大きさの統一のとれた文字とすることとなった。しかし，表示可能面積が150平方センチメートル以下のもの及び印刷瓶に入れられた一般用加工食品であって，表示すべき事項をふた（その面積が30平方センチメートル以下のものに限る。）に表示するものにあっては，日本工業規格Z8305（1962）規定する5.5ポイント以上の大きさの文字とすることができる。

表 3-4-5　義務表示事項のみを表示する場合

栄養成分表示	
食品単位（100g 若しくは 100ml 又は 1 食分（1 食分の量を併記），1 包装その他の 1 単位）	
熱量	kcal
たんぱく質	g
脂質	g
炭水化物	g
食塩相当量	g

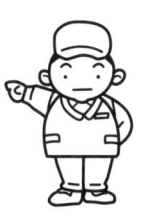

〈注〉
①この様式の枠を記載することが困難な場合には，枠を省略可。
②この様式中の栄養成分及び熱量の順を変更してはならない。
③含有率が 0 の場合でも表示事項の省略はできない。ただし，近接した複数の表示事項が 0 である場合は，例えば，「たんぱく質と脂質が 0」というように一括して表示ができる。

表 3-4-6　義務表示事項に加え，任意表示事項を記載する場合

栄養成分表示	
食品単位（100g 若しくは 100ml 又は 1 食分（1 食分の量を併記），1 包装その他の 1 単位）	
熱量	kcal
たんぱく質	g
脂質	g
－飽和脂肪酸	g
コレステロール	mg
炭水化物	g
－糖質	g
－糖類	g
－食物繊維	g
ナトリウム	g
－食塩相当量	g
その他の栄養成分（ミネラル，ビタミン）	mg，μg

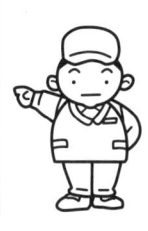

〈注〉
①表示しない栄養成分は，この様式中，当該成分を省略すること。
②上記①と同様。
③飽和脂肪酸，糖質等の前に付された「-」は内訳表示の方式の一例。
④上記①と同様。
⑤上記③と同様。
⑥糖質または食物繊維の量のいずれかを表示しようとする場合にあっては，糖質及び食物繊維の量の両方を表示する。

9）栄養強調表示

コーデックスの考え方を導入することにして，下記のように制度改正を行う。

(1) 相対表示

　　従来，栄養成分の低減，強化などの栄養強調表示には，絶対値としての差異のみが義務化され，相対値の表示は義務化されていなかったが，食品表示法の制定に伴い，下記の相対表示が義務付けられることになった。

　　低減（熱量，脂質，飽和脂肪酸，コレステロール，糖類及びナトリウム）及び強化（たんぱく質及び食物繊維）された旨の表示をする場合には，絶対値に加え，新たに，25％以上の相対値が必要である。

表 3-4-7　相対表示（強化された旨／低減された旨の表示）の現行と新基準

	現行	新基準
低減された旨の表示（熱量，脂質，飽和脂肪酸，コレステロール，糖類，ナトリウム）	・「低い旨」の基準値以上の絶対差 ・「しょうゆに係る特例」[*1] あり	・「低い旨」の基準値以上の絶対差 ・25％以上の絶対差 ・「しょうゆに係る特例」[*1] 廃止
強化された旨の表示（たんぱく質，食物繊維）	・「含む旨」の基準値以上の絶対差	・「含む旨」の基準値以上の絶対差 ・25％以上の絶対差
ミネラル類（ナトリウムを除く），ビタミン類	・「含む旨」の基準値以上の絶対差（栄養素等表示基準値15％（固体100）若しくは7.5g（液体100ml）または5％（100kcal当たり））	・栄養素等表示基準値の10％以上の絶対差（固体と液体の区別なし）

*1：しょうゆのナトリウムに係る低減された旨の表示については相対差が20％以上あること。

(a)「含まない旨」「低い旨」「低減された旨」

　　新基準では，次頁表 3-4-8 の基準値を元に「含まない旨」「低い旨」「低減された旨」の表示を行う。

① ドレッシングタイプ調味料（いわゆるノンオイルドレッシング）について，脂質の「含まない旨」の表示については「0.5g」を，「低い旨」「低減された旨」の表示については「3g」とする。

② 1食分の量を15g以下である旨を表示し，かつ，当該食品中の脂肪酸の量のうち飽和脂肪酸の量の占める割合が15％以下である場合，コレステロールに係る含まない旨の表示及び低い旨の表示のただし書きの規定は，適用しない。

表 3-4-8 「含まない旨」「低い旨」「低減された旨」の基準値

栄養成分及び熱量	含まない旨の表示の基準値	低い旨の表示の基準値	低減された旨の表示の基準値
	食品100g当たり（括弧内は，一般に飲用に供する液状の食品100ml当たりの場合）		
熱量	5kcal（5kcal）	40kcal（20kcal）	40kcal（20kcal）
脂質	0.5g（0.5g）	3g（1.5g）	3g（1.5g）
飽和脂肪酸	0.1g（0.1g）	1.5g（0.75g）。ただし，当該食品の熱量のうち飽和脂肪酸に由来するものが当該食品の熱量の10%以下であるものに限る。	1.5g（0.75g）
コレステロール	5mg（5mg）。ただし，飽和脂肪酸の量が1.5g（0.75g）未満であって当該食品の熱量のうち飽和脂肪酸に由来するものが当該食品の熱量の10%未満のものに限る。	20mg（10mg）。ただし，飽和脂肪酸の量が1.5g（0.75g）以下であって当該食品の熱量のうち飽和脂肪酸に由来するものが当該食品の熱量の10%以下のものに限る。	20mg（10mg）。ただし，飽和脂肪酸の量が当該他の食品に比べて低減された量が1.5g（0.75g）以上のものに限る。
糖類	0.5g（0.5g）	5g（2.5g）	5g（2.5g）
ナトリウム	5mg（5mg）	120mg（120mg）	120mg（120mg）

(b)「高い旨」「含む旨」「強化された旨」

強化（ミネラル類（ナトリウムを除く），ビタミン類）された旨の表示をする場合には，「含む旨」の基準値以上の絶対値に代えて，栄養素等表示基準値の10%以上の絶対値（固体と液体の区別なし）が必要である。

「高い旨」（高○○，○○豊富など）や「含む旨」（○○源，○○使用，○○含有など），「強化された旨」（○○30%アップ，○○倍など）は，基準値以上である場合に表示することができる。

ただし，「強化された旨」において，たんぱく質及び食物繊維に当たっては他の食品に比べて強化された割合が25%以上のものに限り表示を許可されることとなった。そして，次に掲げる事項を表示しなければならない。

①比較する他の食品を特定するために必要な事項
②当該栄養成分の量が比較する他の食品に比べて強化された量または割合

新基準では，次頁表3-4-9の基準値を元に「高い旨」「含む旨」「強化された旨」の表示を行う。

表示基準値は，「含む旨」の表示をする場合は次の通りである。

－たんぱく質：100g（ml）当たり栄養素等表示基準値の10%（5%）または100kcal当たり栄養素等表示基準値の5%
－ビタミン・ミネラル：100g（ml）当たり栄養素等表示基準値の15%（7.5%）または100kcal当たり栄養素等表示基準値の5%
－食物繊維：100g当たり3gまたは100kcal当たり1.5g

「高い旨」の基準値は，「含む旨」の2倍である。

表 3-4-9 「高い旨」「含む旨」「強化された旨」の基準値

栄養成分	高い旨［高，多，豊富等］の表示をする場合は，次の何れかの基準値以上であること		含む旨［源，供給，含有，入り，使用，添加等］または強化された旨の表示をする場合は，次のいずれかの基準値以上であること	
	食品100g当たり（　）内は，一般に飲用に供する液状の食品100ml当たりの場合	100kcal当たり	食品100g当たり（　）内は，一般に飲用に供する液状の食品100ml当たりの場合	100kcal当たり
たんぱく質	15g（7.5g）	7.5g	7.5g（3.8g）	3.8g
食物繊維	6g（3g）	3g	3g（1.5g）	1.5g
亜鉛	2.10mg（1.05mg）	0.70mg	1.05mg（0.53mg）	0.35mg
カルシウム	210mg（105mg）	70mg	105mg（53mg）	35mg
鉄	2.25mg（1.13mg）	0.75mg	1.13mg（0.56mg）	0.38mg
銅	0.18mg（0.09mg）	0.06mg	0.09mg（0.05mg）	0.03mg
マグネシウム	75mg（38mg）	25mg	38mg（19mg）	13mg
ナイアシン	3.3mg（1.7mg）	1.1mg	1.7mg（0.8mg）	0.6mg
パントテン酸	1.65mg（0.83mg）	0.55mg	0.83mg（0.41mg）	0.28mg
ビオチン	14μg（6.8μg）	4.5μg	6.8μg（3.4μg）	2.3μg
ビタミンA	135μg（68μg）	45μg	68μg（34μg）	23μg
ビタミンB_1	0.30mg（0.15mg）	0.10mg	0.15mg（0.08mg）	0.05mg
ビタミンB_2	0.33mg（0.17mg）	0.11mg	0.17mg（0.08mg）	0.06mg
ビタミンB_6	0.30mg（0.15mg）	0.10mg	0.15mg（0.08mg）	0.05mg
ビタミンB_{12}	0.60μg（0.30μg）	0.20μg	0.30μg（0.15μg）	0.10μg
ビタミンC	24mg（12mg）	8mg	12mg（6mg）	4mg
ビタミンD	1.50μg（0.75μg）	0.50μg	0.75μg（0.38μg）	0.25μg
ビタミンE	2.4mg（1.2mg）	0.8mg	1.2mg（0.6mg）	0.4mg
葉酸	60μg（30μg）	20μg	30μg（15μg）	10μg

(2) 無添加強調表示

　　無添加表示に関して，新たに食品への糖類無添加及びナトリウム塩無添加に関する強調表示は，条件が満たされた場合にのみ行うこととする。

　　現行の栄養表示基準では，「不使用」，「無添加」に類する基準は規定されておらず，「砂糖不使用」及び「食塩無添加」の表示の考え方が通知にて示している。一方，コーデックスでは，栄養及び健康強調表示の使用に関するガイドラインの見直しが行われ，2012年の改訂の際，非感染性疾患予防の観点から「無添加強調表示」の基準が新設された。以上のことから，新基準では，新たに「無添加強調表示」に関する規定を定め，コーデックス委員会の栄養成分表示に関するガイドラインに追加された「糖類（単糖類または二糖類）無添加」及び「ナトリウム塩無添加」の規定をする。

　　次の表3-4-10に掲げる要件の全てに該当する場合には，添加していない旨の表示をすることができる。

表 3-4-10　無添加強調表示をする際の規定

糖類無添加	①当該食品にいかなる糖類も添加されていないこと（例：ショ糖，ブドウ糖，ハチミツ，糖蜜，コーンシロップ等） ②当該食品が糖類を使用した原材料を含んでいないこと（例：ジャム，ゼリー，甘味の付いたチョコレート，甘味の付いた果実片等） ③当該食品が添加糖類の代用として糖類を含む原材料を含んでいないこと（非還元濃縮果汁，乾燥果実ペースト等） ④その他の何らかの方法により，当該食品自体の糖類含有量が原材料に含まれる量を超えて増加していないこと（例：デンプンを加水分解して糖類を放出させる酵素の使用）
ナトリウム塩無添加	①当該食品に添加されたナトリウム塩を含まないこと。これには塩化ナトリウム，リン酸三ナトリウムを含むがこれらに限定されない。 ②当該食品が添加ナトリウム塩を含む原材料を含まないこと。これにはウスターソース，ピクルス，ペパローニ，しょうゆ，塩蔵魚，フィッシュソースを含むがこれらに限定されない。 ③当該食品が添加食塩の代用となるようなナトリウム塩を含む原材料を含まないこと。これには海藻を含むがこれに限定されない。

(3) 含有量 0（ゼロ）

現行の栄養表示基準では，規定された分析方法によって得られた100g（100ml）当たりの当該栄養成分の量または熱量が下記の表3-4-11に掲げる量に満たない場合は，「0（ゼロ）」とすることができる。諸外国の栄養成分制度でも同様な規定を設けていることから，新基準でも引き続き同様とする。

表 3-4-11

栄養成分または熱量	100g（または100ml）当たりの量
たんぱく質	＜ 0.5g
脂質	＜ 0.5g
飽和脂肪酸	＜ 0.1g
コレステロール	＜ 5mg
炭水化物	＜ 0.5g
糖質	＜ 0.5g
糖類	＜ 0.5g
ナトリウム	＜ 5mg
熱量	＜ 5kcal

5. 今後の予定

　新たな食品表示基準は，2015（平成 27）年 4 月 1 日に施行されたことで，殆ど全ての食品の表示が変更されることなる。加工食品においては，猶予期間が 5 年間となっているが，企業は，変更内容を良く理解して，新たな基準の趣旨に則って，販売する食品の表示を変更することが必要である。一方，消費者も，新たな食品表示の制度を理解することで，安全で，健康の維持・増進に役立つ食品を選択する情報として活用することが求められる。

まとめのポイント

- 「栄養表示基準」の目的は，加工食品の栄養成分等の表示の基準をルール化し，消費者に食品を選択する上での適切な情報を提供することです。

- 健康増進法に規定されている栄養成分には，マクロ栄養成分であるたんぱく質，脂質，炭水化物に，ミネラル（12 種），ビタミン（13 種）類が含まれます。

- 栄養成分表示制度の見直しにおいて，エネルギー，ナトリウム，脂質の 3 つに関しては健康・栄養政策上の重要性が高く，優先度も高いと考えられています。

- 食品表示基準による栄養成分表示は，「表示義務」，「任意（推奨）表示」，「任意（その他）表示」の 3 区分に分かれています。

参考資料
(1) 消費者庁，栄養表示基準，http://www.caa.go.jp/foods/pdf/syokuhin344.pdf
(2) 消費者庁，栄養表示基準等の取扱いについて
　　http://www.caa.go.jp/foods/pdf/syokuhin1100_1.pdf
(3) Guideline for Use of Nutrition Claims, Codex Alimentarius, CAC/GL 23-1997
(4) 栄養成分表示検討会報告書（2011），http://www.caa.go.jp/foods/pdf/syokuhin683.pdf
(5) 消費者庁，トランス脂肪酸の情報開示に関する指針（2011），http://www.caa.jp/foods/pdf/syokuhin505.pdf
(6) 消費者庁，食品表示一元化検討会報告書 http://www.caa.go.jp/foods/pdf/120809_1.pdf
(7) 消費者庁，食品表示基準，http://www.caa.go.jp/foods/pdf/150320_kijyun.pdf

第4章 健康表示制度の国際比較

　食品の健康表示の制度は，国際的に新たな展開が進んでいる。コーデックス委員会の健康表示指針により基本的な考え方の国際的合意がなされ，EUでは，2007（平成19）年に栄養健康表示法が施行され，健康表示の科学的評価と健康表示の許可が進められており，米国においては，1994（平成6）年に施行されたダイエタリーサプリメント健康教育法について，科学的根拠に重点を置いた有効性の評価指針の見直しが行われ，安全性評価の見直し案が公表されている。

　更に，オーストラリア・ニュージーランド，中国，韓国等での健康表示に関する制度が既に創設され，見通しが進められており，この分野での国際的ハーモナイゼーションが進んでいる。科学的整合性と法的整合性に基づく国際競争が問われる中で，食品機能の総合的な研究と個別評価の健康表示制度の創立におけるパイオニアである日本において，この分野の研究開発と健康表示の拡大が求められている。

❶ 国際基準作成を担うコーデックス委員会[1]

1. 概要

　コーデックス委員会（Codex Alimentarius）は，消費者の健康の保護と食品の公正な貿易の保護の確保を主な目的として，1963（昭和38）年にFAO（国連食糧農業機関）とWHO（世界保健機関）により合同食品規格委員会として設置された[1]。日本は1966（昭和41）年に参加している。1995（平成7）年にWTO（世界貿易機関）が設立され，その要請により世界基準としての食品規格の作成をコーデックス委員会が担うことになった。WTO加盟国は特段の理由がない限り，コーデックス委員会で策定された規格を国内規格の基礎とすることになっている。事務局はイタリアのローマ（FAO本部内）にある。

　コーデックス委員会には，総会，執行委員会，一般問題部会，個別食品部会，特別部会と，地域調整部会が設置されている。食品の安全と機能に関する基準には，一般問題部会に所属する食品添加物・汚染物質部会，食品表示部会，残留農薬部会，食品輸出入検査認証システム部会，個別食品部会など多くの部会が関係している。

2. 食品の健康表示に関する指針

　栄養・健康表示に関する国際基準としては，食品表示規格部会が提案した栄養・健康表示のガイドライン[1]が2004（平成16）年にジュネーブの総会において，国際規格として採択された。ここでいう健康表示とは表4-1-1に記載する「栄養素機能表示」，「その他の機能表示」，「疾病のリスク低減表示」であることが定められた。

表 4-1-1　コーデックス委員会の栄養・健康表示

栄養・健康表示の種類	表示の内容
栄養素機能表示	身体の成長，発達，正常な機能における栄養素の生理学的な役割を表す表示
その他の機能表示	栄養素以外の機能表示を表し，「身体の正常な機能または生物活性に関連し，その食品成分を摂取することによる特定の有用な効果に関与する」表示
疾病のリスク低減表示	食生活において，食品あるいはその成分の摂取と，疾病及び健康に関する状態の進行（発症）に関するリスクの低減との関係を示す表示

栄養・特殊用途食品規格部会会議において，「健康強調表示の科学的根拠」に関する討議を進めることになり，2008（平成20）年11月の会議では具体的な議論が行われた。その結果，下記の健康表示の科学的根拠に関するガイドライン[2]が，2009（平成21）年にコーデックス総会で国際規格として採択された。
　①健康表示の科学的検証は，科学的に十分に計画されたヒト介入試験により得られた結果を基にされるべきである。
　②網羅的な科学的根拠の検証を実施すべきである。
　このガイドラインでは，ヒト試験の重要性は含まれたが，介入試験を科学的評価に許可要件として含めるか等の具体的な手法とその評価については，各国に任されることになった。

まとめのポイント

● コーデックス委員会は，食品の国際基準を作成する役割を担っています。

● 国際基準作成の目的は，消費者の健康の保護と，食品の公平な貿易の保護です。

● 国際基準としての健康表示は「栄養素機能表示」，「その他の機能表示」，「疾病のリスク低減表示」の3つです。

● ガイドラインでは，科学的検証，とりわけヒト試験での結果を重要としています。

2 米国における健康表示制度

1．栄養表示・教育法（NLEA）

1990（平成2）年に制定された栄養表示・教育法（NLEA）により，米国食品医薬品局（FDA）が科学的に立証されていると認めた食品成分と疾病との関係についてのヘルスクレーム（USのみで用いられる狭義の「ヘルスクレーム」であり，CodexやEUで用いられている疾病リスク低減表示と類似の表示である。本文では，一般的な広義の「健康表示」と区別して，「ヘルスクレーム」と記載する）が表示できる。

1999（平成11）年に，FDAはヘルスクレームを判定する科学的根拠の基準を明らかにする指針[3]を公表している。更に，その科学的根拠の基準を満たしていないが，一定の条件を付けたヘルスクレーム（Qualified Health Claim：条件付きヘルスクレーム）ができる制度を導入し，具体的な判定システムに関する暫定指針を2002（平成14）年に発表している[4]。

暫定指針において，科学的根拠を評価する具体的な手法として，「試験デザイン」，「試験の質」，「科学的根拠の強さ」が3つの主要なチェックポイントとして提示されている。

まず，「試験デザイン」においては，ヒト試験を4つのレベルに分類している（表4-2-1）。無作為化比較試験を最も信頼性が高いタイプ1に位置づけ，次がタイプ2の前向きコホート研究である。メタアナリシスは既に実施された複数のヒト試験の結果を総合的に評価する手法であるが，その評価の手法が確立しておらず，評価実施者により判定基準が異なることがあるとの理由で，メタアナリシスを含めたシステマティック・レビューの研究論文は評価の対象とせず，FDAが自ら全て原著に当たって総合的な評価を実施することになっている。

表4-2-1　ヒト試験デザインの4タイプ

試験タイプ	デザインの内容
タイプ1	無作為化比較試験
タイプ2	前向きコホート研究
タイプ3	過去の試験を対照（Historical Control）とする試験 非無作為化比較試験
タイプ4	断面研究 一連の患者報告

「試験の質」の格付けは，試験の被験者選定，除外基準，バイアス，データ収集法，解析法等が評価される。「科学的実証の強さ」の格付けは，被験者数，試験の実施回数，試験間の整合性，米国における疾病のリスク低減に関する関連性について，一連の科学的根拠の程度を格付けする。

以上の「試験デザイン」，「試験の質」及び「科学的根拠の強さ」が評価され，総合評価として下記のような4段階の表現に分類される（図4-2-1）。

　A．高（High）：明確な科学的根拠に基づいている。健康強調表示に明確な科学的根

拠があるもので，条件付けが必要でない。
B．中（Moderate）：良好な根拠はあるが完全には確定されてない。
C．低（Low）：根拠はあるが限られたもので確定されていない。
D．非常に低い（Extremely Low）：強調表示を支持する科学的根拠はほとんどない。

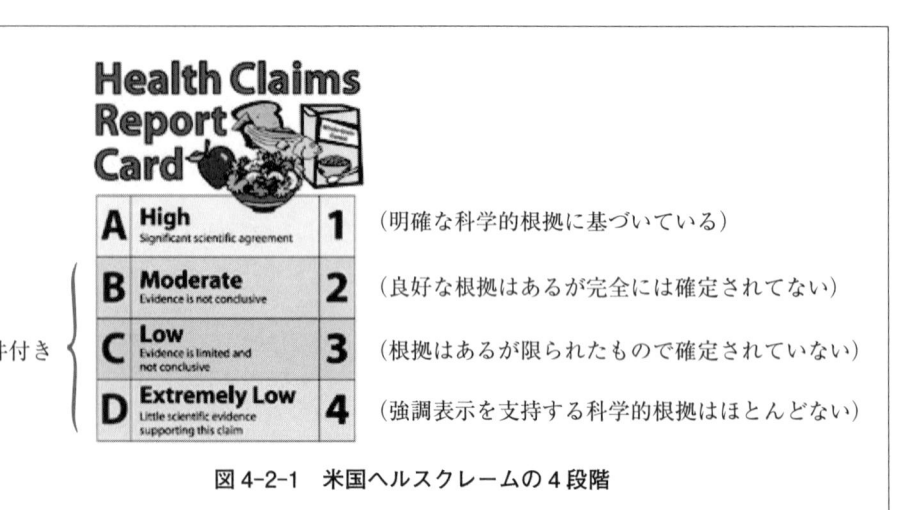

図 4-2-1　米国ヘルスクレームの 4 段階

　FDA は，全てのヘルスクレームを食品に表示される前に評価することになり，この過程で入手可能な科学的根拠についての総合的評価と，必要に応じて FDA 以外の専門家スタッフによる詳細な評価が行われるものとされている。FDA はこの指針を基に，2003 年より条件付きヘルスクレームを施行し，評価を進めて，その結果が順次，発表されている。また，これらの評価結果を踏まえて，最終指針[5] が 2009（平成 21）年に発表された。
　条件付きのヘルスクレームの例としては，「抗酸化ビタミンの摂取が，ある種のがんのリスクを低減する可能性を示唆する科学的根拠があるが，FDA では根拠は限定的であり確立されていないと判断している」，「セレンの摂取によりある種のがんが形成するリスクを低減する可能性を示唆しているが，FDA はその根拠は限定的であり，結論付けられていないと判断している」等が発表されている[6]。

2．ダイエタリーサプリメント健康教育法（DSHEA）[7]
1）概要
　ビタミン，ミネラル，脂肪酸，アミノ酸，ハーブ等の栄養素，食品成分，食品素材について，身体の構造と機能に影響を及ぼす表示（構造・機能表示）ができる制度として 1994（平成 6）年に制定された。企業は，FDA へ届け出るだけで，有効性の科学的根拠が審査されることなく，企業の自己責任において実証された効果を表示できるのが特徴である。構造・機能表示の内容は，コーデックス委員会で定められた「その他の機能表示」または前述の EU の「機能表示」と類似している。この法律に基づいて，製品に構造・機能表示をするダイエタリーサプリメントには「この表示は FDA によって評価されたもの

ではありません。この製品は病気を診断，治療，予防することを目的としたものではありません」の否認表示（disclaimer）を製品に表示することが義務付けられている。この法律の施行後，多くのダイエタリーサプリメントが販売され，2兆円を超えるとされる市場が形成されている。しかしこの法律には，①有用性と安全性に及ぼす詳細なヒトでの実証法が定められていない，②第三者の評価が義務付けられていない，③科学的根拠を実証した論文の公表が義務付けられていないこと等，消費者が有効性と安全性を判断して，自分に適した商品を選択する上での情報開示とその信頼性に問題がある。FDAはこれらの問題を解決するため，ダイエタリーサプリメントによる健康被害も考慮して，有効性と安全性に関する指針を制定することを2002（平成14）年に宣言し，ダイエタリーサプリメントによる健康被害も考慮して，有効性と安全性に関する指針を検討し，2008（平成20）年に科学的根拠のガイドライン[8]を発表した。ここでは，二重盲検無作為化比較試験が最上の実証方法（The "gold" standard is DB-RCT design）であるとしている。

2）現状の問題点

（1）構造機能表示等に関する問題点

米国保健福祉省監察総監室（Office of Inspector General）が，2012（平成24）年に，市販されているダイエットと免疫機能に関連するダイエタリーサプリメント126品目の調査を実施した結果を報告書「ダイエタリーサプリメント：構造機能表示はFDAの必要要件を満たしていない」[9]として公表した。内容は，調査した製品のほとんどの構造機能表示は上記FDAの科学的根拠のガイドラインに合致しておらず，表示の正当性は不十分であり，法律で禁じている疾病への効果に関する表示が20%の商品にあったと指摘し，FDAに監視体制の改善を求めている。この報告書によると，現在のダイエタリーサプリメントには下記の問題がある。

①ダイエタリーサプリメントの構造機能表示はFDAの実証ガイドラインに合致しておらず，その正当性は不十分である。よって，この表示により消費者が経済的損失を蒙る可能性がある。全般に，ダイエタリーサプリメントのヒトでの有効性が証明されていない構造機能表示が市場で販売されており，FDAが定めた実証ガイドドラインに適合しておらず，表示の正当性に疑いがあり，有効性の証明が不十分な商品を購入させられることで，経済的損失を蒙っている可能性がある。

②ダイエタリーサプリメントの中には法律で禁じられている疾病に関する表示（疾病の治療，予防，改善，緩和）が記載された製品があり，消費者が医療機関で受診する機会を失わせる可能性がある。ダイエタリーサプリメントは，あくまでも健康を維持増進する食品であり，病気を予防したり，病気になった人が病気を治療したりする目的で使用するものではない。このような疾病に関わる表示があれば，消費者はミスリードされ，薬局や病院に行く代わりにダイエタリーサプリメントを購入することで，適切な病気への対応が遅れ，病気を悪化させる原因となる。

③構造機能表示の本制度は，届出要件を満たしているかをすぐに判定することができず，十分に監視する体制ができておらず，市場では，正当性のない表示，消費者をミスリードする表示が記載された製品が，野放し状態である。

FDAは，ダイエタリーサプリメントの表示の監視が不十分であり，今後監視を拡

大することは同意したが，FDA が構造機能表示の科学的根拠を実証する法的権限を持つなどの制度を本質的に改善をすることは困難であるとしている。ダイエタリーサプリメントの制度は，届出制が前提であり，ガイドライン準拠も強制力がないために，一つ一つの製品の有効性表示の正当性を評価監督する体制を取ることは困難であるため，FDA はまず全ての構造機能表示を収集及び監視体制の強化することから始めるとしている。

(2) 安全性確保の問題点

ダイエタリーサプリメントの成分として用いるビタミン，ミネラル，ハーブ，アミノ酸等について DSHEA 法施行の 1994（平成 6）年以前に販売されていた実績がないものを販売するためには，販売の 75 日前までに NDI（新規成分）として安全性の資料を FDA に申請し，安全性評価レビューを受けることになっている。評価レビューで了承され，登録（filing）されて初めて販売が可能となる。NDI の安全性の評価の項目は，表 4-2-2 の通りであり，GRAS（拙書『食品安全の表示と科学』第 6 章国際比較❸米国の項参照）の項目と同等の安全性が要求されている。

表 4-2-2　ダイエタリーサプリメントの NDI 申請項目

(1) 名称：化学名，Chemical Abstract Service（CAS）番号，構造式
(2) 化学特性
(3) 植物，醗酵菌体：科名，使用部位，栽培条件，繁殖方法，育種法，遺伝子導入・組織培養の有無，製造者，使用農薬・成長調節剤，乾燥法，収穫法，抽出法，品質管理基準，抽出物が非感染性・非毒性であることの資料
(4) ダイエタリーサプリメント製品の組成，商品の摂取法に関する表示
(5) 使用実績（摂取人口，摂取量，摂取頻度，摂取期間，安全確認システムの資料，使用実績の引用資料
(6) 使用実績以外の摂取量が安全であることの根拠，従来の使用量・使用頻度・投与方法・使用対象者と異なる場合は安全であることの根拠
(7) 使用実績と異なる場合の安全性試験：①遺伝毒性（変異原性試験，DNA 変異試験）　　②短期毒性（＜ 30 日），亜急性毒性（90 日）　　③ヒト単回試験，ヒト反復投与試験（30〜90 日）　　④催奇毒性（ゲッシ類），⑤次世代繁殖試験　　⑥発がん性試験，吸収性試験，代謝試験，体内動態他
(8) 製品の表示（摂取推奨量，摂取期間，使用実績
(9) 妊婦，授乳婦，小児への安全性評価の考慮事項

しかしながら，NDI の定義が不明確であり，原料や抽出，製造，精製方法等が変更されても，成分の名称が同じである場合には NDI の申請が出されないのが実態であった。そのため NDI の申請が必要な条件を定めた下記の新ガイドライン案を FDA は，2011（平成 23）年 7 月に発表した[10]。

①通常食品に使用していた成分であっても，本法律が制定された 1994（平成 6）年以前にサプリメントとして使用されていなかった成分については，NDI として，FDA に事前に申請をして，安全であることのレビュー後，登録する必要がある。

②海外で 1994（平成 6）年以前にサプリメントとして使用した実績があっても，米国国

内での実績がなければ，NDI として申請して，FDA の登録を得ることが必要である。
③FDA から NDI として登録された成分であっても，製造方法を変更したことにより，成分組成やその成分の化学的品質が変わる場合には，新 NDI として申請する必要がある。
④既に，NDI の登録を受けている成分であっても，新 NDI の申請が必要なダイエタリーサプリメントは，(1)1 日推奨摂取量が，登録されている NDI の推奨摂取量を超えている場合，(2)登録された NDI 成分以外の新規の成分が含まれている場合，(3)対象者（例，子ども，妊婦，授乳婦）が同じでない場合，(4)他の使用条件（例：消費期限の短縮）が異なる場合である。
⑤他の事業者が NDI の登録をしている成分を使用する場合であっても，ダイエタリーサプリメントは，混合物であるので，事業者毎に NDI の申請をして，販売する 75 日前までに，FDA の登録を得る必要がある。

上記の案に関しては，2011（平成 23）年末までのパブリックコメントを踏まえて，制度化を検討しているが，産業界からの反対移管が強く，2015（平成 27）年 3 月末現在，ガイドライン案のままで，まだ施行されていない。

まとめのポイント

- 栄養表示・教育法（NLEA）によって，FDA が科学的な根拠を認めたものは，食品成分と疾病の関係について表示できます。

- NLEA では，「試験デザイン」，「試験の質」，「科学的根拠の強さ」の 3 つの主要ポイントが総合評価され，高～中～低～非常に低いの 4 段階に分類されます。

- ダイエタリーサプリメント健康教育法（DSHEA）によって，企業は FDA へ届出するだけで，自己責任において製品に構造・機能表示をすることが可能になりました。

- DSHEA においての科学的根拠の実証方法として，二重盲検無作為化比較試験が最良とされています。

3 欧州連合（EU）における健康表示制度

1．概要

　EU（European Union：欧州連合）において，食品に関する行政機関は，欧州委員会（European Commission：EC）保健・消費者保護総局（The Health and Consumer Protection Directorate General=DG SANCO）である。これは，欧州委員会の政策部門の総局の一つで，加盟国民の健康と消費者保護の役割を担う。また，EU は 2000（平成12）年 1 月に食品安全白書[11]を発表し，その中で，「消費者は食品の品質と含有成分についての情報を知る権利があり，それにより "Informed Choice" が可能となる」として，食品の安全や健康に関する情報を消費者に伝えるための制度を制定することを宣言している。ここで，"Informed Choice" とは，「消費者に情報を十分に与えて，消費者自らが選択する」ことである。この白書の趣旨に基づいて，欧州食品安全庁（European Food Safety Authority=EFSA）が 2002（平成14）年に設立され，食品から家畜，飼料等の安全性を科学的に調査・解析して，EU に科学的見地から助言を行うことを役割としている。現在では，食品添加物，残留農薬，遺伝子組換え食品や BSE（牛海綿状脳症）の安全性に加え，食品の健康表示の有効性の科学的根拠も含めた食品の全ての分野について科学的評価を行っている。更に，前記の白書の "Informed Choice" の考えに基づき栄養・健康表示法が 2007（平成19）年 1 月に制定され，従来，加盟各国の自主基準に任されていた制度は，EU 域内で法律（Regulation）として統一されることになった。

　共同体の法令とされるものには，法律，指令，決定，勧告の 4 種類があり，法律（Regulation）は最も拘束力の強いもので，国内法が制定されなくとも全ての加盟国に適用される。指令（Directive）は一定の執行猶予期間内に，参加国は国内法に取り入れることが義務付けられているが，どのような形で法制化するかは各国に任されている。栄養・健康表示法は法律（Regulation）であり，後述するフードサプリメントの制度は指令（Directive）に定められている。（詳細は『食品安全の表示と科学』第 6 章国際比較　Column「EU の組織と法令」参照）。

2．栄養・健康表示法（Nutrition and Health claim made on Food）[12]

　EU 加盟各国の健康表示はそれぞれの国で異なる独自の制度が存在していたため，各国で異なる健康表示の製品がそれぞれの国の市場で販売されていた。加盟各国間での混乱を避けるためにも，EU 共通の制度施行の必要性が望まれ，2003（平成15）年に EC 原案が発表され，検討が進められた。産業界，科学界の考えも考慮した修正案が 2006（平成18）年12月に欧州議会（European Parliament）で承認され，2007（平成19）年 7 月に施行された。

　この法律に定められた表示は，含有栄養素に関する栄養素プロフィールと健康表示とから成る。

1）栄養素プロフィール（Nutrient Profile）

　消費者が商品を選択する際に，健康表示に過剰な期待をして，過剰に摂取することがないようにするために，健康表示をする食品に義務付ける表示である。摂取推奨量と実際の摂取量が大きく異なる栄養素について，食品群毎に，含有量の範囲を設定するとともに，

含有量の表示を行う。過剰に摂取しがちな栄養素としては，飽和脂肪酸，ナトリウムなどがあり，不足しがちな栄養素としては食物繊維，高度不飽和脂肪酸が候補例に挙げられている。2009（平成21）年12月に欧州食品安全庁が栄養素プロフィールの詳細を定めることになっていたが，2015（平成27）年3月末現在まだ公表されていない。

2）健康表示の区分

健康表示の種類を4つに分類して制度化している（表4-3-1参照）。機能表示は，①身体の成長，発育，機能における栄養素またはその他の食品成分の役割，②精神・行動に影響を及ぼす機能，③減量・体重調節に関する表示が含まれる。機能表示には，既に十分に確立した表示（一般機能表示）とそれ以外の新規の表示（新規機能表示）とがある。

更に，機能表示に加え，疾病リスク低減表示，小児健康表示が別途定めることになっている。

一般機能表示は，加盟各国が受け付けた申請をまとめてECに提出し，ECが，EFSAに評価を依頼することになっている。一般機能表示以外の三つの健康表示の審査を受けるには，申請者は個別にECに①製品，成分名，②健康表示，③科学的根拠，④関連する科学情報を文書としてEFSAに提出することになっている。

表4-3-1 欧州連合の健康表示

健康表示の種類		内　容
機能表示 ①身体の成長，発育，機能における役割 ②精神・行動に影響を及ぼす機能 ③減量・体重調節に関する表示	一般機能表示 （13条1）	既に確立し，異議のない科学的根拠に基づく健康表示
	新規機能表示 （13条5）	新規の科学的実証，独占権データを含む実証に基づく健康表示
小児関連表示　　　　　　　　　　（14条）		小児の健康に関する表示
疾病リスク低減表示　　　　　　　（14条）		疾病のリスクを低減することに関する表示

3）健康表示の評価

(1) 評価の手順

一般機能表示に関しては，2008（平成20）年に企業及び関連団体から申請された資料を加盟各国の担当部署が受理して，書類上の不備を確認して，ECに提出した。ECは加盟各国の申請書の重複を整理した約4,200の一般機能表示の申請について，EFSAに科学的根拠の評価依頼を行った。EFSAは，2011（平成23）年7月までに約2,700の一般機能表示の評価の結果を公表した。そのうち約250の健康表示に科学的根拠ありとする評価の報告を発表している。

一般機能表示の機能表示以外の，新規機能表示，疾病リスク低減表示，小児関連表示に関しては，ECが受け付けた申請をEFSAが順次，科学的評価を進めている。

(2) 評価の科学的根拠

EFSAは，健康表示の科学的評価に関して，総合ガイドラインに加えて，6つの分野のガイドラインを発表している（表4-3-2）。これらの指針には，まず，背景として，

この指針は評価委員会が科学的根拠を評価する過程で，関係者に対して指導してきた経験に基づいて，積み上げられてきたものであり，評価結果から導き出された例の提示であることが述べられている。次に，表示の科学的根拠となる評価法と評価項目の特徴とその限界が記載され，評価法毎の健康表示を立証するための留意事項が挙げられている。更に，その評価結果がどのようにヒトの健康に結び付くかが，メカニズムと合わせて記載されている。

表 4-3-2　健康表示の評価ガイドライン

分野	ガイドライン（URL）
総論	健康表示 13 条 1, 13 条 5, 14 条の評価に基づいた利害関係評価の一般指針 (http://www.efsa.europa.eu/en/efsajournal/pub/2135.htm)
腸・免疫	腸及び免疫に関わる健康表示の科学的要件に関する指針 (http://www.efsa.europa.eu/en/supporting/doc/136e.pdf)
体重調節・血糖値	体重管理，エネルギー摂取量，満腹，血糖反応 / 血糖コントロールに関わる健康表示の科学的要件に関する指針 (http://www.efsa.europa.eu/en/efsajournal/pub/2604.htm)
酸化障害保護と冠状動脈	抗酸化，酸化障害と冠動脈の健康に関わる健康表示の科学的要件に関する指針 (http://www.efsa.europa.eu/en/efsajournal/pub/2474.htm)
骨・関節・皮膚・口腔	骨，関節，皮膚，口腔の健康に関わる健康表示の科学的要件に関する指針 (http://www.efsa.europa.eu/en/efsajournal/doc/2702.pdf)
身体能力	身体能力に関わる健康表示の科学的要件に関する指針 (http://www.efsa.europa.eu/en/efsajournal/doc/2817.pdf)
神経・心理	神経及び精神の健康に関わる健康表示の科学的要件に関する指針 (http://www.efsa.europa.eu/en/press/news/120717.htm)

　これらの指針及び今まで公表された健康表示の評価報告書から，科学的評価の判断基準は，①製品及び有効成分が十分に Characterization（同定・定量）されていること，②ヒト介入試験が重要であり，適切に実施されていること，③動物試験においてメカニズムが明らかにされていること等が示されている。これらの判断基準は，日本の特定保健用食品の審査の基準と類似性が高い。一般機能表示で科学的根拠ありとされた成分は，ビタミンとミネラルの健康表示が約 75% を占め，日本の栄養機能食品と類似の表示内容も含まれている。一方，日本では特定保健用食品でも認められていない「神経系の正常な機能に寄与」，「免疫系の正常な機能に寄与」，「ホルモン作用の調節に寄与」，「正常な精神能力に寄与」，「正常な頭髪の維持に寄与」，「神経系の正常な機能に寄与」，「正常な血液凝固に寄与」，「筋肉機能と神経伝達に寄与」，「激しい運動中及び運動後の免疫系の正常な機能を維持するのに寄与」，「正常な認識機能に寄与」等の健康表示に科学的根拠があるとされている。

(3) 健康表示の承認

　EFSA の科学的根拠の評価結果を受けて，欧州議会委員会（European Parliament Committee）が法的整合性も合わせて検討を進め，222 件の一般機能表示の承認が

2012（平成24）年12月に公布された（表4-3-3）。更に，新規機能表示，疾病リスク低減表示，小児関連表示についてもEFSAが科学的根拠を実証した表示を随時公表している（表4-3-3～4-3-6参照）[13]。

表4-3-3 一般機能表示の例

成分	承認表示
マグネシウム	倦怠と疲労の低減に寄与する。 正常な筋肉機能に寄与する。 正常な心理機能に寄与する。 正常な骨や歯の維持に寄与する。 正常なたんぱく質合成に寄与する。 細胞分裂の過程に役立つ。 正常なエネルギー産生の代謝に寄与する。 電解質のバランスに寄与する。
セレン	免疫システムの正常な機能に寄与する。 酸化ストレスから細胞を保護するのに寄与する。 正常な精子形成に寄与する。 正常な頭髪の維持に寄与する。 正常な爪の維持に寄与する。 正常な甲状腺の機能に寄与する。
ビタミンA	正常な鉄代謝に寄与する。 正常な粘膜の維持に寄与する。 正常な肌の維持に寄与する。 正常な視力の維持に寄与する。 免疫システムの正常な機能に寄与する。 健康な歯，骨，毛髪，爪に必要である。
ビタミンB_6	神経系の正常な機能維持に寄与する。 正常な赤血球形成に寄与する。 正常な免疫システムの機能に寄与する。 ホルモン作用の調節に寄与する。 正常なシステイン合成に寄与する。 正常なホモシステインの代謝に寄与する。 正常なたんぱく質とグリコーゲンの代謝に寄与する。 正常な心理機能に寄与する。 倦怠と疲労の低減に寄与する。

表4-3-4 新規機能表示の例

食品・成分	承認表示
水溶性トマト濃縮物	正常な血小板凝集の維持に役立ち，健康的な血流に寄与する。
シュガービート食物繊維	排便のカサを増加します。

表4-3-5 リスク低減表示の例

食品・成分	承認表示
砂糖不使用のチューインガム	歯の脱灰を抑えるのに役立つ。歯の脱灰は虫歯の進行のリスク因子の一つである。
植物ステロール・植物ステロールエステル	血中コレステロールを低下／減少させる。高コレステロールは冠状動脈性心疾患のリスク因子の一つである。
甘味料が100%キシリトールのチューインガム	歯垢を減らすことが知られている。歯垢が多いことは，子どもの虫歯の進行のリスク因子の一つである。

表4-3-6 小児健康関連表示の例

食品・成分	承認表示
α-リノレン酸・リノール酸・必須脂肪酸	必須脂肪酸は小児の正常な成長と発育に必要である。
カルシウムとビタミンD	カルシウムとビタミンDは子どもの骨の正常な成長と発達に必要である。
ドコサヘキサエン酸（DHA）	12ヵ月齢までの乳児の正常な視力の発達に寄与する。
ドコサヘキサエン酸（DHA）	妊娠中に摂取すると，胎児と母乳を飲む乳児の正常な目の発達に寄与する。
ドコサヘキサエン酸（DHA）	妊娠中に摂取すると，胎児と母乳を飲む乳児の正常な認識能の発達に寄与する。
カルシウム	子どもの健康な骨の成長と発達に必要である。
ビタミンD	子どもの健康な骨の成長と発達に必要である。
リン	子どもの健康な骨の成長と発達に必要である。
ヨウ素	子どもの正常な成長に必要である。
鉄	子どもの正常な認識能の発達に必要である。
たんぱく質	子どもの骨の正常な成長と発達に必要である。

3．フードサプリメント指令[14]

1）経緯

2000（平成12）年にフードサプリメント（Food supplement）に関するEU指令案が公表され，2002（平成14）年に公布された。ビタミン，ミネラルの錠剤・カプセル等を対象とする制度として，13種類のビタミンと15種類のミネラルがリストに挙げられた。全加盟国で法制化が実施されたことにより，2006（平成18）年8月よりリストに掲載されていないビタミン，ミネラルを含むサプリメントはEU域内における輸出入が禁止されている。

2）制度の内容

フードサプリメントとは「通常の食事を補うために，濃縮された栄養素・その他の食品

成分を摂取するカプセル・錠剤等の医薬品的形状をしたもの」である。"医薬的形状"とはカプセル，錠剤や他の類似の形状，粉末個包装，液状アンプル，液滴型容器のような商品の形態を示すものである。栄養素としてリスト化された13のビタミンと15のミネラルについて，使用できる約300種の化合物が定められている（2010（平成22）年改訂[15]）。

安全上限使用量は，食品科学委員会（Scientific Committee for Food）によって定められ，製造者・輸入販売者は一般に認められている科学的データを基にして上限値を算出して，製品に表示しなければならない。また，フードサプリメントには下記の表示が義務付けられている。

①フードサプリメントとして販売する商品の名称
②商品の特徴となる成分カテゴリーの名称
③注意表示：
　・推奨摂取量を超えて摂取してはいけません。
　・この製品は多様でバランスの良い食事の代わりになるものではありません。
　・小さい子どもの手の届かない場所に保管してください。
④推奨1日摂取量（例．○錠／日）

一方，この指令には栄養・健康の表示に関しては定められておらず，これらの表示の制度は，前記の栄養・健康表示法に基づいて施行されている。

まとめのポイント

● EUの食品に関する行政機関は，保健・消費者保護総局(DG SANCO)です。

● "Informed Choice"「消費者に情報を十分に与えて，消費者自らが選択する」（食品安全白書2000年）の考えに基づき，2007（平成19）年に栄養健康表示法が制定されました。

● 栄養健康表示法は健康表示についてEU共通の制度の必要性から生まれました。

● ビタミン，ミネラルの化合物について錠剤・カプセル等に関する制度が，2002（平成14）年にフードサプリメント指令として公布されました。

4 オーストラリア・ニュージーランドにおける健康表示制度

1. 健康表示制度の経緯

　オーストラリアとニュージーランドは，ハーブ，ビタミン，ミネラル等のカプセル，錠剤，液体，粉末等のサプリメントの制度において，両国で異なる法律があり，整合性がとれていなかった。ニュージーランドでは食品法（The Food Act 1981）の下にあるダイエタリーサプリメント法（The Dietary Supplements Regulations 1984）により規制されていたが，オーストラリアでは医薬品法（The Therapeutic Goods Act 1989）により規制されていた。一方，タスマニア相互認証条約（The Trans-Tasman Mutual Recognition Arrangement）により，一方の国で生産，輸入した製品は他方の国でも販売することができるのが現状である。そのため，オーストラリアでは，法律では認められていない健康表示を記載したニュージーランドで製造したダイエタリーサプリメントが販売されていることがあった。

　両国はお互いの法律，制度を統合するために，食品に関してはFood Standards Australia New Zealand（FSANZ）を2000（平成12）年に設置し，健康表示についても検討を進めた。FSANZは2003（平成15）年に食品の健康表示に関するガイドライン[16]を公表した後，そのガイドラインに沿った調査を実施し，検討を進めてきた[17]。ガイドラインの中で，表4-4-1に示す重篤な疾病や診断指標に関連しないGeneral level claimsと医師による治療が必要な重篤な病気や診断指標に関連するHigh-level claimsの2つを提案した。

2. 健康表示制度

　オーストラリア・ニュージーランド両国の食品基準を作成する機関であるFSANZは，栄養・健康とその関係表示に関する法律（the Food Standards Australia New Zealand Act 1991）の基準を2013（平成25）年1月7日に公布し，1月18日より施行することを公表した[18]。

　新たな健康表示の基準は，食品成分と健康表示のラベルと広告を規制し，猶予期間は，施行日より3年間である。健康表示はこの基準に基づいて実証された食品と健康との関係である。栄養素含有表示は，ある栄養素または食品成分の含有に関する表示である。本基準に基づく含有量の範囲を満たす食品に対して例えば「低脂肪（'low in fat'）」や「よいカルシウム源（'good source of calcium'）」の表示が可能となる。これらの健康表示と栄養素含有表示は，企業が食品のラベルと広告に対して行う任意表示である。

3. 健康表示の区分

　健康表示として，下記の2つタイプがある。

1）一般レベル健康表示（General level health claims）

　栄養素または食品成分とその健康機能に関する有効性に関する表示である。これらは，重篤な病気（serious disease）やその病気の診断指標（biomarker of a serious disease）に関わるものであってはならない。一般レベル健康表示の例としては，「カルシウムは骨

や歯に有効である」がある。一般レベル健康表示をしようとする食品企業は，本基準にある200を超える食品と健康に関するFSANZ事前承認リスト（表4-4-2）に基づいて表示することができるとともに，食品と健康の関係をシステマティック・レビューで自ら実証（Self-substantiation）して表示をすることも可能である（P151参照）。

2）ハイレベル健康表示（High level health claims）

重篤な病気またはその病気の診断指標と栄養素または食品成分の関係に関する表示である。その例としては，「カルシウムの多い食事は，65歳以上のヒトの骨粗鬆症のリスクを減らすかもしれない」や「フィトステロールは血中コレステロールを減らすかもしれない」が挙げられる[19]。ハイレベル健康表示は，FSANZが事前に承認した食品－健康の関係に基づくものでなければならない。現在，13のハイレベル健康表示（表4-4-3）がリスト化されている。

表4-4-1　FSANZの健康表示

健康表示の種類	定義	審査制度
一般レベル健康表示	重篤な病気や診断指標に関連しない健康に関する表示	FSANZ設定の規格基準型の健康表示および企業が同等の科学的根拠のレベルをシステマティック・レビューで実証した表示
ハイレベル健康表示	重篤な病気や診断指標に関連する健康に関する表示	FSANZの審査による事前の許可が必要

注　重篤な病気（serious disease）：「医療の専門家により診断・治療を受けることが必要とされる疾病」

表4-4-2　一般レベル健康表示の例（http://www.comlaw.gov.au/Details/F2013L00054）

栄養素または機能成分	承認表示	特記する対象者
カルシウム	歯と骨の構造の維持に必要です	
	正常な神経や筋肉機能の維持に必要です	
	正常な血液凝固の維持に必要です	
	正常なエネルギー代謝に寄与します	
	正常な消化酵素の機能に寄与します	
	正常な細胞分裂に寄与します	
	正常な成長や発育に寄与します	小児
ビタミンA	正常な視力の維持に必要です	
	正常な皮膚や粘膜構造と機能の維持に必要です	
	正常な細胞分化の維持に必要です	
	正常な成長や発育に寄与します	小児
	正常な鉄代謝に寄与します	
	免疫システムの正常な機能に寄与します	
	正常な赤血球形成に寄与します	
	正常なホモシステイン代謝に寄与します	
	神経系の正常な機能維持に寄与します	
	倦怠と疲労の低減に寄与します	

β-グルカン	食事由来及び胆汁由来コレステロールの吸収を抑制します	
食物繊維	規則的な排便を維持します	
EPA 及び DHA	心血管系の健康に寄与します	
生ヨーグルト	ラクトースの消化を促進します	乳糖不耐症者
フィトステロール及びフィトステロールエステル	食事性及び内因性コレステロール吸収を抑制します	

表 4-4-3　ハイレベル健康表示の例 (http://www.comlaw.gov.au/Details/F2013L00054)

食品・栄養素機能成分	主な効果	対象者	背景
果物や野菜の高摂取	心血管疾患リスクの低下		果物及び野菜を多く含む食事
β-グルカン	血中コレステロールの減少		低飽和脂肪酸食，1日あたりβ-グルカンを3g含む食事
カルシウム	骨密度増加の促進	65歳以上	高カルシウム食
	骨粗しょう症リスクの低下		高カルシウム食にビタミンDを適量含む食事
	骨粗しょう症性骨折リスクの低下		
カルシウム及びビタミンD	骨粗しょう症リスクの低下	65歳以上	高カルシウム食にビタミンDを適量含む食事
	骨粗しょう症性骨折リスクの低下		
果物と野菜の摂取量増加	心血管疾患リスクの低下		果物と野菜の摂取量を増やした食事
フィトステロール及びフィトステロールエステル	血中コレステロールの減少		低飽和脂肪酸食にフィトステロール，フィトステロールエステルを2g含む食事
飽和脂肪酸	血中総コレステロールまたはLDLコレステロールの減少		低飽和脂肪酸食
飽和及びトランス脂肪酸	血中総コレステロールまたはLDLコレステロールの減少		低飽和脂肪酸，低トランス脂肪酸食
ナトリウムまたは食塩	血圧低下		減塩食
葉酸（葉酸塩ではない）	胎児神経管閉鎖障害リスクの低下	妊娠期の女性	妊娠前から少なくとも妊娠3ヵ月までの期間，1日当たり400μg以上の葉酸摂取

4. 健康表示の科学的根拠

　全ての健康表示は，企業の自己実証の表示も FSANZ に事前承認された表示と同じレベルの科学的根拠で実証されることが求められている。

　企業の自己実証（Self substantiation）は，システマティック・レビューを実施することが義務付けられており，2013（平成 25）年 10 月にガイドラインが公表されている。自己実証による健康表示は，食品に表示または広告する前に，FSANZ に届け出なければならない。FSANZ は届出された食品 – 健康表示のリストを保持し，自己実証の企業を公表する。既に企業によって提出されたリストにある表示をそのまま，他の企業は用いることはできない。既にリストにある食品 – 健康の関係に関する表示をしたいと希望する企業は，自らシステマティック・レビューを実施して，FSANZ に所定の書式に従って，届け出なければならない。システマティック・レビューの実施方法をまとめると表 4-4-4 の通りである。

表 4-4-4　システマティック・レビューの実施法

項目	実施方法のポイント
対象者	被験者と健康表示の対象者が同等性である（対象は全国民か特定の集団かを明確にする）。
有効成分	成分の定義・定性定量が実施してある。 有効摂取量が明らかである。 食品形態（サプリ形状か一般食品か）が同等である。
検索方法	試験の質の評価（RCT か観察試験，プラセボ群設定）が実施されている。 試験期間が 3 ヵ月以上である。
試験評価	評価項目（評価法）が適切である（一般に認められている方法である）。 試験結果で実証した事実と因果関係が明確な結論となっている。
データーベース	検索期間は十分に長期間である。 検索法が適切である。 論文の選択基準が適切である。 データーベースが適切である：Medline, Cochrane, CINAHL, Embase など
評価者	3 年以上の実務経験があり，第 3 者機関で生物統計や評価に関する教育を受け，健康関連の修士または博士で，医学・健康関連の資格を有すること
特記事項	**食経験**：摂取期間は 2 世代が望ましいが，適切な条件が整えば 10〜20 年でもよい。5 年では十分な食経験とはいえない。食経験の情報の摂取量が同等であることが確認されている。抽出物での食経験は食品形態の製品としては不十分である。一般国民の食経験か特定集団であるかを考慮する。

http://www.foodstandards.gov.au/industry/labelling/Pages/Nutrition-health-and-related-claims.aspx

　また，上記の内容の詳細をまとめた栄養・健康表示の総合ガイドラインが 2014（平成 26）年 12 月に FSANZ から発行されている[20]。この制度は企業の自己実証による届出制であり，システマティック・レビューを用いることと創設時期が近い点で日本で 2015（平成 27）年 4 月から施行された機能性表示食品の参考とすべき制度である。

5. 栄養素プロファイリング

健康表示を有する食品は，栄養素プロファイリング基準（Nutrient profiling scoring criterion: NPSC）の要件を満たさなければならない。健康表示基準その他の要件も，健康表示をする前に適合していることが求められる。栄養素プロファイリング基準（NPSC）の例として，飽和脂肪酸，砂糖，食塩の多い食品には，健康表示はできない。食品分類毎に，定められた栄養素スコアの範囲であることが求められる。現在，必要なデータを入力すれば，スコアを自動算出ができるサイトを準備中である[21]。

まとめのポイント

- オーストラリア・ニュージーランドでは，食品の法律，制度を統合するために，FSANZを設置し，2003（平成15）年に食品の健康表示に関するガイドラインを公表しました。

- FSANZは，2013（平成25）年に食品成分と健康表示の広告を規制する基準を公布しました。

- 健康表示の区分には，一般レベル健康表示とハイレベル健康表示（重篤な病気またはその病気の診断指標と栄養素または食品成分の関係）の2タイプがあります。

- 一般レベル健康表示では，FSANZに事前承認された表示と同じレベルの科学的根拠で実証すれば企業の自己実証の表示も認められます。

5 中国における健康表示制度

中国では1996（平成8）年に，健康表示について申請を受け，その科学的根拠を評価して許可する保健食品の制度が制定された。保健食品は日本の特定保健用食品と同様の個別審査型の制度で，健康の調整，増進，維持の効果を持つ食品を指し，病気の治療を目的にしていないとされている。2003（平成15）年に「保健食品の検査及び評価の技術基準」により改正が行われ，従来認められていた老化遅延作用，性機能改善作用，腫瘍進行抑制作用等ヒト試験での科学的実証が困難な機能表示や疾病の治療に関連する健康表示が削除されたことにより，国際的整合性と科学的合理性とが高まったと考えられる。

保健食品の審査と監督は，2003（平成15）年に中国衛生部の衛生部衛生監督センターから新たに医薬局に設置された国家食品薬品監督管理局（State Food and Drug Administration: SFDA）に移管されたが，2008（平成20）年にSFDAは組織ごと衛生部に戻されている。評価基準が定められた健康表示に関しては，国の指定した機関に関連資料とサンプルを提出すれば，実証試験は定められた試験方法で国が実施することになる。表示される健康表示は，現在，27の健康表示が認められている（表4-5-1）。これらの健康表示の中には，日本では認められていない表示として，免疫力の増強，抗酸化，記憶力の改善，肉体疲労の緩和，睡眠の改善，眼精疲労の緩和，ニキビの解消，しみの解消等の10数種が含まれている[22]。

表4-5-1　中国の保健食品の表示

1. 免疫機能の増加	2. 血中脂質の低下を補助
3. 血糖の低下を補助	4. 抗酸化
5. 記憶力の改善を補助	6. 目の疲れを緩和
7. 鉛の排泄を助ける	8. のどの調子を改善
9. 血圧の降下を補助	10. 睡眠の改善
11. 乳汁の分泌を促進	12. 肉体的疲労を緩和
13. 酸欠に耐える能力の向上	14. 輻射被害に対する補助的な保護
15. 肥満抑制	16. 成長発育の改善
17. 骨密度を増加する	18. 栄養性貧血の改善
19. 化学物質による肝障害の補助的な保護	20. ニキビの予防
21. しみの解消	22. 皮膚の水分を改善
23. 皮脂を改善	24. 腸内菌群の調節
25. 消化機能の促進	26. 排便の促進
27. 胃の粘膜を補助的に保護	

まとめのポイント

- 1996（平成8）年に，個別に健康表示を審査して，健康表示を許可する保健食品の制度が創設されました。

- 2003（平成15）年の「保健食品の検査及び評価の技術基準」によって，中国の保健食品の健康表示の国際的整合性と科学的合理性とが高まりました。

- 定められた健康表示に関しては，国の指定した機関に関連資料とサンプルを提出することで，定められた試験方法で国が実証試験を実施します。

- 健康表示の中には，日本では認められていない表示も挙げられています。

6 韓国における健康表示制度

2004（平成16）年に「健康機能食品に関する法律」が施行され，健康機能食品が定められた。その表示制度は，基準化した規格に合致した製品を認定する基準告示型と製品毎に個別に評価して判定する個別審査型との2本立てになっている[23]。

1. 基準告示型

定められた基準に基づき，申請品目の安全性と有効性について検査を行い，認定される。基準化に当たっては，ヒトでの有効性試験は必須であるが，統計的有意差に関しては厳しい基準はなく，食経験と動物試験での有効性確認が十分であれば許可される。ビタミン・ミネラルを中心とする栄養素に関する栄養補充食品と古くから使用されてきた健康補充食品とがある。

　（イ）栄養補充食品：ビタミン，ミネラル，アミノ酸，脂肪酸，たんぱく質，食物繊維等。
　（ロ）健康補助食品：朝鮮人参，うなぎ油，花粉製品，クロレラ，きのこ製品，すっぽん製品，アロエ，梅抽出物等，日本のいわゆる健康食品と類似の製品が含まれている。

2. 個別審査型

専門家による審議委員会が機能性原料及び成分毎に個別に評価を実施して許可するものである。健康機能食品の申請をするには有効性評価資料（ヒト試験，動物試験，$in\ vitro$ 試験，観察試験等の結果あるいは関連文献により，当該原料でのヒトでの機能性が科学的に認定できる資料）と安全性評価資料（ヒト試験は必要ではなく，医薬品等の毒性試験基準の該当する試験の結果）が必要である。個別審査型で許可を受けた品目については，申請企業が同意すれば，基準告示型に移行することができる[24]。

韓国の健康機能食品の制度は，錠剤・カプセルに限定されていた食品形態が，2008（平成20）年2月に一般食品の形態にも拡大されたことと，ヒトでの有効性試験は必須であるが，統計的有意差に関しては厳しい規制はなく，食経験と動物試験での有効性確認が十分であれば許可される。

まとめのポイント

- 韓国では2004（平成16）年に「健康機能に関する法律」が施行され，健康機能食品は基準告示型と個別審査型の2つに分類されます。

- 基準告知型は食経験と動物試験での有効性確認が十分であれば許可され，その際には統計的有意差に関しては厳しい基準はありません。

- 個別審査型は専門家による審議委員会が個別に評価を実施して許可するもので，申請には有効性評価資料と安全性評価資料が必要です。

7 国際比較と今後の展望

　健康表示は，コーデックス委員会のガイドライン（2004）によれば，栄養素機能表示，その他の機能表示，リスク低減表示の3つがある。法的規制の制度としては，規格基準を定め基準に合致していれば基準化された表示のできる規格基準型，個別に機能を審査して表示を許可する個別審査型，単に表示の内容を行政に通知するだけでよい届出型の3つが考えられる（表4-7-1）。日本の栄養機能食品は，栄養素機能表示については規格基準型の制度である。米国の構造機能表示はコーデックス委員会のその他の機能表示と重なる部分が多く，構造機能表示を届出型の制度としている。

　日本の特定保健用食品は構造機能表示を個別審査する制度であり，EUの新規機能表示，中国の保健機能食品，韓国の健康機能食品がこれに近い制度と考えられる。規格基準型の栄養機能食品，個別審査型の特定保健用食品に加えて，2015（平成27）年4月に制定された機能性表示食品は，米国のダイエタリーサプリメントの表示制度の問題点に対して一定の改善を行った，企業等の責任において科学的実証を実施して機能性を表示できる制度である。この機能性表示食品の創設により，日本において，規格基準型，個別審査型，届出型の3つの健康表示制度が揃うことになった（表4-7-1参照）。日本は，30年以上前に世界に先駆けて，機能性食品の研究開発を進め，その成果を基に，個別に科学的根拠を評価する特定保健用食品が創設され，既に1,000品目以上許可されている。科学的根拠に根ざした制度が国際的に確立してゆく流れの中で，世界に先駆けて研究開発と制度化を進めた日本が国際的整合性を考慮に入れ，科学的根拠に基づく国際的な制度化作りにおいてリーダーシップをとることが期待される。

表4-7-1　健康表示の国際比較

Codex（04）	規格基準型	個別審査型	届出型
栄養素機能表示	栄養機能食品 FSANZ（一般レベル表示） 韓国（基準告示型）	EU（一般機能表示）	
その他の機能表示 構造・機能表示	規格基準型特保	特定保健用食品 EU（新規表示） FSANZ（ハイレベル表示） 中国（保健食品） 韓国（個別審査型）	US（DSHEA） 機能性表示食品
疾病リスク低減表示	US（NLEA）	特定保健用食品 （リスク低減表示） EU（リスク低減表示）	

Codex(04)：コーデックス委員会2004年採択指針
EU：栄養・健康表示法
US(NLEA)：米国の栄養表示教育法1990年
US(DSHEA)：米国のダイエタリーサプリメント健康教育法1994年

まとめのポイント

- 国際的に，健康表示には栄養素機能表示，その他の機能表示，リスク低減表示の3つが，規制制度には規格基準型，個別審査型，届出型の3つがあります。

- 日本においては，特定保健用食品は個別審査型，栄養機能食品は規格基準型，機能性表示食品は届出型となっており，3つの健康表示制度が揃っています。

- 日本が健康表示制度において，国際的な整合性や科学的根拠を考慮した制度化作りを進めることで，この分野の国際的拡大が期待できます。

参考資料

(1) CODEX ALIMENTARIUS, http://www.codexalimentarius.org/
(2) Codex Guideline for Use of Nutrition Claims, Codex Alimentarius, (Adopted in 1997. Revised in 2013)
 http://www.fao.org/ag/humannutrition/32444-09f5545b8abe9a0c3baf01a4502ac36e4.pdf
(3) Grossklaus, R. 2009. Codex recommendations on the scientific basis of health claims. European Journal of Nutrition, 48 (Suppl 1): S15–S22. doi:10.1007/s00394-009-0077-z..
(4) Guidance for Industry "Qualified Health Claims in the Labeling of Conventional Foods and Dietary Supplements" Federal Register 67; 245: 2002.
(5) Guidance for Industry: Evidence-Based Review System for the Scientific Evaluation of Health Claims-Final (2009), http://www.fda.gov/Food/GuidanceRegulation/GuidanceDocumentsRegulatoryInformation/ucm073332.htm
(6) FDA, Summary of Qualified Health Claims Subject to Enforcement Discretion (2015), http://www.fda.gov/Food/IngredientsPackagingLabeling/LabelingNutrition/ucm073992.htm#cancer
(7) FDA, Dietary Supplement Health and Education Act of 1994,
 http://www.fda.gov/regulatoryinformation/legislation/federalfooddrugandcosmeticactfdcact/significantamendmentstothefdcact/ucm148003.htm
(8) FDA, Guidance for Industry: Substantiation for Dietary Supplement Claims, 2008,
 http://www.fda.gov/food/guidanceregulation/guidancedocumentsregulatoryinformation/ucm073200.htm

(9) DIETARY SUPPLEMENTS: STRUCTURE/FUNCTION CLAIMS FAIL TO MEET FEDERAL REQUIREMENTS, Office of Inspector General, Daniel R. Levinson Inspector General October, 2012, http://oig.hhs.gov/oei/reports/oei-01-11-00210.pdf

(10) Draft Guidance for Industry: Dietary Supplements: New Dietary Ingredient Notifications and Related Issues, Food and Drug Administration, http://www.fda.gov/Food/GuidanceRegulation/GuidanceDocumentsRegulatoryInformation/DietarySupplements/ucm257563.htm

(11) European Commission, WHITE PAPER ON FOOD SAFETY,
http://ec.europa.eu/dgs/health_consumer/library/pub/pub06_en.pdf

(12) Regulation (EC) No 1924/2006, on nutrition and health claims made on foods, Official Journal of the European Union, L404/9, 30/12/2006

(13) EU Register on nutrition and health claims,
http://ec.europa.eu/nuhclaims/resources/docs/euregister.pdf

(14) DIRECTIVE 2002/46/EC OF THE EUROPEAN PARLIAMENT AND OF THE COUNCIL on the approximation of the laws of the Member States relating to food supplements, http://eur-lex.europa.eu/legal-content/EN/TXT/PDF/?uri=CELEX:32002L0046&from=EN

(15) Dossiers submitted to the European Commission under art. 4(6) of Directive 2002/46/EC on food supplements,
http://ec.europa.eu/food/food/labellingnutrition/supplements/food_supplements.pdf

(16) http://www.nzfsa.govt.nz/labelling-composition/publications/regulation-of-food-in-nz/index.htm

(17) FSANZ,http://www.foodstandards.gov.au/_srcfiles/2005%20Health%20and%20Nutrition%20claims%20v10%20260407.pdf#search=%22Health%20Claim%22

(18) FSANZ Code-Standard 1.2.7-Nutrition, Health and Related Claims, http://www.comlaw.gov.au/Details/F2013L00054

(19) http://www.foodstandards.gov.au/consumerinformation/nutritionhealthandrelatedclaims/

(20) A guide to complying with the Nutrition, Health and Related Claims Standard of the Australia New Zealand Food Standards Code
http://www.foodstandards.gov.au/publications/Documents/FINAL%20-%20ISFR%20Health%20Claims.pdf

(21) http://www.foodstandards.gov.au/consumerinformation/nutritionhealthandrelatedclaims/nutrientprofilingcalculator/

(22) 呉堅,『中国保健食品ガイド』日経BP社, 2005.

(23) 清水俊雄, 韓国の健康表示制度, FoodStyle21, 12 (1), 2008.

(24) 清水俊雄, 欧米アジアの健康表示制度と国内の展望, FoodStyle21,16 (1), 2012.

第5章 機能性表示の科学

1 整腸作用

1．メカニズム

　排便は1日に一度，規則的にあることが望ましいが，ダイエット，不規則な食事，食事内容の西欧化などの原因により，わが国の特に若年女性において便秘が高率で認められている。腸内環境を改善して，排便回数，排便量，便性を改善することで，便秘を改善できる。腸内環境を改善する方法には，作用メカニズムからプレバイオティクスとプロバイオティクスに分けられる。プレバイオティクスは小腸で分解されずに大腸に到達して，有用腸内細菌の増殖を促進する食品成分で，主に食物繊維やオリゴ糖であり，プロバイオティクスは腸内細菌のバランスを改善する乳酸菌，納豆菌などの菌体である。

　有用腸内細菌の代表である乳酸菌は，生物学的な分類上の特定の菌種を指すものではなく，代謝によって乳酸を産生する細菌の総称である。乳酸菌は乳酸を生成して，腸内環境を酸性に調整することで，有害な微生物の繁殖を抑制し，ヨーグルト，乳酸菌飲料，漬け物など食品の発酵に寄与している。また，一部の乳酸菌は腸などの消化管（腸内細菌）や膣の内に常在して，他の病原微生物と拮抗することによって，腸内環境の恒常性維持に役立っていると考えられている。腸内に存在する細菌は，湿重量で約1kgを超え，その数は100兆個に及ぶとされている。

　乳酸菌は，ラクトバチルス属，ビフィドバクテリウム属（一般にビフィズス菌と呼ばれる）が代表的な種類であり，乳酸だけでなく，腸内で糖化合物を原料にして酢酸，酪酸など短鎖脂肪酸を生成する。これらの有機酸は，大腸の粘膜細胞を刺激して，排便促進効果を有している。

　有害腸内菌は，ウェルッシュ菌に代表されるクロストリジウム属などで，腐敗物質を産生したり，発がん性のあるニトロソアミンや有害性のあるリトコール酸など二次胆汁酸を生成したりすることで生活習慣病の発症など健康への悪影響を及ぼす。乳酸菌が増殖して，酸性の環境ではこれらの腸内有害菌は生育しにくいものが多い。

　各種のオリゴ糖や食物繊維は，有用腸内菌の栄養源となって増殖を促進して，便量を増加する作用や腸内細菌の発酵によって生じる短鎖脂肪酸による排便刺激作用などにより便秘を改善する。更に抗生物質起因性の下痢などに改善作用が認められており，便秘と下痢の両面の効果が見出されている。

図 5-1-1　消化器の構造

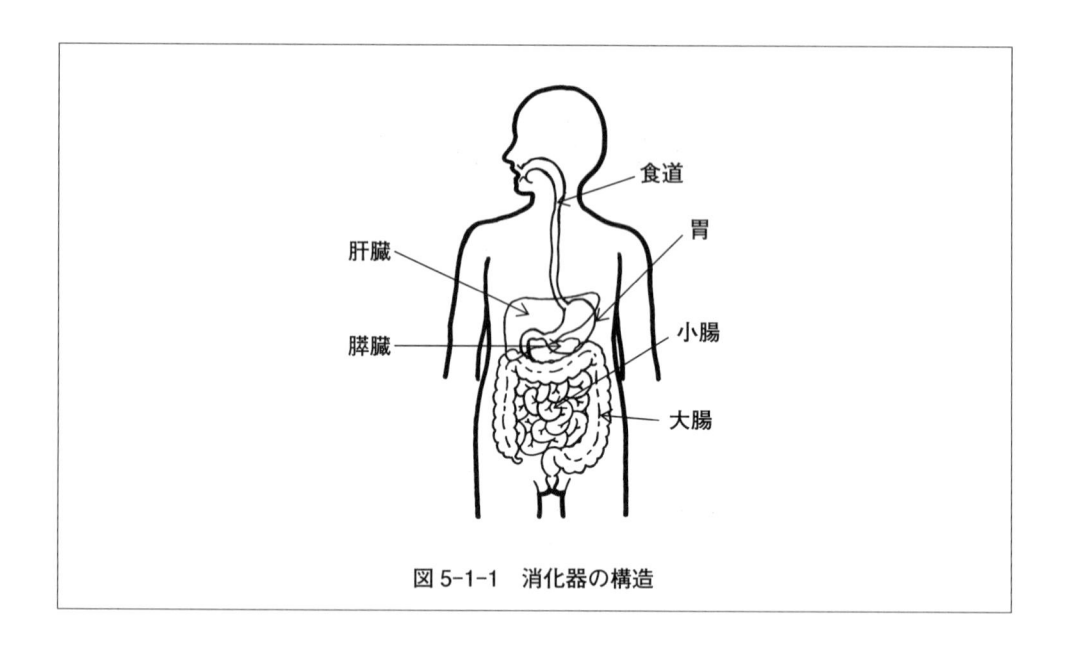

2. 評価方法

特定保健用食品の申請に必要なヒト試験の評価指標としては，排便回数，排便量，便性状，糞便菌叢などを設定する[1]。原則として，変化が現れる2週間以上の試験期間が必要であり，評価指標の測定間隔は，原則として1週間毎とされる。被験者として便秘傾向者，下痢傾向者を対象とする。なお，糞便菌叢を評価指標とする場合においては，健常者を被験者として，菌叢の変化を評価することも可能な場合がある。

1）排便回数

軽度の便秘を自覚する被験者または予備段階で排便回数が少なかった被験者に被験成分を含む食品を一定期間の間摂取させ，対照群と比較して，排便回数を調査，集計して，それらの統計的有意差を解析する。

特定保健用食品の許可表示例：「便通の改善に役立つ」

EFSA指針[2]では，下記の通り記載されている。

ヒト試験における評価項目は，便の通過時間減少，腸の動きの頻度上昇，便の容積増加，便の硬さである。これらの評価項目は，質問票に基づく評価法も含まれる。有用腸内菌数の増加，有害腸内菌数の減少，生成する短鎖脂肪酸の増加などの評価指標の改善だけではヒトの健康にとって有益であるとは認められず，ヒトにおいて排便回数，便の容積などの改善が必要である。機能性の下痢を有する患者，過敏性腸症候群（IBS）患者は，腸機能に関する表示を支持するための適切な試験グループであると考えられる。

2）胃腸の不快感

軽度の胃腸の不快感を有する被験者に被験物質を含む食品を摂取させる試験において，胃もたれ，お腹がゴロゴロする，鼓腸感，下腹部が張る，放屁などの胃腸症状の訴えについて，対照群と比較して統計的有意差を解析する。

特定保健用食品の許可表示：「お腹の調子の気になる方に」
EFSA 指針[2]では，下記の通り記載されている。
ヒト試験における表示効果の適切な評価項目には，症状（例：腹部膨満，腹部痛／痙攣，腹鳴（ゴロゴロいう音）及び不完全な排便の感覚）がある。これらの症状を評価するには一般的に検証されている原則に従って作成され，試験の目的にふさわしい質問票が必要である。IBS は，慢性的もしくは再発性の腹部痛や不快感によって特徴づけられる機能性の腸障害であり，多くは特定可能な器質性の原因はなく，排便や腸習慣の変化が関わっている。腹部痛や不快感は，健常人及び IBS 患者の両方で生じ，IBS 患者は，一般集団を対象とした胃腸不快感に関する表示を立証するための被験者として対象とすることが可能なグループと考えられる。

3）有用菌，有害菌の菌数

健常人または便秘・下痢気味の被験者に被験成分を含む食品を摂取する試験において，被験者の糞便を嫌気的に摂取して，有用菌の代表であるビフィズス菌・乳酸桿菌と有害菌の代表であるウェルシュ菌などの菌数を測定する。総菌数に占める善玉菌の比率の増加について，統計的解析を行う。
特定保健用食品の許可表示：「善玉菌を増やし，悪玉菌を減らします」
EFSA 指針[2]には，下記の通り記載されている。
有用菌については，現在の科学的な知識では，正常な微生物叢を構成する多様な微生物群の数を正確に定めることは困難である。乳酸菌及び／またはビフィズス菌をはじめとする微生物の数が増加すること自体が生理学的に有益な効果であるということを確立されていない。消化管の微生物叢の変化に関連した機能表示についての変化は，生理学的に有益な効果もしくは臨床アウトカムを伴うべきである。有害菌の菌数それ自身では，健康表示に直接結び付けるエビデンスとは見なされず，個々の菌毎にケースバイケースで検証する必要がある。

4）糞便性状，成分

被験者に被験成分を含む食品を一定期間摂取させ，対照群と比較して，糞便の形状，嵩などの性状，腸内腐敗産物，短鎖脂肪酸量を測定して対照群と比較して統計的有意差を解析する。
特定保健用食品の許可表示：「腸内の環境を良好に保つ」

5）病原体に対する防御

病原菌に対する防御に関する表示は，特定保健用食品では許可されていない。
EFSA 指針[2]には，下記の通り記載されている。
病原性の微生物は，身体の様々な部位に感染（例：消化管，上気道や尿路）を引き起こす場合があり，感染の種類及び対象集団の病原体に対する防御に関する機能表示はそれぞれの固有の特徴がある。消化管の病原体に対する防御に関連した機能表示について，適切な評価項目は胃腸感染の実証例数，感染の重症度や期間などである。便の pH 低下，短鎖脂肪酸産生の変化，消化管粘膜透過性の減少などの評価項目は，それ自体は生理学的に有益な効果ではないが，メカニズムに関するエビデンス，病原体に対する防御に関連した表示の生物学的妥当性に関するエビデンスを提供することができる。
上気道や尿路など身体の他の部位における病原体に対する防御に関連した機能表示につ

いては，上記消化管の病原体に対する防御と同様のアプローチが可能である。

3. 機能性成分と健康表示

　プレバイオティクスとプロバイオティクスはいずれも腸内細菌に作用して，有用菌の増殖を促進し，有害菌の増殖を抑制して，腸内細菌叢のバランスを改善する。その結果，腸内環境を正常化し，大腸の蠕動運動を活性化して，排便を促し便秘を改善する。腸内菌が生成する短鎖脂肪酸は腸内の有害菌の増殖抑制と有害物質の生成抑制作用を有する。

　プレバイオティクスの機能を持つオリゴ糖としては，フラクトオリゴ糖，ガラクトオリゴ糖，イソマルトオリゴ糖，大豆オリゴ糖，キシロオリゴ糖，乳果オリゴ糖などが工業的に生産されている。食物繊維には，グアガム，アルギン酸，キチン，マンナン，難消化性デキストリン，小麦ふすま，サイリウム種皮，ポリデキストロース，ビール酵母などがあげられる。これらオリゴ糖，食物繊維を含む食品が特定保健用食品として「お腹の調子を整える」作用の表示が許可されている。プロバイオティクスとしては，ビフィズス菌やラクトバチルス菌などの乳酸菌群，納豆の生産に使用されるバチルス菌などが用いられ，ラクトバチルス菌，ビフィドバクテリウム菌を含む食品が特定保健用食品として許可されている。

　EFSA において，オーツ麦と大麦の繊維，ふすまの繊維は「便量の増加に寄与します」，ふすまの繊維，ラクチュロースは「腸内通過時間の短縮に寄与します」，ライ麦の繊維は「腸管機能の改善に寄与します」の表示に科学的根拠があると評価している。

表 5-1-1　整腸作用の素材

分類	素材	関与成分	機能
プレバイオティクス	オリゴ糖	フラクトオリゴ糖，ガラクトオリゴ糖，イソマルトオリゴ糖，大豆オリゴ糖，キシロオリゴ糖，乳果オリゴ糖	①有用菌の増殖 ②有害菌の抑制 ③腸内環境浄化 ④排便促進 ⑤便秘改善
	食物繊維	セルロース，ペクチン，グアガム，アルギン酸，ポリデキストロース，キチン，難消化性デキストリン，サイリウム種皮，大麦若葉由来食物繊維	
プロバイオティクス	乳酸菌類	ビフィズス菌，ラクトバチルス菌	
	納豆菌	バチルス菌	

まとめのポイント

- 腸内環境の改善は，その作用メカニズムからプレバイオティクスとプロバイオティクスに分けられます。

- プレバイオティクスは大腸に到達して有用腸内細菌の増殖を促進する食品成分で，主なものは食物繊維やオリゴ糖です。

- プロバイオティクスは腸内細菌のバランスを改善する乳酸菌，納豆菌などです。

- 特定保健用食品におけるヒト試験の評価指標は，便秘傾向者，下痢傾向者を対象とした，排便回数，排便量，便性状，糞便菌叢などです。

2 血糖調節作用

1. メカニズム

　血液中の糖分は身体の各組織にエネルギーを供給する役割を果たしており，全ての筋肉を動かすのに必要である。更に，脳はブドウ糖を主なエネルギー源として活動しているために血糖値を一定に保つことは，生命維持に不可欠である。そのため，常にエネルギー摂取不足に脅かされていた人類の長い歴史の中で，低下した血糖値を高めるグルカゴン，グルココルチコイド，アドレナリン，甲状腺ホルモンなど多数の成分が存在することで，ヒトは種として生き延びてきた一方，過去の人類史において，エネルギーを必要以上に摂取することは，稀であったため，血糖値を下げるホルモンはインスリン一つしか用意されていない。インスリンは膵臓のランゲルハンス島β－細胞から分泌されるペプチドホルモンであり，肝臓，筋肉，脂肪組織などを中心に働きかけて，血糖値の恒常性を維持する役割を果たす。

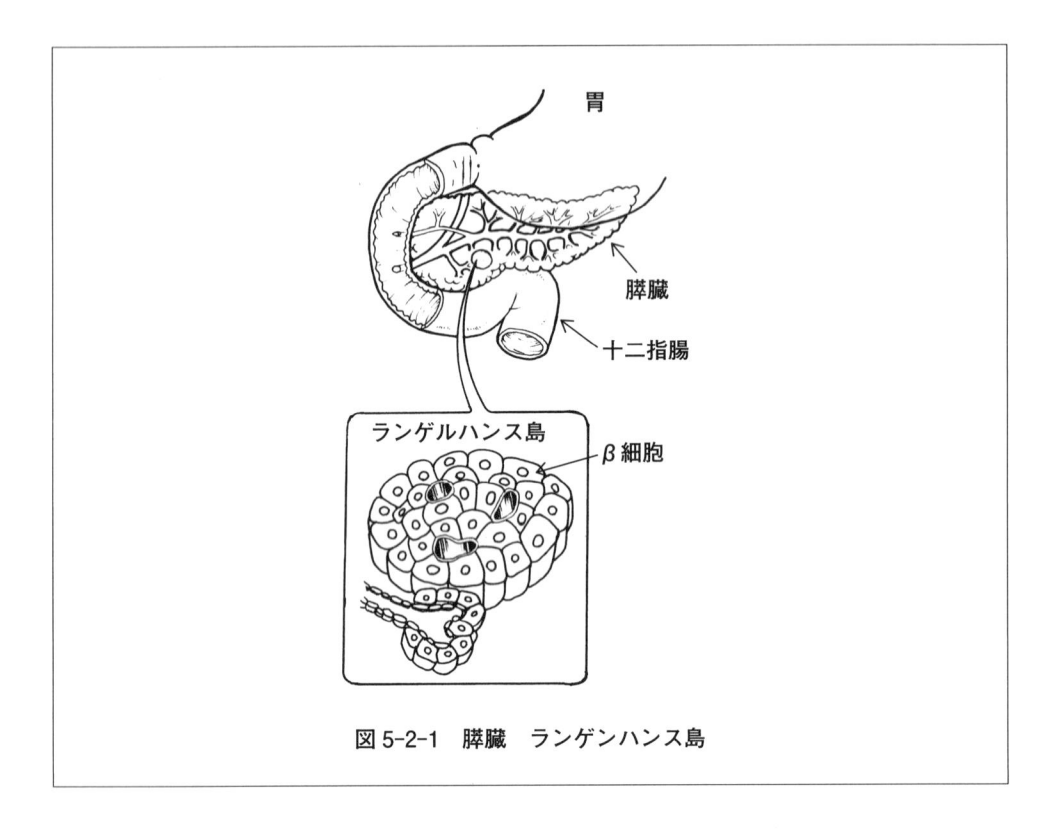

図 5-2-1　膵臓　ランゲンハンス島

　食物を余分に食べて生成した糖分に対して，エネルギーが必要な分だけインスリンが分泌して，残りの糖分は，次の飢餓状態に備えて，身体の中にエネルギー源として貯えておこうとする。飽食の時代となり，カロリーが過剰摂取されるようになると，分解されない糖分が蓄積されて，血糖値が上昇することになってきた。通常，血糖値が増加すると，インスリンが分泌されて血液中の糖分を分解する酵素量を増やし，筋肉が糖分を取り込んで，

血糖値を低下させる。しかしながら，インスリンの分泌不足やインスリンの細胞への働きが悪化する（インスリンの抵抗性が増加する）ことにより，常に血中に糖類の含有量が高くなる。血中の糖濃度が高いことにより引き起こされる病気が糖尿病である。

糖尿病は1型と2型に分類される。1型は膵臓のインスリン分泌機能が低下することにより発症し，若年の痩せ型の人に多く，その治療法はインスリン注射である。2型は肥満と老化によりインスリンの抵抗性が高まることが成因で，現在，日本には950万人の糖尿病者がいると考えられているが，その約90%は2型と言われている。2型の治療法としては，食生活の改善や運動療法が重要である。

表 5-2-1　糖尿病（1型と2型）

種類	原因	治療法	特徴
1型	膵臓のインスリン分泌機能の低下	インスリン注射	発病が急激で，若年の痩せ型に多い。
2型	肥満と老化による，インスリン抵抗性の増加	食事療法と運動療法	発病がゆっくりで，中高年に多い。

2. 評価方法

糖尿病の診断法は，食後の血糖値の上昇を測定する方法と血中ヘモグロビン A1c（HbA1c）値を測定するのが主要な方法である。炭水化物を含む食事の後は，血糖値が上昇するが，インスリンの作用によって減少する。インスリンの分泌が少ない糖尿病患者では，健常者に比較して，食後上昇した血糖値の減少が緩やかになる。特定保健用食品のヒト試験における被験者は境界領域または高めの人とされており，境界領域は空腹時血糖値が110〜125mg/dL または 75g OGTT2時間値（75g ブドウ糖摂取後の血糖値）が140〜199mg/dL，食後血糖が高めの人は，随時血糖値が140〜199mg/dL とされる[1]。

HbA1c は，赤血球のたんぱく質であるヘモグロビン（Hb）にブドウ糖が結合した化合物で，血糖値が長期間に亘って高い状態が続くと高値を示し，糖尿病の症状が発現する指標とされる。HbA1c の正常値は4.3〜5.8%で，糖尿病型は6.1%以上とされ，境界領域 HbA1c は5.8〜6.1%である。ヘモグロビンの寿命は120日間であり，寿命の半分の期間が経過した後，効果が確認されるため，HbA1c を指標として，有効性を評価する試験期間は最低3ヵ月必要である。

1）食後血糖値

空腹時血糖値または 75g OGTT が境界型の者または食後血糖が高めの被験者として，一定量のショ糖またはブドウ糖に関与成分を添加した飲料または食品を摂取させる。摂取前，摂取後30分，60分，120分後の血糖値を測定して，血糖値の上昇及び血中濃度曲線下面積（AUC）について対照食品の摂取時と比較して，統計的解析を行う。

　特定保健用食品の許可表示：「食後の血糖値の気になる方に」
　EFSA 指針[3] には，下記の通り記載されている。
　被験食品摂取後の適切な時間（最低2時間）での対照食品と比較した血中ブドウ糖濃度

とインスリン濃度を示したヒト介入試験により，食後の血糖値低下に関する健康表示の立証に関する科学的エビデンスが得られている。

2）ヘモグロビン A1c

空腹時血糖値または 75g OGTT が境界型または食後血糖が高めの被験者に，被験成分を含む食品を一定期間（通常 3 ヵ月）の間摂取させる。対照群と比較して，ヘモグロビン A1c（HbA1c）値を測定して，それらの統計的有意差を解析する。

EFSA 指針[3]には，下記の通り記載されている。

最低 12 週間の被験食品の継続的摂取後の HbA1c 評価することで，血糖コントロールの改善を示す健康表示の立証に関する科学的エビデンスが得られている。標準的なブドウ糖投与血糖値テスト（OGTT）後の血糖値とフルクトサミンの測定は補足的エビデンスと考えられる。

3. 機能成分と健康表示

難消化性デキストリン，小麦アルブミン，L-アラビノースなどが血糖値の上昇抑制に効果があり，「血糖値の気になる方に」の表示を許可された特定保健用食品がある。グァバ葉ポリフェノール，難消化性再結晶アミロース，豆鼓エキスを含む食品も同様の表示の特定保健用食品として許可されている。

肥満により発症する糖尿病の改善には，糖アルコール，食物繊維などの低カロリー食品を用いた食事療法に効果があり，ビタミン E，ナイアシンやクロムなどの微量栄養素による効果も報告されている。更に，バナバ，ギムネマ，松プロシアニジン類などの植物素材に糖尿病への効果が期待される。

EFSA においては，クロムは「正常な血糖値の維持に寄与します」，ペクチンは「食後の血糖値の低下に寄与します」，小麦アラビノキシランは「食後血糖値の上昇抑制に寄与します」の表示に科学的根拠があると評価している。

まとめのポイント

● 糖尿病は1型と2型に分類され，2型の治療法は，まず食生活の改善や運動療法です。

● 糖尿病は，主に食後血糖値と血中ヘモグロビンA1c（HbA1c）値から診断します。

●「血糖値の気になる方に」の表示が許可され，特定保健用食品として許可されているものに，難消化性デキストリン，小麦アルブミン，L-アラビノースなどがあります。

● 肥満による糖尿病の改善には，糖アルコール，食物繊維などの低カロリー食品を用いた食事療法に効果があります。

3 脂質代謝調節作用

1. メカニズム

　脂質も糖質と同様に重要なエネルギー供給源である。エネルギー価は糖質に比較して高いが，糖質が持っているインスリンの分泌促進や解糖系中間生成物の供給などの機能はない。「脂」は月偏に「旨い」と書くように，濃厚感や滑らかさを増強して食品の嗜好性を高めて，味覚を向上させる。このため，食欲を常に満たすことが可能な飽食の時代には，食事の脂肪摂取量は増加する傾向となり，エネルギーを過剰に摂取することで，肥満が進行する。食事脂肪の90%以上は中性脂肪（トリグリセリド）であり，血中の中性脂肪は肥満や脂質異常症（高脂血症）の指標ともなる。その他の指標となる血中脂質にはコレステロールがある。

　コレステロールにはLDLコレステロールとHDLコレステロールがあり，LDLコレステロールは動脈硬化の原因となるため悪玉コレステロールと呼ばれ，HDLコレステロールはLDLコレステロールによる動脈硬化の原因を抑制するため善玉コレステロールと呼ばれている。LDLを上昇させる主な原因は食事中の飽和脂肪酸，コレステロール，エネルギーの過剰摂取であり，HDLを減少させる主な要因は運動不足である。欧米では，低HDLコレステロールが動脈硬化との相関で重要であるとの考えもあるが，通常日本ではトータル（LDL + HDL）コレステロールまたはLDLコレステロールが注目されている。HDLを上昇するためには，運動療法以外の方法による効果は少ないため，運動を増やすライフスタイルの改善がない限り，改善効果が上げにくい。中性脂肪は，高脂肪食を摂取することにより上昇する。血中の中性脂肪の上昇により，内臓脂肪型肥満，高血圧，糖尿病，動脈硬化を併発することが多い。

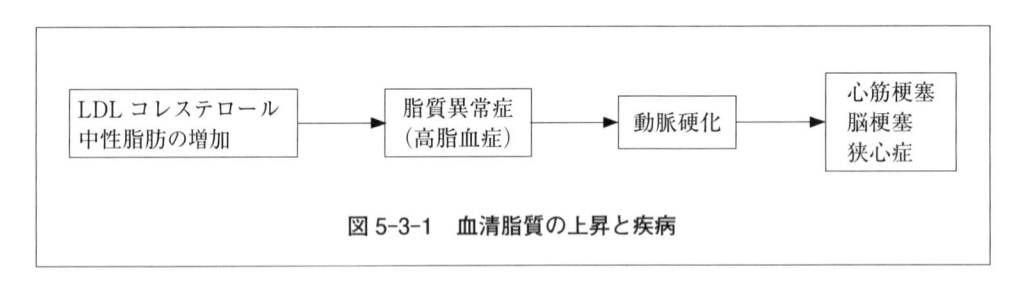

図5-3-1　血清脂質の上昇と疾病

LDLコレステロール・中性脂肪の増加 → 脂質異常症（高脂血症） → 動脈硬化 → 心筋梗塞・脳梗塞・狭心症

2. 評価方法

1）コレステロール

　特定保健用食品のヒト試験では，原則として，評価指標はLDLコレステロールとし，総コレステロールは参考データとする。被験者は，原則として，LDLコレステロール値が境界域者（LDLコレステロール120〜139mg/dL）及び軽症域者（LDLコレステロール140〜159mg/dL）とする[1]。

　EFSA指針[3]には，下記の通り記載されている。

　LDLコレステロール濃度が減少することは，生理学的に有益な効果であると考えられる。比較的長期間（8週間）での被験食品の連続摂取による効果に関するエビデンスも提

供されるべきである。また，HDL コレステロール濃度の上昇も，LDL コレステロール濃度が上昇しない限り，生理学的に有益な効果を持つと考えられる。比較的長期間（8 週間など）での被験食品の連続摂取での効果のエビデンスも提供されるべきである。

2）血中中性脂肪

特定保健用食品のヒト試験では，原則として，評価指標は血中中性脂肪である。

被験者は，原則として，血中中性脂肪が正常高値域者（血中中性脂肪 120〜149mg/dL）及びやや高めの者（血中中性脂肪 150〜199mg/dL）とする[1]。

EFSA 指針[3] には，下記の通り記載されている。

血中中性脂肪濃度が減少することは，生理学的に有益な効果であると考えられる。比較的長期間（8 週間）での被験食品の連続摂取による効果に関するエビデンスが提供されるべきである。

3）体脂肪

特定保健用食品の申請のヒト試験としては，12 週間（4 週間の後観察期間を設ける）の期間において，評価指標は，コンピューター断層 X 線撮影（CT），インピーダンス法による腹部脂肪面積，Body Mass Index（BMI）及び腹囲が例示されている[1]。ただし，インピーダンス法による腹部脂肪面積を測定する場合は，CT による測定と相関があることが確認された機器であることが必要であるとされている。被験者は，肥満度が肥満 1 度（BMI 25 以上 30 未満）または正常高値（BMI 23 以上 25 未満）とする。

EFSA 指針[3] には，下記の通り記載されている。

体脂肪低下に関する健康表示の立証について，画像技術（（二重エネルギー X 線吸収測定法（DEXA），磁気共鳴画像（MRI），コンピューター断層撮影（CT））は，身体の脂肪の変化を評価するのに適切である。

3．機能成分と健康表示

特定保健用食品として，大豆たんぱく質，低分子化アルギン酸ナトリウム，キトサン，サイリウム種皮，リン脂質結合大豆ペプチド，植物ステロール，ブロッコリー・キャベツ由来の SMCS（天然アミノ酸）を含んだ食品に「コレステロールを下げる」または「コレステロールの気になる方に」の表示が許可されている。グロビンたんぱく分解物，ベータコングリシニン，EPA・DHA，中鎖脂肪酸，ウーロン茶重合ポリフェノール，モノグルコシルヘスペリジンを含んだ食品に「中性脂肪が上昇しにくい」の表示を許可され，茶カテキン，りんご由来プロシアニジン，ウーロン茶重合ポリフェノール，コーヒー豆マンノオリゴ糖，ケルセチン配糖体，コーヒーポリフェノール（クロロゲン酸類）に「体脂肪の気になる方に」の表示を許可された特定保健用食品がある。

ナイアシン，コエンザイム Q10，カルニチン，タウリンなどのビタミンまたはそれらの類縁物質には，脂質代謝改善作用があることが報告されている[4]。

EFSA において，β-グルカン，グルコマンナン，植物ステロールは「血中コレステロール濃度を正常に維持するのに寄与します」，EPA と DHA は「正常な血中中性脂肪濃度の維持に寄与します」，α-リノレン酸は「正常な血中コレステロール濃度の維持に寄与します」，コリンは「正常な脂質代謝に寄与します」，ベニコウジ由来のモナコリン，キトサンは「正常な血中コレステロール濃度の維持に寄与します」の表示に科学的根拠があると

評価している。

> **まとめのポイント**
>
> ● コレステロールには，悪玉コレステロールと呼ばれる LDL コレステロールと，善玉コレステロールと呼ばれる HDL コレステロールがあります。
>
> ● 特定保健用食品におけるヒト試験の脂質代謝調節作用の評価指標は，コレステロール，血中中性脂肪，体脂肪です。
>
> ● 脂質代謝調節作用の機能成分に関して，日本はトータル（LDL＋HDL）コレステロールまたは LDL コレステロールの働きに注目しています。

4 体重調節作用

1. メカニズム

　肥満はそれだけでは病気ではないが，肥満により健康障害の可能性が高まる。肥満を危険因子とする健康障害としては，高血圧，糖尿病，脂質異常症，高尿酸血症などがある。肥満の主な原因は，栄養の過剰摂取と運動不足である。

　内臓脂肪はウェスト周囲径（腹囲）とCTスキャン（内臓脂肪面積）により測定する。肥満により健康障害が発生しているか，内臓脂肪の蓄積が認められる時に肥満症と診断する。腹部の皮下に脂肪がたまる皮下脂肪と比較して，内臓の周囲に脂肪が蓄積する内臓脂肪は肥満による健康障害が起きやすい。内臓脂肪が蓄積すると，脂肪細胞が肥大・増殖し，アディポサイトカインの分泌異常が起こり，糖尿病・高血圧・脂質異常症を発症させ，併せて動脈硬化を促進し，悪化させる原因となる。アディポサイトカインは脂肪細胞から分泌され，脂質代謝や糖代謝に関わる一群の生理活性物質であり，レプチン，アディポネクチン，TNFα，PAI-1，アンジオテンシノーゲンなどが知られている。これらの生理活性物質が肥満，高血圧，糖尿病，動脈硬化などの疾病に関与している。動脈硬化は動脈壁が肥厚・硬化または変形して内腔が狭くなる病態であり，死に至る脳梗塞，心筋梗塞の原因となる。

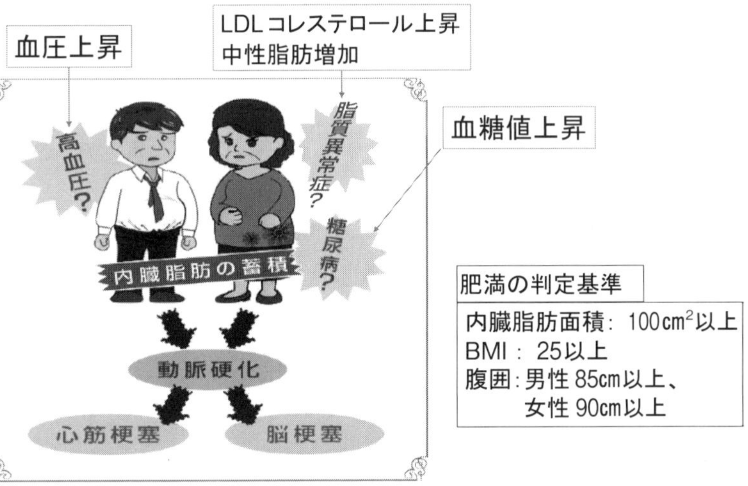

図 5-4-1　肥満と生活習慣病

2. 評価方法

　日本肥満学会では，肥満症を下記のいずれかの基準を満たす場合と定義している。

① BMI $\geq$ 25kg/m^2 で11の肥満関連疾患（耐糖能障害，脂質異常症，高血圧，高尿酸血症・痛風，冠動脈疾患，脳梗塞，脂肪肝，月経異常及び妊娠合併症，睡眠時無呼吸

症候群・肥満低換気症候群，整形外科的疾患，肥満関連腎臓病）のうち1つ以上の健康障害を合併する

② BMI ≧ 25kg/m^2 で男女共に CT で測定した内臓脂肪面積が ≧ 100cm^2 を有する。

更に，2011 年からの検討委員会において，正常 BMI（18.5～25kg/m^2）でも内臓脂肪蓄積を反映する腹囲がカットオフ値（男性 85cm，女性 90cm）を超え，肥満関連代謝性疾患のうち1つ以上有する患者群は肥満症として減量が有効であるとしている。

一方，米国では国立心肺血液研究所（National Heart, Lung, and Blood Institute: NHLBI）が，BMI 25～29.9kg/m^2 を過体重（overweight），30kg/m^2 以上を肥満と定義している。

1）BMI・腹囲

日本においては，BMI が 25kg/m^2 以上で過体重とし，腹囲長が男性 85cm，女性 90cm を超えると，内臓脂肪蓄積が問題となるとされている。

特定保健用食品申請のためのヒト試験としては，12 週間（4 週間の後観察期間を設ける）の期間において，評価指標として，BMI 及び腹囲を同時に測定することが一般に行われている[1]。脂肪量の測定に関する項目としては，コンピューター断層 X 線撮影（CT），インピーダンス法による腹部脂肪面積がある。被験者は，肥満度については，肥満 1 度（BMI 25 以上 30 未満）または正常高値（BMI 23 以上 25 未満），腹囲長については，男性 85cm 以上，女性 90cm 以上を対象とする。

EFSA の指針[3]には，下記の通り記載されている。

体脂肪が減少することは，体重超過の成人にとって生理学的に有益な効果である。一般的に，二重エネルギー X 線吸収測定法（DEXA），磁気共鳴画像（MRI），CT が身体の脂肪の変化を評価するのに最適である。

2）体脂肪

肥満は，一般に体脂肪の増加を伴っている場合が多く，健康に悪影響を与える要因となる。

特定保健用食品の申請のヒト試験としては，前項の BMI・腹囲と同様，12 週間（4 週間の後観察期間を設ける）の期間において，評価指標は，CT，インピーダンス法による腹部脂肪面積，BMI 及び腹囲が例示されている。被験者は，肥満度が肥満 1 度（BMI 25 以上 30 未満）または正常高値（BMI 23 以上 25 未満）とする。

EFSA 指針[3]には，下記の通り記載されている。

体脂肪低下に関する健康表示の立証について，画像技術（DEXA, MRI, CT）は，体脂肪の変化を評価するのに適切である。

3．機能成分と健康表示

特定保健用食品では，中鎖脂肪酸に「肥満気味の方に」，コーヒー豆マンノオリゴ糖，クロロゲン酸，茶カテキンなどに「体脂肪の気になる方に」の表示が許可されている。

EFSA において，コンニャクマンナンは「エネルギー制限食の一環として，体重減少に寄与します」，カラルマ・フィンブリアータ Caralluma fimbriata（サボテンの 1 種）のエタノール抽出物は「腹囲径の減少に寄与します」，「体重の減少に寄与します」と「食欲の低下に寄与します」の表示に科学的根拠があると評価している。

まとめのポイント

● 内臓脂肪の蓄積は皮下脂肪より健康障害が起きやすく，糖尿病・高血圧・脂質異常症の原因となります。同時に動脈硬化を促進させることで脳梗塞，心筋梗塞の原因にもなります。

● 日本肥満学会ではBMIの値に加え，11の肥満関連疾患の合併の有無，または内臓脂肪面積によって肥満症を判断しています。

● 特定保健用食品申請のためのヒト試験としては，BMI・腹囲の測定，加えてCTなどによる腹部脂肪面積を評価指標としています。

5 抗酸化作用

1. メカニズム

地球上の陸上生物は，生命を維持するためにエネルギーが必要であり，酸素による酸化反応によりエネルギーを生産している。よって，人間にとって酸素は必要不可欠であるが，一方，酸素は生体に障害を与える作用もある。その主な原因は活性酸素である。通常，大気中に存在する酸素は電子軌道に2個の不対電子を有する状態で存在しているが，不対電子が他の分子と反応すると，不安定な状態となり，フリーラジカルが生成する。酸素から電子が1つずつ奪われて（還元されて），スーパーオキサイド，ヒドロキシラジカルなどのフリーラジカルが生成する。1電子還元の反応途中で生成する過酸化水素と光反応により生じる1重項酸素も，大気中の酸素より活性が高いため活性酸素に含まれる（図5-5-1参照）。

活性酸素の生成反応

$O_2 \rightarrow O^-_2$（スーパーオキサイド）$\rightarrow H_2O_2$（過酸化水素）$\rightarrow HO\cdot$（ヒドロキシラジカル）

活性酸素の種類

ラジカル $\begin{pmatrix} \text{スーパーオキサイド} \\ \text{ヒドロキシラジカル} \end{pmatrix}$

過酸化水素
一重項酸素

図5-5-1　活性酸素の生成反応と種類

不安定な状態の電子は，安定状態に戻るために，他の物質の電子を奪う作用を持ち，生体成分に作用して，酸化することで種々の障害を及ぼすことになる。活性酸素のうち，スーパーオキサイドとヒドロキシラジカルがラジカルに分類される。

人間の身体に呼吸で体内に取り込まれた酸素のうち，エネルギー生産を行う際に数％に相当する活性酸素が発生するといわれている。生体防御の役割を担う白血球やマクロファージは，活性酸素を発生させて，体内に侵入してきた病原菌やウィルスを攻撃するために活性酸素を用いており，生体防御にとって活性酸素は必要な物質でもある。一方，身体の特定の部位で活性酸素が持続的に発生すると，その部位の細胞が酸化されて傷害を受け，老化や生活習慣病などの疾病に繋がると考えられている。特に，酸素を運搬する役割を担う循環器と酸素の消費量が多い脳においては酸化の影響が大きい。

このような酸素の障害から身体を守る抗酸化機能が生物には備わっている。例えば抗酸化能を有する酵素として，スーパーオキシドジスムターゼ（SOD），カタラーゼやグルタチオンパーオキシダーゼ（GSH-Px）などが知られている（図5-5-2）。

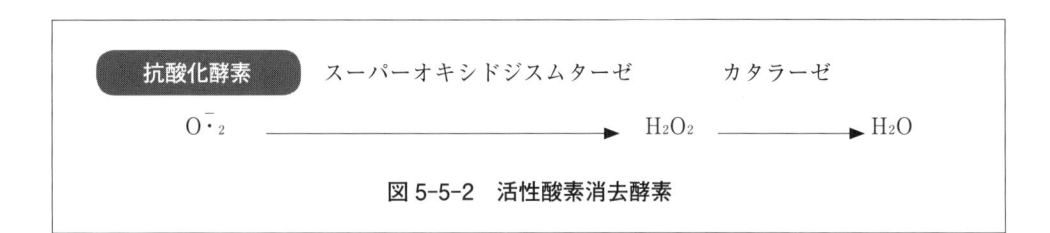

```
抗酸化酵素     スーパーオキシドジスムターゼ      カタラーゼ
O·₂⁻  ─────────────────────→  H₂O₂  ─────────→  H₂O
```

図 5-5-2　活性酸素消去酵素

　酸化による健康障害としては，LDL-コレステロールは活性酸素により酸化されて酸化LDL-コレステロールとなり，高血圧，糖尿病，動脈硬化などの発症を促進する原因となる。脳の血管が硬化して閉塞をきたすのが脳梗塞，心臓の冠状動脈が閉塞したものが心筋梗塞であり，いずれも高脂血症・動脈硬化を主な原因としている[1]。

2．評価方法

　特定保健用食品において，抗酸化の表示が許可された例はなく，申請のための評価方法の指針も公表されていない。

　EFSA の指針[5] には，下記の通り記載されている。

　食品の抗酸化物質の含有量，特性，活性などについての表示を科学的に実証するために提供された参考文献には，食品／食品成分のフリーラジカル消去能に関する *in vitro* 試験があるが，モデルシステムで測定された食品／食品成分の機能であり，この消去能をもってヒトでの生理学的に有益な効果を持つことを実証するものとは言えない。血漿のトータル抗酸化能を評価する動物試験が実施されているが，動物の結果をもってヒトに生理学的に有益な効果を及ぼす関係としては確立されていない。ビタミン，必須ミネラルの中には酸化ダメージから細胞や分子を保護するヒトの抗酸化ネットワークに属する酵素の機能において重要な役割を果たすものがある。SOD，GSH-Px，ヘモキシゲナーゼ等の抗酸化酵素を誘導もしくはグルタチオン減少を抑制することは生理学的に有益な効果であるが，ヒト試験で証明することが必要である。

3．機能成分と健康表示

　抗酸化作用の表示が許可された特定保健用食品はまだないが，栄養機能食品として抗酸化作用の表示が基準化されているのは，「ビタミン C は皮膚や粘膜の健康維持を助けるとともに，抗酸化作用を持つ栄養素です」と「ビタミン E は，抗酸化作用により，体内の脂質を酸化から守り，細胞の健康維持を助ける栄養素です。」の 2 つである。食品中にも抗酸化機能を有するビタミン C，ビタミン E，ビタミン B₂，β-カロテンなどのビタミンやセレン，マンガンなどのミネラルに加えコエンザイム Q10，グルタチオンなど成分が報告されている[4]。

　EFSA において，ビタミン C，マンガン，亜鉛，銅は「細胞成分を酸化ダメージからの保護に寄与します」の表示に科学的根拠があると評価している。

まとめのポイント

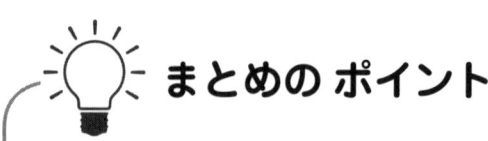

- 生体防御にとって活性酸素は必要な物質である一方，持続的に多量に発生すると老化や生活習慣病などの疾病に繋がると考えられています。

- 特定保健用食品では，抗酸化の表示が許可された例はなく，申請のための評価方法の指針も公表されていません。

- 栄養機能食品として抗酸化作用の表示が基準化されているのは，ビタミンCに関するものとビタミンEに関するものの2つです。

6　免疫調節作用

1．メカニズム

　免疫とは，異物を認識して自己の身体を守る機構である。摂取した食品は生体にとって異物であるとともに，病原菌などが含まれていることがあるため，食品が消化吸収される小腸には生体防御機能を有する腸間膜リンパ節が発達している。

　アレルギーは異物を過度に認識することで，過剰に生体防御機構が働いてしまう現象である。免疫学上，自己と異なる物質を抗原と呼び，異物を認識するための物質を抗体と呼ぶ。抗原に対する対応の方法により，Ⅰ型アレルギーからⅤ型アレルギーまである。アレルギー性鼻炎，気管支喘息，アトピー性皮膚炎，食物アレルギー，蕁麻疹などのⅠ型アレルギーが狭義のアレルギーと呼ばれており，食品が関係するのは主にこのアレルギーである。

　Ⅰ型アレルギーの人が，抗原に曝されると，免疫グロブリンE（IgE）という抗体を産出する。IgEは肥満細胞上のIgEレセプターに結合し，再び抗原に結合すると，肥満細胞に信号を送る。信号を受けた肥満細胞は，抗原を攻撃するために細胞内に蓄えたヒスタミンやセロトニン，更にはプロスタグランジン，ロイコトリエンを放出する。これらの物質は血管拡張，粘膜腺の分泌亢進，平滑筋収縮などを起こす。これにより，それぞれの病変個所で特有の症状を引き起こす。

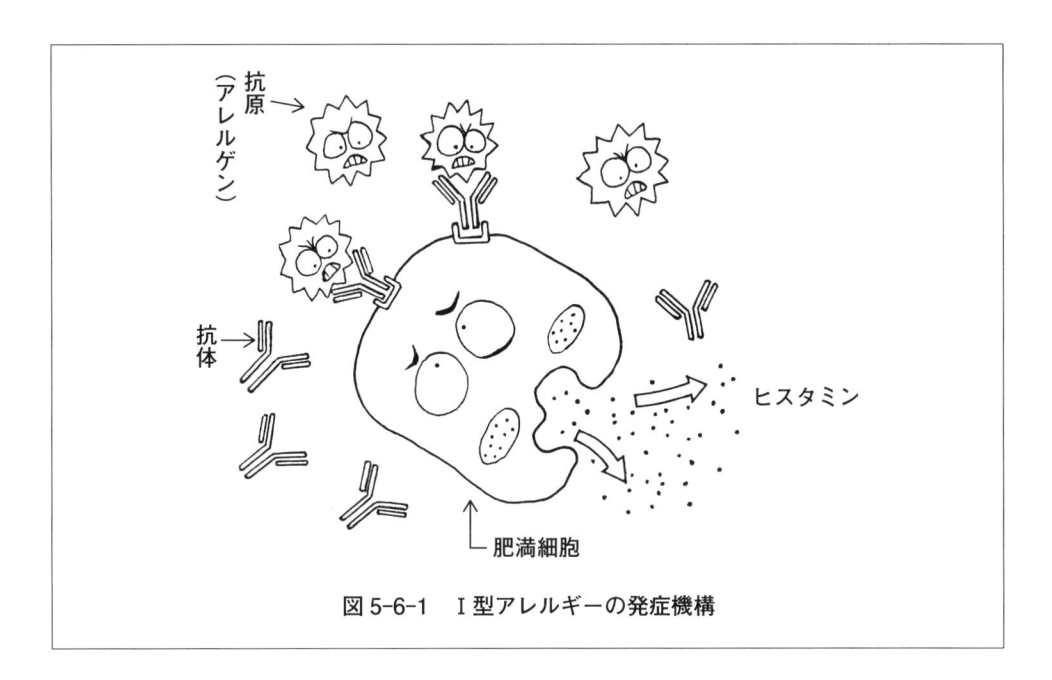

図5-6-1　Ⅰ型アレルギーの発症機構

　アレルギー性鼻炎の主な症状は鼻水，鼻閉である。季節性のアレルギー性鼻炎の抗原には春に飛散するスギ，ヒノキの花粉や秋に飛散するブタクサ等があり，通年性のものとしてはハウスダスト，ダニなどがある。アトピー性皮膚炎の主な症状は痒みを伴う湿疹であ

る。ダニや食物を抗原とすることが多く，皮膚の防御機構の変調または過敏性が原因となる。食物アレルギーの主な症状は，悪心・嘔吐・腹痛・下痢である。アレルゲンとなる食品としては，牛乳・卵・そば・大豆・魚介類等があり，通常それらを食べた後，数分から数十分で発症する。

2. 評価方法

日本において，特定保健用食品には免疫調節作用に関する表示は許可されておらず，申請のための評価方法に関する指針もない。

EFSAの免疫に関する指針[2]においては，下記の考え方が示されている。

免疫系は病原性微生物が原因の感染に対する防御とアレルゲンによる望ましくない喘息，蕁麻疹，湿疹などのアレルギー発現に関わっている。免疫系の複数因子が役割を果たしていることを考えた場合，表示に関しては，免疫機能のそれぞれの場面に応じた実証が示されるべきである。病原体に対する免疫防御に関連した表示についての適切な評価項目は，可能な限り同一の介入試験で，免疫学的パラメーターの変化と病原体による感染症状の指標の両方で立証されることが望ましい。同様に，アレルゲンに対する免疫抵抗に関する表示については，可能な限り同一の介入試験において，適切な免疫学的パラメーターの変化とアレルゲンに対する抵抗性に関連する指標の両方で立証することが望ましい。免疫系のパラメーターとしては，各種リンパ球の数，リンパ球の拡散反応，食細胞による食細胞作用，ナチュラルキラー細胞とキラーT細胞の活性，細胞メディエータの産出，血清及び分泌性の免疫グロブリンレベル，遅延型過敏反応などが含まれる。

3. 機能成分と健康表示

乳酸菌はプロバイオティクスとして小腸のリンパ球を刺激して，免疫力を高めるとともに，増殖した乳酸菌が大腸を酸性の環境にすることで，有害菌の増殖を抑制する。小腸で消化されずに大腸に到達した食物繊維やオリゴ糖は，乳酸菌の増殖を促すプレバイオティクスとしての役割を果たす。EPAやDHAはアレルギー症状の予防と治療に効果があることが報告され，シイタケやマイタケ，キャッツクローには免疫賦活作用が，シソには免疫抑制効果が報告されている[4]。

免疫に関する特定保健用食品はまだ許可されたものはなく，今後新規の保健の用途として期待されている。

EFSAにおいて，ビタミンB_{12}，B_6，葉酸，ビタミンC，セレン，銅，亜鉛，鉄は「免疫系の正常な機能に寄与します」，ビタミンDは「正常な免疫機能と健全な炎症反応に寄与します」の表示に科学的根拠があると評価している。

まとめのポイント

- アレルギーはⅠ型からⅤ型に分類され，気管支喘息，アトピー性皮膚炎など狭義のアレルギーはⅠ型に含まれます。食品アレルギーはこのⅠ型アレルギーの1つです。

- 食物アレルギーの主な症状は，悪心・嘔吐・腹痛・下痢であり，アレルゲンとなる食品には，牛乳・卵・そば・大豆・魚介類等があります。

7 心臓・血管調節作用

1. メカニズム

　心臓は血液を休みなく送り出しており，心臓の筋肉（心筋）は常にエネルギーを消費している。ポンプの役割を果たす心臓自身も血管を通してエネルギーを補給することが必要であり，心筋に血液を補給するための血管を冠状動脈という。冠状動脈は心臓の表面を覆い，心筋の中に潜り込んでいる血管で，多くの曲折を伴う分岐の血管で成り立っているため，狭窄や閉塞が起きやすい。この冠状動脈に動脈硬化が生じ，心筋への血液の供給が悪くなり，心筋の機能が低下して生じる心臓病が虚血性心疾患である。

　冠状動脈での血液の流れが一時的に悪くなり，心筋への血液が欠乏したために生じる胸痛または胸部不快感を生じるのが狭心症であり，冠状動脈での動脈硬化が進行し，血管の狭窄や閉塞により心筋に壊死が起きている状態が心筋梗塞である。

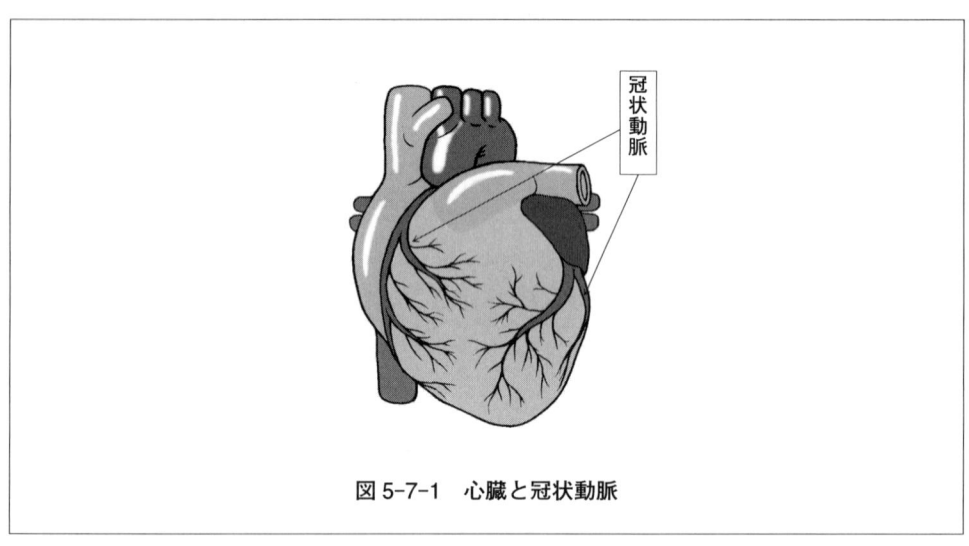

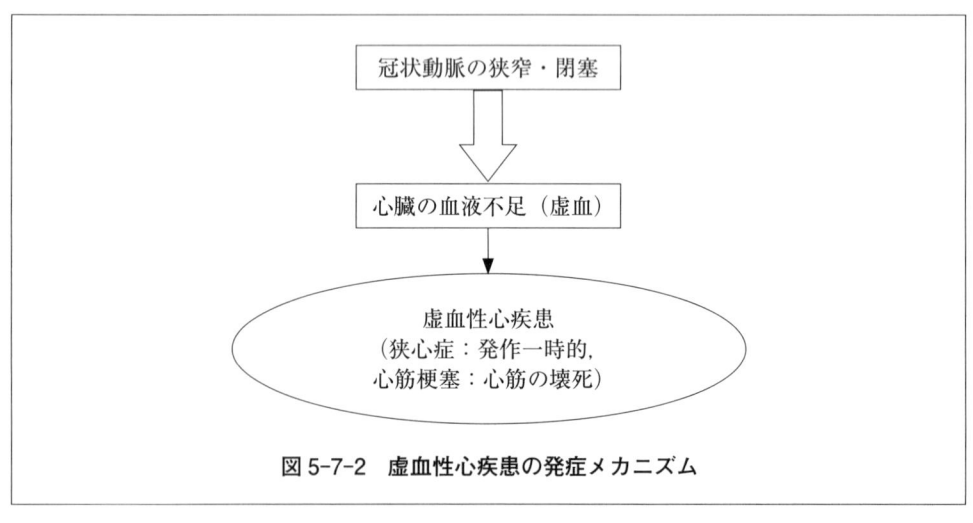

図 5-7-1　心臓と冠状動脈

図 5-7-2　虚血性心疾患の発症メカニズム

冠状動脈の狭窄・閉塞
↓
心臓の血液不足（虚血）
↓
虚血性心疾患
（狭心症：発作一時的，
心筋梗塞：心筋の壊死）

虚血性心疾患の危険因子は高脂血症，糖尿病，高血圧，高尿酸血症，肥満などの生活習慣病であり，特に，高血圧，高コレステロール血症，喫煙が3大危険因子である。これらの危険因子を避けるための食生活として，動脈硬化と特に関係の深い総エネルギーが高く，脂肪，糖分などの多い食品の摂取を控える必要がある。

血圧は，食事，運動，情緒の状態や起床から就寝を含む時間帯により変動する。収縮期血圧が140mmHg以上または拡張期血圧90mmHg以上であると高血圧とされる。血圧が高い状態が続くと，心臓への負荷が増加することで心筋肥大や心室拡張が生じ，末梢血管への負荷が増加することで血管抵抗が増大するなどの異常が生じ，心筋梗塞，脳梗塞から腎不全，視力障害などの疾患につながる。

2. 評価方法

特定保健用食品と関係する冠動脈性心疾患(CHD)のリスク改善に関与する因子として，血圧，コレステロール，血中中性脂肪，血糖値などが挙げられる。血圧に関する試験の被験者としては，正常高値血圧者及びⅠ型高血圧者を対象とし，両者で層別解析が可能な被験者を確保することとされている[1]。

正常高値血圧：収縮期血圧130〜139mmHgまたは拡張期血圧85〜89mmHg
Ⅰ型高血圧：収縮期血圧140〜159mmHgまたは拡張期血圧90〜99mmHg

EFSAの指針[5]において，冠動脈性心疾患のリスクを低減する効果に関しての記載は次の通りである。LDL-コレステロール上昇と収縮期血圧上昇が，冠動脈性心疾患のリスク上昇と関連しており，食事制限によるそれらの低下は，一般的に冠動脈性心疾患の発症リスクを低下させるということが十分に確立されている。血中HDL-コレステロール濃度低下，トリグリセリドの血中濃度上昇，血中ホモシステイン濃度上昇他のリスク要因に関しては，CHDとの関係のエビデンスは強いとは言えない。

3. 機能成分と健康表示

特定保健用食品としては，「コレステロールを低下させます」，「中性脂肪が上昇しにくい」，「体脂肪の気になる方に」などの表示が許可された製品が関係している。

EFSAにおいて，チアミンは「心臓の正常な機能に寄与します」，カルシウムは「正常な血液凝固に寄与します」，マグネシウムは「心筋を含む筋肉の機能に寄与します」の表示に科学的根拠があると評価している。

まとめのポイント

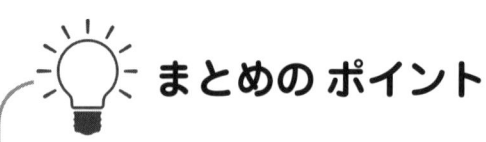

- 心筋へ血液補給を行う冠状動脈に動脈硬化が生じたために，心筋への血液の補給が悪化し，心筋の機能が低下し，心臓病となったものを虚血性心疾患と呼んでいます。

- 虚血性心疾患の主な危険因子は生活習慣病であり，これらを避けるため動脈硬化と関係の深い総エネルギー，脂肪，糖分の摂取を控えなくてはなりません。

- 特定保健用食品の健康表示で，冠動脈性心疾患（CHD）リスクに関わるものに，血圧，コレステロール，血中中性脂肪，血糖値などが挙げられます。

8 脳・精神機能調節作用

1. メカニズム

　食品は脳の機能に影響を及ぼし，精神状態や知的能力に効果を与えていることが明らかになってきている。例えばブドウ糖は脳が機能を果たすための唯一のエネルギーとして，持続的な脳の活動において重要である。また，脳内の神経伝達物質としてアミノ酸やペプチドがあり，安静，興奮，緊張，リラックス，ストレスなどの精神状態に関与している。

　人間の脳は約140億個の神経細胞から構成されており，加齢により減少するといわれている。脳細胞の減少により，記憶力が低下する。記憶には最近覚えた事柄に関する短期記憶と遠い過去の事柄に関する長期記憶とがある。老化に伴う記憶力に関しては，短期記憶の低下が特徴的である。知的機能が低下して，知的行動だけでなく日常的・習慣的な行動が広く障害された状態が認知症（痴呆）である。主な認知症には，脳血管性認知症とアルツハイマー病とがある。

　脳血管性認知症は，脳の血管の梗塞または出血により，血液の流れに障害を生じたことを原因として発症する病気であり，初期のうつ状態，やる気の低下が多く認められる。脳梗塞は高脂血症・動脈硬化を主な原因とし，脳出血は高血圧を主な原因としている[6]。

　アルツハイマー病の初期の病変は側頭葉の内部ある海馬から始まり，側頭葉，頭頂葉，後頭葉連合野の神経細胞の脱落へと進む（図5-8-1参照）。難分解性のたんぱく質（アミロイド）が蓄積し，脳細胞に障害を及ぼす病気である。アミロイドが生成するメカニズムは，充分解明されていない。

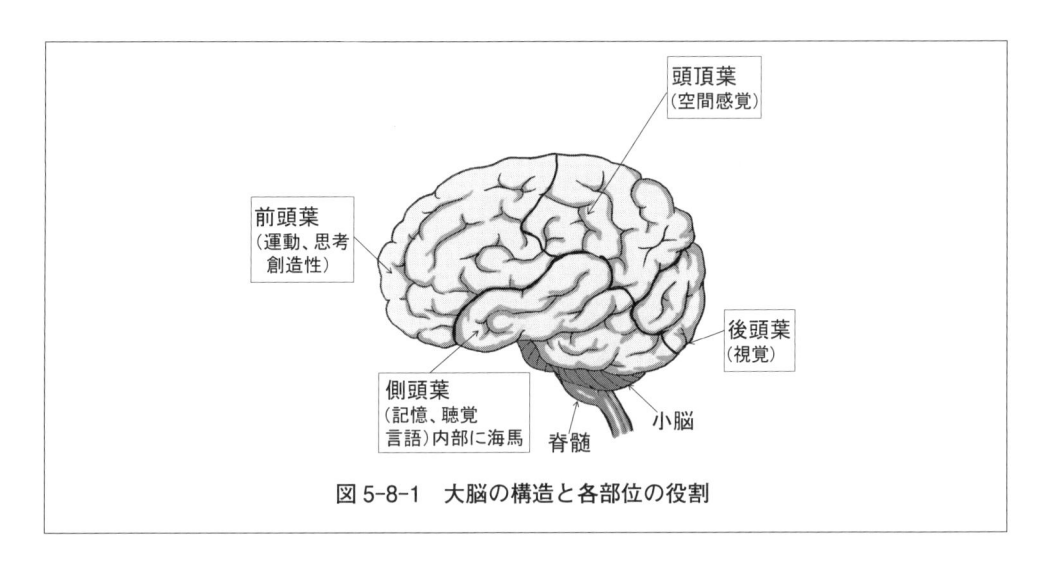

図5-8-1　大脳の構造と各部位の役割

　脳の機能としての知的能力や精神状態を正常に保つために，睡眠は重要である。睡眠は本能行動のひとつであり，大脳を規則的に休息させることが重要な目的である。現代は，昼と夜の自然のリズムに支配された社会ではなくなりつつあるため，睡眠時間が短くなるとともに睡眠時刻が不規則になる人が増えている。不眠により脳の遂行能力や，記憶力，

集中力などが低下し，学業や仕事に悪影響を及ぼす。精神的ないらいらの症状を訴える人が増えている。脳機能以外にも，睡眠不足により，胃腸の調子が悪影響を受け，免疫力，生体防御機能が低下し，成長ホルモンの分泌に影響することから，幼児・青少年の成長に悪影響がある。睡眠不足は，皮膚の状態が悪化することから美容への悪影響があり，最近では肥満を招くとされる。

眠りには，レム睡眠とノンレム睡眠という２種類の睡眠がある。レム睡眠とは「急速眼球運動（Rapid Eye ball Movement）を伴う睡眠」の意味で，閉じた瞼の下で眼球がキョロキョロ動くことを指し，筋肉は弛緩しているのに脳は覚醒に近い状態で，夢を見ていることが多い睡眠状態である。ノンレム睡眠とは，「レム睡眠でない睡眠」であり，いわゆる安らかな眠りである。健康な人では，これらの２種類の睡眠が約1.5時間の単位で一夜の睡眠を構成していて，最初の３時間で，深いノンレム睡眠が集中的に出現する[6]。ノンレム睡眠とレム睡眠が交互に出現する健康な睡眠状態が遮断されると，思考能力が落ち，妄想や幻覚が出現する。

2．評価方法

特定保健用食品及び栄養機能食品において，脳・精神機能調節作用に関する表示は許可されていない。

EFSAの指針[6]には，脳・神経調整作用に関する効果に関して下記の記載がある。

1）認知機能

①知的敏捷性

知的敏捷性は，覚醒度が高まった状態及び情報を受けて処理し，反応することができる状態である。知的敏捷性における変化は，標準タスク（単純な反応時間テスト，選択反応時間テストなど）への反応時間と反応スピードを判断する有効な計量的心理テストを用いて測定される。

②知的注意力（集中力）

知的注意力（集中力）は，入ってくる感覚情報を処理，選択，使用する能力を示している。注意力には大きく分けて２つの分類がある。選択的注意力は，一つのタスクに集中して，他のタスクを除外することにより一つの情報源に集中する能力である。注意力持続性は，一定の連続した時間の間，集中する能力である。

有効な計量的心理テストは，選択的注意力（視覚による選択的検索テスト，分類による検索注意力テストなど）と注意力持続性（連続パフォーマンスタスク，迅速な視覚情報処理タスク及び視覚もしくは聴覚による警戒タスクなど）における変化を評価するのに使用できる。

③記憶力

作業記憶，潜在記憶，顕在記憶など記憶に関する複数の認知プロセスの改善，維持，低下抑制，は有効な計量的心理テストを用いて測定される。

2）機嫌（気分）／情動（精神的動揺）

機嫌（気分）／情動（精神的動揺）には，ポジティブ（熱心さや冷静さなどで特徴付けられる）とネガティブ（混乱，うつ，疲労，緊張，不安によって特徴付けられる）のように定義づけされた状態や性質が含まれる。

精神的ストレス軽減に関する科学的エビデンスは，視覚アナログスケール，自己評価スケール・質問表，及び臨床医／観察者のスケールを含む標準的な精神測定ツールを用いたヒト介入試験から得られる。精神的ストレスの特定のバイオマーカーはなく，コルチゾールの血中濃度，心拍，唾液 IgA とその他適切なマーカーなどの変化は，主観的評価に関する補助的エビデンスとして利用できる。

3）視覚
　視覚とは，目と神経系の機能である。視界に関連する科学的エビデンスは，遠近の視力及びコントラスト感度の標準テストで得られる。視界の欠損（加齢黄斑変性及び白内障）に関連した臨床的な診断項目は，眼科関連の疾患の発現抑制に関する効果についてのエビデンスに関して使用可能である。

4）睡眠
　睡眠の評価項目としては，睡眠潜時（眠りに入る時間），睡眠時間，睡眠の効率（全睡眠時間とベッドにいる合計時間の割合），睡眠の質（知覚された睡眠の質として定義）がある。科学的エビデンスは有効なスケールと質問表，睡眠日記，睡眠ポリグラフもしくはアクティグラフィー（腕時計型の睡眠覚醒判定装置による測定法）を用いた主観的もしくは客観的睡眠測定への効果を示すヒト介入試験から得られる。

3．機能成分と健康表示

　脳の知的機能に効果を持つ栄養素としては，ビタミン E，フォスファチジルコリン，DHA などの報告がある。高度不飽和脂肪酸の1種である DHA は脳をはじめとする神経組織に多く含まれ，加齢により含有量が減少することが明らかになっている。更に，神経組織の発育や機能維持に重要な役割を果たすといわれており，アルツハイマー型老人性認知症の改善にも役立つ可能性がある。ビタミン E はアルツハイマーの認識機能の衰えを防ぐことと，ビタミン C との組み合わせで血管性の認知症に多分有効であると報告されている[4]。フォスファチジルコリンは加齢による認識能の低下，記憶障害に対して多分有効であり，若い人の注意欠陥多動性障害（ADHD），うつに対しても用いられているとされている[6]。

　脳の機能，精神状態に関する特定保健用食品はまだ許可されたものはなく，今後新規の保健の用途の領域として期待されている。

　EFSA において，ビタミン B_6，パントテン酸，マグネシウムは「神経機能に寄与します」，ビタミン C，ナイアシン，ビオチンは「神経系の正常な機能に寄与します」，鉄，亜鉛は「正常な認識機能に寄与します」，メラトニンは「時差ぼけの自覚症状の軽減に寄与します」，DHA，EPA は「正常な脳機能の維持に寄与します」，カフェインは「覚醒レベルの上昇に寄与します」と「注意力を高める」の表示に科学的根拠があると評価している。

まとめのポイント

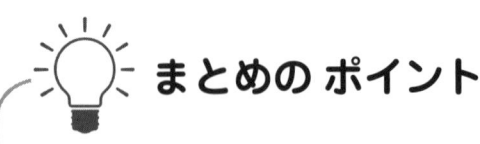

- 主な認知症として脳血管性認知症とアルツハイマー病があり，脳血管性認知症は高脂血症・動脈硬化による脳梗塞や高血圧による脳出血により発症します。

- 特定保健用食品及び栄養機能食品において，脳・精神機能調節作用に関する表示は現在は認められていません。

- 脳の機能，精神状態に関して，ビタミンEやフォスファチジルコリンなど，脳の知的機能や認知症に効果を持つ栄養素の報告があります。

9 骨の健康維持作用

1．メカニズム

　骨の健康にはカルシウムを主な成分とする骨量の維持が重要な因子となる。骨と血液の間ではカルシウムの移動が常時行われている。骨のカルシウムが血液に入ることを骨吸収と呼び、血液のカルシウムが骨に入ることを骨形成と呼んでいる。骨形成と骨吸収のバランスが保たれることにより、骨の健康を維持できる。加齢により、女性ホルモン（エストロゲン）や骨形成ホルモン（カルシトニン）などのホルモンが低下すると骨吸収が促進され、骨のカルシウムが血液に溶出すると骨量が減少することになる。更に、血中カルシウムが増加すると、腸管からの血液中へのカルシウムの吸収は低下する。長期的にこのような状態が続くと、身体の骨量が減少し、骨粗しょう症を発症することになる。
骨粗しょう症とは、骨量が減少し、骨の微細構造が変化し、骨折しやすくなった病態である。転倒した時の骨折は、大腿骨の頸部で起きやすく、寝たきりの原因となることが多いため、その予防が大切である。

　骨粗しょう症の主要な成因は3つである。第1は閉経または加齢に伴う骨量の低下で、カルシウム吸収の低下、ビタミンD活性化の低下、エストロゲンやカルシトニンの分泌低下など加齢により生じる種々の因子が関与している。第2は栄養や運動などのライフスタイルに関するもので、カルシウムやビタミンD、ビタミンKなどの栄養素の摂取不足、リン・塩分やアルコールの摂取過剰、ダイエットによる体重減少、運動や日光照射の不足などが関与している。第3が遺伝的な成因で、骨代謝の遺伝的異常、遺伝的やせ体型等が挙げられる。

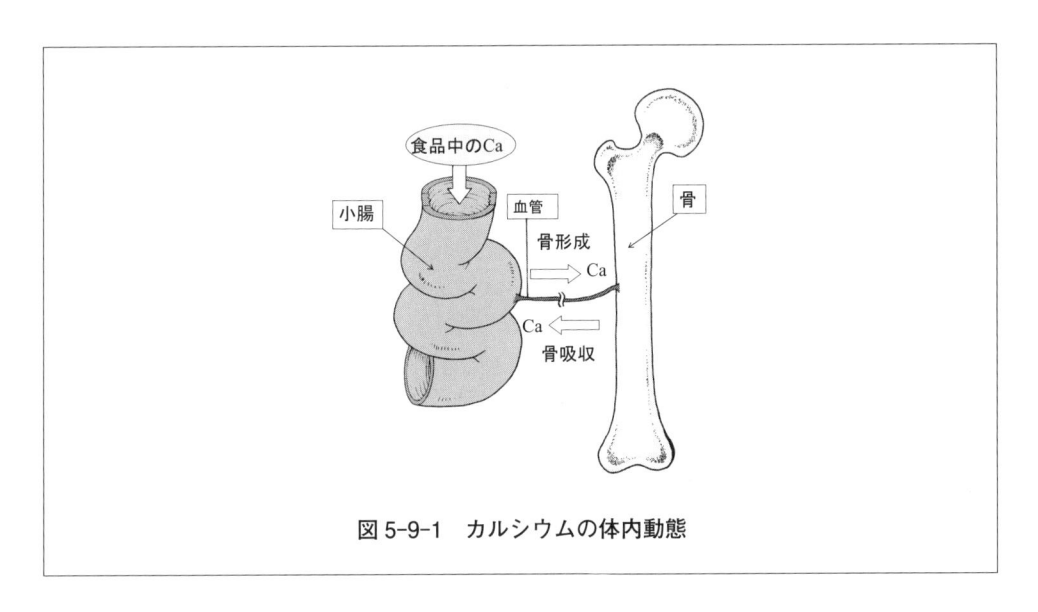

図5-9-1　カルシウムの体内動態

2. 評価方法

　特定保健用食品としては，関与成分を含む試験食品を原則として3ヵ月間連続して摂取させ，骨吸収マーカー（I型コラーゲンN末端テロペプチド，ピリジノリンとデオキシピリジノリン）の排泄量の抑制と骨密度（例えば踵）の上昇が，対照群と比較して統計的有意差を明らかにする申請資料が提出され，許可を受けている[7]。

　EFSAの指針[8]において，下記の通り記載されている。

　正常な骨の生涯に亘る発育と維持の科学的立証に関するエビデンスは，適切な試験期間（最低1年等）において，2重エネルギーX線吸収法（DXA）等を用いてヒト試験で測定した骨質量及び骨塩量（BMD）と食品／成分との関係を評価することで可能である。骨代謝（骨形成と骨吸収）の生化学マーカーは，食品／成分が表示効果を発揮するメカニズムに関するエビデンスやエビデンスをサポートするものとして利用可能である。骨形成増加及び／または骨吸収減少は，それによりBMD増加（もしくは減少の低下）に至る場合に生理学的に有益な効果であると考えられる。

3. 機能成分と健康表示

　骨の健康維持の効果を持つ栄養素としては，カルシウム，マグネシウムがある。カルシウムは体内で最も量の多いミネラルであり，99％は骨に存在する。カルシウム摂取により，子どもや青年では有意に骨密度が増加する。閉経後の女性にみられる骨粗しょう症の予防と治療にはエストロゲン・カルシトニン等の併用の経口摂取で有効があると報告されている。胎児の骨成長，骨密度の増加に対しては，母体がサプリメントを経口摂取することが有効であるとの報告がある。

　マグネシウムは60～65％が骨に存在しており，骨粗しょう症に対する予防効果が報告されている。リンはカルシウムと並んで骨の成分であるとともに，細胞膜，リンたんぱく質や核酸を構成する。欠乏すると骨が弱くなるが，現代では食品添加物等に用いられるため，不足よりは摂取過多が問題になっている。カルシウムとリンの摂取比率は0.5～2.0がよいとされている。

　ビタミンDはカルシウムのホメオスタシス（恒常性）に関与する栄養的に重要な脂溶性ビタミンである。ビタミンDは，皮膚に存在する前駆体（プロビタミンD）が紫外線を受けることにより産生される。腸管でのカルシウムの吸収を促進し，骨での骨形成，骨吸収におけるカルシウムの取り込み，また腸管・骨・腎臓に作用して，血液中のカルシウム濃度を上昇させるため，カルシウムの体内保持量を増加させる。ビタミンDが欠乏すると子どもではくる病，成人では骨軟化症の原因となる。ビタミンKは骨形成を促進し，骨からのカルシウム溶出（骨吸収）を抑制し，骨に存在するたんぱく質オステオカルシンの生成に関わり，骨の形成に関与し，骨を丈夫に保つのを助けていると考えられている。食品に含まれるビタミンKは納豆や発酵乳製品に多い。ビタミンCは，骨の有機成分の90％を占めているコラーゲンの合成に必要であるのみならず，骨芽細胞に作用して，骨の形成に関与する可能性もある。

　骨の健康に関与する特定保健用食品としては，「カルシウムの腸管での吸収を促進する」効果を有する素材としてフラクトオリゴ糖，カゼインホスホペプチド（CPP），吸収の高いカルシウム素材としてのクエン酸リンゴ酸カルシウム（CCM）がある。更に，骨形

成を促進し、骨からのカルシウム溶出（骨吸収）を抑制するビタミンKを多く含む納豆には「カルシウムが骨になるのを助ける骨たんぱく質の働きを高める」の表示が、骨吸収を抑制するエストロゲン様作用を有する大豆イソフラボンには「骨のカルシウム吸収に役立つ」の表示が、骨形成を促進する作用を有する乳塩基性たんぱく質が「骨密度を高める」の表示が許可されている。

栄養機能食品に規格基準化された骨の健康に関する栄養素はカルシウムとビタミンDである。それぞれ、「カルシウムは、骨や歯の形成に必要な栄養素です」、「ビタミンDは、腸管でのカルシウムの吸収を促進し、骨の形成を助ける栄養素です」の表示ができる。

EFSAが、ビタミンK、ビタミンD、カルシウム、マグネシウム、マンガン、亜鉛は「正常な骨の維持に寄与します」、ビタミンDは「カルシウムとリンの正常な吸収と利用、及び正常な血中カルシウム濃度の維持に寄与します」の表示に科学的根拠があると評価している。

まとめのポイント

● 骨粗しょう症の主な原因は、第1に閉経または加齢に伴う骨量の低下、第2は栄養や運動などのライフスタイルを要因とするもの、第3が遺伝的な成因です。

● 特定保健用食品では、関与成分を含む試験食品を連続摂取し、骨吸収マーカーの上昇に統計的有意差を確認できた申請資料を提出することで許可を受けることができます。

● 特定保健用食品には、フラクトオリゴ糖、CPP、CCM、ビタミンK、大豆イソフラボン、乳塩基性たんぱく質に機能表示が許可され、栄養機能食品ではカルシウムとビタミンDが骨の健康に関する栄養素として規格基準化されています。

⑩ 歯の健康維持作用

1. メカニズム

　高齢化社会を迎え，「健康日本21」では自分の歯を20本以上保つ80歳の高齢者（8020達成者）を増やすことを目標にした8020運動の推進を進めている。厚労省は歯科疾患実態調査を6年毎に実施しており，2011年の結果によれば，8020達成者の割合は38.3%であり，2005年の調査結果24.1%から増加している。しかしながら，日本人の永久歯の虫歯（う蝕）有病者率は，20歳以上80歳未満の各年齢階級では8割以上にのぼる。過去の調査と比較すると，5歳以上25歳未満の各年齢階級では減少する傾向を示したが，45歳以上では約85%の高い比率のままであり，行政の努力による減少の傾向は十分に認められてはない[9]。虫歯の進行により，歯の喪失が増加することで，咀嚼に困難をもたらすだけでなく，咀嚼が不十分となることの結果として，全身の健康に影響を及ぼし，社会生活にも支障をきたすようになる。

　虫歯の原因が甘い食物や飲料にあることは疫学調査，介入試験により実証されており，特に砂糖をはじめとする糖化合物が主要な因子であることが知られている。砂糖が虫歯を形成する作用メカニズムは，口腔内細菌であるStreptococcus mutans，(S.mutans)が砂糖を基質として付着性グルカンを生成し，このグルカンは歯の表面に付着してプラーク（歯垢）を形成する。プラーク内で口腔内細菌により砂糖が資化されて乳酸，蟻酸等の酸が生成されると，歯の表面のpHが低下してエナメル質の脱灰を起こし，う蝕が進行する。

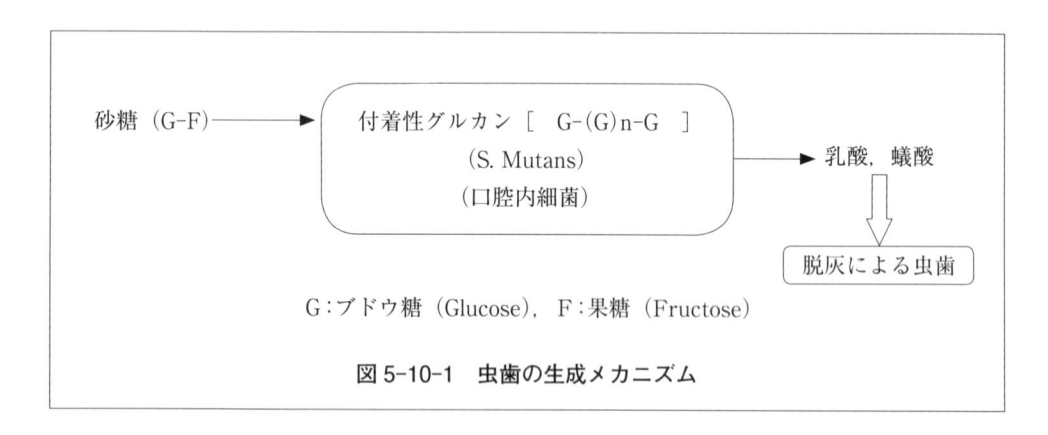

```
砂糖（G-F）──→ 付着性グルカン [ G-(G)n-G ]    ──→ 乳酸，蟻酸
                  (S. Mutans)                    ⇓
                  (口腔内細菌)                  脱灰による虫歯

         G：ブドウ糖（Glucose），F：果糖（Fructose）
```

図 5-10-1　虫歯の生成メカニズム

　ブドウ糖や果糖等の単糖は，砂糖と異なり，それ自身，S.mutansによる不溶性グルカンの生成因子とはならないが，口腔内細菌によって資化されて酸を産出するため，う蝕の原因となる。砂糖の代わりの甘味料として使用される糖アルコール（キシリトール，エリスリトール，ソルビトール，マルチトール等），キシロース，パラチノース，トレハロース等は一般にS.mutansにより資化されにくいため，虫歯になりにくい食品の甘味料として使用される。また，フラクトオリゴ糖，イソマルトオリゴ糖，カップリングシュガー等のオリゴ糖は，混在する口腔内細菌の発酵を受ける糖化合物によりう蝕を誘発する可能性がある[4]。

2. 評価方法
1）微小 pH 電極法

　糖分を含む食品を摂取して，口腔内が pH5.7 以下になると，歯のエナメル質が脱灰を始める。微小 pH 電極を歯に装着した被験者が，被験食品を摂取，咀嚼して，一定時間（通常 30 分）経過後に，pH を測定して，pH5.7 以下にならなければ，被験食品は，エナメル質が脱灰する虫歯の原因にならないことを確認できる。この方法が，特定保健用食品の許可を得るための試験として実施されている[7]。

　EFSA の指針[8] には下記の記載がある。

　酸を産生するバクテリアによる炭水化物の発酵を通して，歯垢中に酸が産生される。歯垢の低 pH は歯の組織の歯質脱灰に寄与する。歯垢の酸の中和もしくは歯垢における酸産生の減少は，歯質脱灰を防止し，水酸アパタイト結晶の再石灰化を促進するため，生理学的に有益な効果と考えられる。

2）歯垢と結石の減少

　特定保健用食品の許可申請に関する留意事項を含む通知や指針で，歯垢と結石を用いた評価方法は公表されていない。

　EFSA の指針[8] には，次のような記載がある。

　歯垢と結石が，歯頸部，歯の隣接する接触点下，歯肉縁，歯の裂け目や穴等の部位で生じる場合，歯の健康（隣接面の齲蝕，歯肉炎，歯周炎等）に関する有害な影響に関与している。歯垢もしくは結石の量は適切な方法を用いてヒトの歯または口腔内での *in vivo* 及び *in situ**注 で測定可能である。

*注　*in situ* とは，「その場で」という意味のラテン語。生物学の実験において「本来その細胞が生体内で存在する場所」での試験を意味する。その細胞の位置や周囲の細胞が結果に影響を及ぼす場合に用いられる。

3. 機能成分と健康表示

　カゼインフォスフォペプタイド（CPP）と非結晶性リン酸カルシウムの複合体が，「歯の脱灰の抑制と再石灰化を増強する」，リン酸化オリゴ糖カルシウムは「再石灰化しやすい環境を整える」，フクロノリ抽出物（フノラン）とキシリトール，リン酸一水素カルシウムは「歯の再石灰化を増強する」，緑茶フッ素は「歯の再石灰化を促進するとともに歯の表面を改善する」効果により「歯を丈夫で健康にします」の表示が特定保健用食品として許可されている。また，マルチトールを代替甘味料として使用したキャンディが「虫歯の原因になりにくい」の表示の許可を得ている。

　EFSA において，カルシウム，マグネシウムに「正常な歯の維持に必要です」，フッ素に「歯の石灰化に寄与します」の表示に科学的根拠があると評価されている。

まとめのポイント

● キシリトールなどの糖アルコールは，う蝕の原因である酸を産出しないために，虫歯になりにくい甘味料として使用されています。

● 特定保健用食品の許可を得るための試験に，口腔内（歯）のpHを測定する微小pH電極法があります。

● 特定保健用食品では，歯の再石灰化の増強・促進効果により「歯を丈夫で健康にします」の表示の許可を得ています。

⓫ 皮膚の健康維持作用

1. メカニズム

　ヒトの皮膚は「表皮」「真皮」「皮下組織」の３層から成り立っている。

　皮膚の一番外側にあるのが表皮で，角化細胞，色素細胞，ランゲルハンス細胞等が存在する。次にある真皮には，汗腺，皮脂腺，血管，リンパ管，神経等があり，汗や皮脂の分泌，栄養成分の運搬，触覚・痛覚・温覚・冷覚等の知覚等の役割を担っている。たんぱく質を主成分とする膠原繊維（コラーゲン）と弾力繊維（エラスチン）の２種類の繊維が網目状構造を形成して，皮膚に弾力，張りを与えている。皮下組織には，脂肪細胞があり，体温の維持やエネルギーの貯蔵に加えて，外部からの衝撃や圧力を緩和する緩衝材の役割もある。

　表皮には，外側から順番に，角質層（剥離してゆく板状の角化細胞の層），顆粒層（角質層の脱落が促進する成分を含む顆粒を含む層），有棘層（表皮の主要部分），基底層（新生細胞の層）からなっている。基底層の新生細胞が皮膚表面に向かって押し上げられ，約28日毎に剥離することで，皮膚は一定の健康状態を保持している。角質層の役割は水分保持であり，角質層の水分保持に関与する天然保湿因子（Natural Moisturizing Factor: NMF）が存在し，遊離アミノ酸，乳酸，ピロリドンカルボン酸（PCA），尿素，無機イオン等の成分が含まれる。

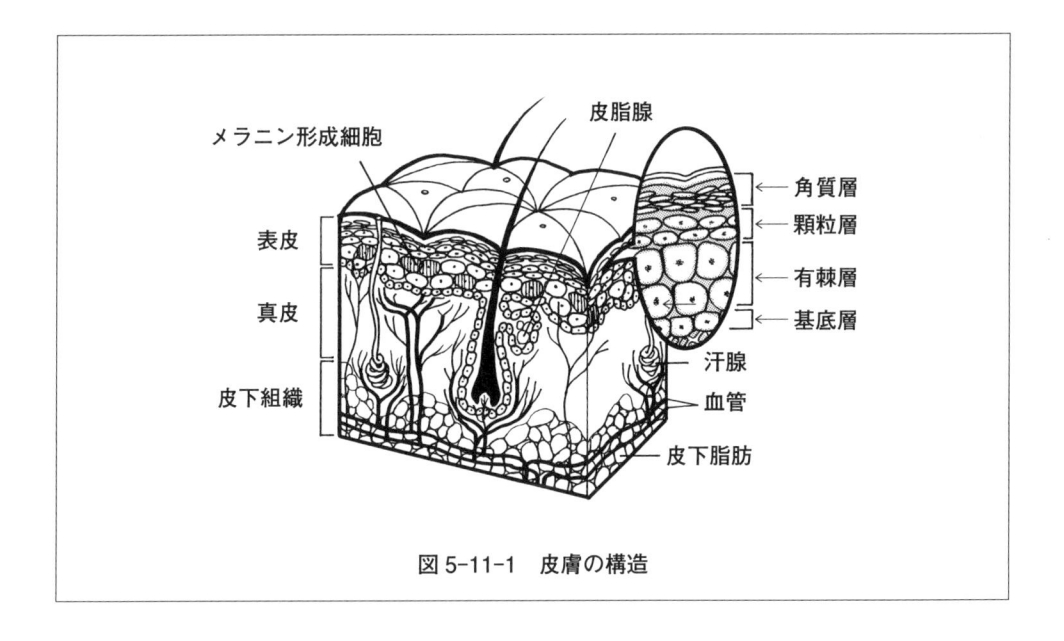

図 5-11-1　皮膚の構造

　これらの層を有する皮膚の総面積は成人で約 1.6m² あり，下記のような機能を有している。
　①防御，保護等のバリア機能（紫外線，細菌，暑さ寒さ，物理的衝撃等）
　②分泌，排泄機能（発汗，分泌，栄養成分・排泄物の運搬等）

③感覚認知機能（触覚・痛覚・温覚・冷覚等）
④吸収機能，呼吸機能等

水分を保持することができずに乾燥した角質層では，カサつきや肌荒れが生じ，皺やたるみの原因にもなるだけではなく，上記の防御，分泌等皮膚の本来有している機能を十分に果たせなくなり，健康への悪影響をもたらすことになる。

EFSA の指針[8]においても，「皮膚のバリア機能の維持（機能損失の低下）は，生理学的に有益な効果と考えられている。皮膚のバリア機能には浸透性バリア（水分損失の制限），抗酸化バリア（酸化ダメージに対する細胞と分子の保護），光保護バリア（UV 誘発ダメージに対する細胞と分子の保護）及び免疫バリア（病原微生物に対する保護）が含まれる」との記載がある。

2. 評価方法

特定保健用食品の審査を行う消費者委員会において，経表皮水分蒸散量を抑制し，皮膚バリア機能を改善する評価方法での結果を基に，グルコシルセラミドについて「肌が乾燥しがちな方に適する」の表示の有効性が認められ，総合評価が行われている（2015 年 1 月）。EFSA の指針[8]には，下記のことが記載されている。

1）皮膚の機能維持

肌のバリア機能の維持（機能損失の低下）には浸透性バリア（水分損失の制限），抗酸化バリア（酸化ダメージに対する細胞と分子の保護），光保護バリア（UV 誘発ダメージに対する細胞と分子の保護）及び免疫バリア（病原微生物に対する保護）が含まれる。

（1）脱水からの肌保護

肌の浸透性のバリア機能の障害は，角質層からの水分損失と肌の脱水により皮膚剥離，かゆみ，肌のごわつき等がある。脱水に対する肌の保護に関するエビデンスは，刺激物（ドデシル硫酸ナトリウム）への暴露後に経表皮的水分喪失（TEWL）の低下を示すヒト介入試験から得られる。肌の角質層の保水機能もしくは肌の脱水に関連する兆候／症状の変化の測定値は，エビデンスを裏付けるものとして利用される。肌の構造的変化（角質層の脂質量等）は，効果を発揮するメカニズムとして用いられる。

（2）酸化ダメージ（UV 誘発も含む）に対する肌の保護

光酸化（UV 誘発）ダメージをはじめとする酸化ダメージからの肌の保護（DNA，たんぱく質及び脂質をはじめとする細胞と分子）の科学的立証法としては肌への酸化ダメージを直接測定することが必要である。

（3）UV 誘発ダメージ（酸化以外）からの肌の保護

UV（太陽）照射に曝されることは，DNA 損傷に繋がる場合がある（例：ピリミジン二量体，ストランド破損及びアポトーシス）。通常，DNA 損傷の大半は修復される。しかしながら，不完全もしくは欠陥のある修復では長い期間の内に，肌の病変（腫瘍等）に繋がる場合がある。UV 照射に曝された後の DNA 損傷を減らすことは生理学的に有益な効果と考えられ，皮膚生検で直接測定することが可能である。

UV（太陽）照射に過剰に曝されることは，ランゲルハンス細胞（表皮有棘層に存在する皮膚免疫を司る樹状細胞）の消耗に繋がる場合もあり，肌の免疫学的機能に対する直接的ダメージを示す。従って，UV の光に曝された後のランゲルハンス細胞の

消耗の減少は，生理学的に有益な効果と考えられ，皮膚生検で直接測定することが可能である。

紅斑（日焼けと肌の赤み）は，UV誘発の分子と細胞のダメージに対する肌の炎症性の反応である。重篤な場合は，日焼けは水膨れと肌のバリア機能の損失に繋がる場合がある。UV誘発の紅疹の減少（最小紅斑量の変化もしくは紅疹グレード（赤み）等）は，肌へのUV誘発のダメージが少ないことを示す場合があるが，分子と細胞のダメージに反応する肌の一時的応答力の減少も反映し得るので，UV誘発紅疹を単独で使用することはできない。

3. 機能成分と健康表示

グルコシルセラミドを関与成分とする「肌が乾燥しがちな方に適する」の表示の特定保健用食品が申請され，有効性の審査が消費者委員会で了承され，安全性の審査に関しても食品安全委員会でも安全性に問題はないと判断されている。

EFSAにおいて，ビタミンA，ビタミンC，ナイアシン，ビオチンは「正常な皮膚と粘膜の維持に寄与します」，銅は「皮膚と頭髪の正常な色素沈着に寄与します」の表示に科学的根拠があると評価されている。

まとめのポイント

- 表皮の一番外側である角質層の役割は水分保持で，遊離アミノ酸等の天然保湿因子（Natural Moisturizing Factor:NMF）が存在しています。

- 特定保健用食品の審査では，経表皮水分蒸散量を抑制し，皮膚バリア機能を改善する評価方法での結果を基に表示の有効性が確認されました。

- 皮膚の機能維持に関わるダメージとして，脱水によるもの，酸化によるもの，UV誘発ダメージによるものが挙げられます。

⑫ 身体能力維持作用

1. メカニズム

　身体能力とは，筋力，瞬発力，持久力等の行動を起こす能力と敏捷性，柔軟性，平衡性等身体器官の調整機能に基づくものとがある。これらの能力と機能に関する各要素が統合されて身体能力が発揮される。

　身体能力は，比較的強度が高く，素早く，エネルギー供給が高い身体的負荷を伴う能力に関連する。身体能力の維持，改善，損失低下は，スポーツを行う個人にとっても，スポーツに関連しない通常の個人にとっても生理学的に有益な効果である。

　身体能力と同義に用いられることもある体力の用語は，文部科学省が体力テストとして筋力や持久力に関する項目を測定する際に用いられている。

2. 評価方法

　文部科学省の新体力テスト実施要項（20歳～64歳対象）において，体力・運動能力調査としての「新体力テスト」の項目として，握力，上体起こし，長座体前屈，反復横とび，急歩，20m往復持久走，立ち幅とびの評価項目が挙げられている[10]。

　EFSA指針[11]では，下記の項目毎にその評価方法を記載している。前提として，表示の科学的立証に関して提供される試験は，表示された食品の摂取条件を反映して実施すべきであるとされ，例えば，食品／成分が身体機能テストに関連して摂取される時期（例えば，エクササイズの前後，実施中）や介入期間が重要である。最大酸素摂取量（VO_{2max}）（「注」を参照）の変化，筋肉のグリコーゲン貯蔵と基質酸化等の評価指標は，機能の直接的評価項目ではなく，摂取した食品／成分が身体機能に関する表示効果を発揮するメカニズムのサポートとして使用される。また，ヒト試験においては，運動中の自覚的頑張りの評価について質問表が使用できる。自己報告による質問表の評価に関しては，介入に対する被験者と実施者の十分な盲検性が特に重要である。

1) 身体機能

　身体機能は，比較的強度が高く，素早く，エネルギー供給が高い身体的タスクを行う能力に関連する。身体機能の改善，維持，損失低下は，身体的エクササイズを常時実施する人にとっても，エクササイズとは言えない通常の身体的タスクを行う人にとっても生理学的に有益な効果である。表示に関連するエクササイズもしくは身体的活動の特性（タイプ，期間及び強度）に関する効果（短期間の身体パフォーマンス，強度の高いエクササイズと長時間の持久力；一回の運動と反復運動；体重負荷と非体重負荷活動）については，運動選手であるか高齢者であるか等の対象集団を明確にすることが重要である。身体機能の評価項目は，一定の距離を走るのにかかる時間，タイムトライアルでのサイクリング距離，槍投げもしくは砲丸投げにおける投げた距離，ジャンプの高さ，歩行スピードと一定時間での椅子の立ち上がり回数等が挙げられている。

2) 持久力

　持久力は，一定の運動量やスピード，通常80% VO_{2max}の強度でエクササイズをする場合，疲労に対するエクササイズ時間について言及している。身体的エクササイズ（レクリエーションとしてのランニング，ウォーキング，水泳，サイクリング及びフィットネストレー

ニング）が長時間実施できるようになる持久力強化は，個人にとって生理学的に有益な効果である場合がある。

持久力が試験されるエクササイズ（サイクリング，ランニング，水泳等）とその実施条件（距離，エネルギー供給，一運動 vs. 反復運動）は具体的に選定して実施されるべきである。定義されている条件下で疲労するまでのエクササイズ時間は，酸素消費量，呼吸量，心拍等を用いて，もしくは身体的疲労の自己申告による項目で評価可能である。

注：VO_{2max} とは，Maximal oxygen consumption（最大酸素摂取量）を指し，V は酸素の容量（volume），O_2= 酸素に由来する。有酸素エネルギーに負荷をかけて測定する全身持久力の指標である。トレッドミルや自転車エルゴメータで負荷を上げて，酸素消費量が変化しなくなったときが，最大酸素摂取量である。

3）筋肉機能

筋肉機能（筋肉の強度等）の改善，維持，損失低下は，生理学的に有益な効果と考えられる。1 回の最大のウェイトリフティング，運動性の膝の拡張力と握力，筋肉機能（筋肉の強度等）の改善，維持もしくは損失の軽減に寄与する（筋肉量，筋肉の形，筋肉組織の数と種類，筋肉のダメージと筋肉組織の修復）筋肉構造における変化は，生理学的に有益な効果であると考えることができる。筋肉構造の変化が筋肉機能にどのように影響を及ぼすかに関するエビデンスも検討されるべきである。また，筋肉機能（筋肉の強度等）の回復に寄与するエクササイズ後の水分損失，筋肉強度，筋肉痛もしくは筋肉ダメージからの迅速な回復は生理学的に有益な効果であると考えることが可能である。筋肉疲労もしくは筋肉痛の主観的評価項目は，このような背景における補助的エビデンスとして使用される場合がある。

3．機能成分と健康表示

特定保健用食品においては，身体能力または身体疲労に関する表示は許可されていない。分岐鎖アミノ酸（アラニン，ロイシン，イソロイシン），カルニチン，クレアチン，カルノシン等に筋肉能力を高める効果が報告されている[4]。

EFSA の健康表示評価の結果では，身体機能もしくは持久力における改善に繋がる特定の生理学的な効果，運動中の自覚的頑張りの低下もしくは運動中の水分吸収の強化，身体機能や持久力の維持の改善に繋がる表示が考えられるとされている。

EFSA において，カルシウム，カリウムは「正常な筋肉機能と神経伝達に寄与します」，ビタミン C は「激しい運動中及び運動後の免疫系の正常な機能を維持するのに寄与します」，ビタミン D は「正常な筋肉の機能の維持に寄与します」，たんぱく質は「正常な筋肉量の増加，維持に寄与します」，ビタミン B_6，ナイアシン，葉酸，ビタミン C は「疲労と倦怠の軽減に寄与します」，カフェインは「持久運動能力の増強に寄与します」，クレアチンは「短時間の高度な集中力を伴う繰り返し運動の身体能力に寄与します」の表示は科学的根拠があると評価している。

まとめのポイント

- 身体能力と同義に用いられることもある体力の用語は，文部科学省が体力テストとして筋力や持久力に関する項目を測定する際に用いられています。

- 特定保健用食品においては，身体能力または身体疲労に関する表示はまだ許可されていませんが，分岐鎖アミノ酸等で筋肉能力を高める効果が報告されています。

参考資料

(1) 消費者庁，特定保健用食品申請に係る申請書作成上の留意事項（2014年10月30日）
http://www.caa.go.jp/foods/pdf/syokuhin1347.pdf
(2) Guidance on the scientific requirements for health claims related to gut and immune function. http://www.efsa.europa.eu/en/supporting/doc/136e.pdf
(3) Guidance on the scientific requirements for health claims related to weight management, energy intake, satiety, blood glucose responses/blood glucose control.
http://www.efsa.europa.eu/en/efsajournal/pub/2604.htm
(4) 清水俊雄　改訂版機能性食品素材便覧 2006
(5) Guidance on the scientific requirements for health claims related to antioxidants, oxidative damage and cardiovascular health.
http://www.efsa.europa.eu/en/efsajournal/pub/2474.htm
(6) Guidance on the scientific requirements for health claims related to Neurological and psychological functions.
http://www.efsa.europa.eu/en/efsajournal/doc/2816.pdf
(7) 清水俊雄『特定保健用食品の科学的根拠』同文書院, 2008
(8) Guidance on the scientific requirements for health claims related to Bone, joints, skin and oral health.　http://www.efsa.europa.eu/en/efsajournal/doc/2702.pdf
(9) 厚生労働省 歯科疾病実態調査（2011年）．http://www.mhlw.go.jp/toukei/list/62-23.html
(10) 文部科学省，新体力テスト実施要項．
http://www.mext.go.jp/a_menu/sports/stamina/03040901.htm
(11) Guidance on the scientific requirements for health claims related to physical performance.
http://www.efsa.europa.eu/en/efsajournal/doc/2817.pdf

第6章 食品機能の情報源

　本章では機能性食品の有効性と安全性について科学的根拠に基づいて，網羅的に最新の情報を入手する際に役立つ，総括的な国内外のデータベース，モノグラフ，書籍について記述する。

　機能性食品の原料である天然物は複数の成分の混合物であることが多い。一般に混合物から有効成分を同定・定量することは困難であり，複数の成分が複合的な機能を有している場合は，有効成分の含有量とそれぞれの活性を解析するには多大の労力を要する。また，副作用を有する成分が含まれていることがあり，それらの同定定量，その安全性に関する定量的な把握も重要である。更に，機能性食品を開発するに当たって，有効成分の科学的根拠を明らかにするためには，自ら実施した試験結果だけではなく，過去に報告された文献を網羅的に調査し，その解析を含めた総合的な評価が必要である。よって，機能性食品を開発するに当たっては，有効性に関与する成分に加え，その類似化合物及び副成分を含めて，有効性と安全性について網羅的な情報検索と解析がまず実施すべきテーマとなる。網羅的に科学的根拠に基づく情報を収集した国内外のデータベースや書籍についてまとめて記載する。

1 データベース

　機能性食品の有効性と安全性に関して，網羅的にレビューし，最新の情報が更新されている信頼性の高いものを下記に紹介する。

1.「健康食品」の素材情報データベース

1）概要

　厚生労働省の科学研究の一環として（独）国立健康栄養研究所が約250の健康食品の素材について科学的根拠に基づく安全性と有効性情報をまとめたデータベースである。国立健康栄養研究所の梅垣敬三室長（当時）を中心に日本大学上野川修一教授（当時），浜松医科大学山田浩助教授（当時），静岡県立大学山田静雄教授（当時）と筆者が分担研究者として，海外のデータベース，モノグラフ，国内外の成書，研究論文，ハンドブックから入手した情報を中心に調査，解析した。有効性に関しては，この分野を専門とする研究者以外の消費者またはアドバイザリースタッフ等の誤認を避けるために，主にヒト試験を重要視して選択し，循環器・呼吸器，消化系・肝臓等の身体の臓器，構造毎に分類して表記している。

　現在は，毎月，最新ニュースとして，素材情報を追加するとともに，行政機関発行の関連情報に関するパンフレットの紹介から「ミネラルを多く含むメニュー」や「生活習慣病

予防のためのメニュー」等の紹介のコーナーを設け，広く食品・栄養の健康に係る内容に充実している。

2）成分・素材

2004（平成16）年に作成した約250の健康食品の素材に加えて，新たな情報を追加しており，2015（平成27）年3月には，約400の素材，成分に関するデータベースとなっている。特定保健用食品の250製品について，商品名，販売者，表示，適切な利用法と注意事項に加えて，関与成分についての解説として成分の特性，作用機序，分析法，安全性に関する評価としてヒト試験，動物試験他，有効性に関する評価として，ヒト試験，動物試験他が記載されている。

3）掲載項目

全体の掲載項目は，①名称　学名，英語名等，②概要，③法規・制度，④分析法，⑤有効性，⑥安全性，⑦総合評価（安全性と有効性），⑧引用文献（PMID）等が記載されている。有効性に関しては，循環器，呼吸器，消化系，糖尿病・内分泌，生殖・泌尿器，脳・神経・感覚器，骨・筋肉，発育・成長，肥満等構造・機能毎にヒト試験の評価を中心に記載されている。医療従事者から消費者までのヒトに有益である情報を掲載することを目標としている。

4）アクセス

国立健康栄養研究所のホームページのURL[1]から無料でアクセスできる。

2. 健康食品のすべて - ナチュラルメディシン・データベース[2][3]

1）概要

Natural Medicines Comprehensive Database（NMCD）は，米国の民間組織セラピューティック・リサーチセンターによって，米国でダイエタリーサプリメントに使用されている素材の有効性と安全性の情報を中心に構築されたデータベースである。米国で使用実績の高いものが収載されているので，日本において販売されている機能性成分と必ずしも一致はしていないが，米国のFDA，NIH等の行政組織でも引用されており，記載されている有効性と安全性に関するデータの信頼性は高い。専門の研究者がデータの更新を随時実施している。著者も監修者の一人として参加した日本語版がデータベース，書籍として出版されている。

2）成分・素材

米国で使用されている素材を中心に，ビタミン，ミネラル，脂肪酸，アミノ酸，たんぱく質，炭水化物からハーブや野菜まで1200以上の素材を幅広く網羅している。日本語版には，筆者が執筆した日本の特定保健用食品についての情報も掲載しており，今後は英語版のデータベースにも特定保健用食品をはじめとする日本の開発素材も掲載される予定である。

3）掲載項目

有効性情報はそれぞれの成分，素材毎に，実証された研究結果を基に科学的根拠の高い順にEffective（有効），Likely Effective（ほぼ有効）Possibly Effective（たぶん有効），Possibly Ineffective（たぶん無効），Likely Ineffective（ほぼ無効），Ineffective（無効）の6段階に評価されている。更に，科学的な研究結果はなくても，民間療法を含めて，一

般に利用されている用途についての情報も記載されている。安全性情報も同様に，試験結果に基づいて，Likely Safe, Possibly Safe, Possibly Unsafe, Likely Unsafe, Unsafe の5段階で評価している。成人だけでなく，小児，妊婦，授乳婦における安全性も，用法毎に個別に述べられている。相互作用に関しては，他のハーブ，医薬品，食品，疾病等の身体状態，臨床検査との作用をそれぞれ記載している。

4) アクセス

URL にログインするにはユーザー登録が必要であり，日本語版の書籍が『ナチュラルメディシン・データベース　健康食品・サプリメント［成分］のすべて』[4] として同文書院から出版されている。

3. Cochrane Library[5]
1) 概要

英国の国民保健サービス（NHS）が科学的根拠に基づく医療（EBM）を実践する目的で，1993（平成5）年に開始されたコクラン計画の一環として，無作為化比較試験（RCT）を中心とする臨床試験を収集して，一定の質を確保して評価した結果を集約したデータベースである。

系統的（システマティック）な方法で情報収集を行い，一定の基準を満たした論文をベースに批判的吟味（レビュー）を実施したシステマティック・レビューの論文を掲載している。それらの論文結果の指標を統合したオッズ比（相対危険比）を提供して，医療機関に治療，予防効果の最新情報を届けることを目的としている。

コクランライブラリーには，EBM の手法について検証したレビュー集 The Cochrane Database of Methodology Reviews，適切に実施された臨床試験の集積データ The Cochrane Central Register of Controlled Trials 等がある。特に，Cochrane Database of Systematic Reviews（CDSR）[6]，今まで実施された科学的根拠に基づいて実施されたシステマティック・レビューを集約して，医療従事者に最良の治療法に関する情報を提供することを目的に作成されたデータベースであり，機能性食品に関するヒト試験において関与する成分の有効性を調査するのに有益である。2014（平成26）年に，日本支部が設立した。

2) 成分・素材

ビタミン，ミネラル，ハーブ類等機能性食品の機能性成分についての臨床試験の結果も含まれているが，医療従事者のためのデータベースであるため，被験者は病人が多く，医薬品を被験物質とした試験が多い。

3) 掲載項目

アブストラクトには，レビューの背景，目的，検索方法，結果の選択基準，データ収集と分析，主な結果，レビューアーの結論が記載されている。レビュー全体では，選択基準の項目に試験の種類，被験者の種類，介入の種類，結果の測定方法について詳しい情報が記載されている。安全性情報については，臨床試験中に観察された副作用についても記載されている。

4) アクセス

アブストラクトは無料で閲覧可能。データベースの全てを閲覧するにはユーザー登録が必要である。オンライン版と CD 版があり，オンライン版のシステマティック・レビュー

論文のデータベース CDSR[6] は年に 4 回更新される。

4. 健康食品素材の科学的実証データベース (Health Food Material Scientific Database)[7]
1）概要
　一般財団法人医療経済研究・社会保険福祉協会（社福協）が健康食品の健全な発展を目指して，2012（平成 24）年に開設したデータベースである。健康食品の素材（成分）の有効性と安全性に関して，国内外の公的機関の報告書及びシステマティック・レビューを中心とする科学論文を基に，報告書要約及び科学論文の抄録を添付している。筆者と常葉大学健康科学部久保明教授，武庫川女子大学薬学部篠塚和正教授が論文・報告書の検索，選定，評価執筆を行って，作成した。

　現状の情報源としては，国立健康栄養研究所の「「健康食品」の有効性・安全性」のデータベースの内容が最も信頼性があり，情報量も多いが，「有効性」の情報は，論文結果の羅列であり，総合評価では「調べた文献の中に見当たらない」の記述が多く，有効性に関しては国立の研究所であることから慎重な記述となっている。「ナチュラルメディシン・データベース」については，情報量は多いが，原本がアメリカのデータベースであるため，日本人を被験者とする試験のデータは少なく，総合評価もアメリカのダイエタリーサプリメントを念頭においたものであり，栄養摂取状況，遺伝特性等を踏まえて日本人に適切な情報であるか否かの判断が必要である。

2）成分，素材
　特定保健用食品・栄養機能食品と日本での販売実績の多いいわゆる健康食品の成分・素材を選択し，2012（平成 24）年より順次公開し，2014（平成 26）年 4 月に約 300 の素材・成分のデータベースとして完成した。約 100 ずつの成分素材について，毎年 1 回の情報収集，更新を実施している。

3）掲載項目
　選択した品目の有効性と安全性（医薬品である成分は医薬品情報も含む）について，科学的根拠のある研究論文・公的機関報告書を総合的に調査した結果を踏まえて，成分・素材の総合評価データを作成して，データベースとした。作成した論文及び公的機関報告書の抄録をデータベースの添付資料とし，上記の他のデータベースの課題を解決するため，有効性に関するシステマティック・レビューの論文や公的機関評価報告書を中心に日本の市場にある「健康食品」の有効性と安全性に関する実証された情報を網羅している。

4）アクセス
　社福協のホームページの URL より，会員登録をしてアクセスが可能となる。ただし，2015（平成 27）年 3 月末に閉設となった。

5. Dietary Supplement Fact Sheets[8]
1）概要
　NIH（米国国立保健研究所）のダイエタリーサプリメント室（Office of Dietary Supplements: ODS）が発表しているダイエタリーサプリメントのビタミン，ミネラル，ハーブ他に関するデータベースである。専門家向けと消費者向けの 2 つがあり，両者の情報の内容はほぼ同じであるが，専門家向けは詳細な記述となっている。

2）成分，素材
ダイエタリーサプリメントの法律，表示，有効性と安全性に関する一般情報の部分と26のビタミン・ミネラルと52のハーブについてのデータシートの部分に区分された2分野が掲載されている。

3）掲載項目
それぞれの成分・素材の概要，推奨摂取量，成分の種類，有効性，過剰摂取等の安全性，他の成分との相互作用等が記載されている。

4）アクセス
ODSのURLで専門家向け，消費者向けのサイトに無料でアクセスできる。

6. Dietary Supplement Ingredient Database（DSID）[9]

1）概要
DSIDはNIH（米国国立保健研究所）のダイエタリーサプリメント室（Office of Dietary Supplements: ODS）と米国農務省（United States Department of Agriculture）他の行政機関が共同で，ダイエタリーサプリメントの成分について，分析的に評価をした情報を提供するデータベースである。

成人と子どものためのマルチビタミン・ミネラルについて，代表的なサプリメントを収集し，実績のある研究所で分析を行って，正確な結果を得るために，品質の信頼性と品質管理計画を確立し，企業での製品分析との2重評価を実施して最終データとして採用している。成分の評価は統計的処理を行い，市場のシェアー情報を踏まえている。このデータは主に，個々の製品を評価することより，国民の栄養素の摂取に関する研究に使用されることを目的としており，ダイエタリーサプリメントから適切な栄養素を摂取することに関するテーマの研究者を主なユーザーとしている。

2015（平成27）年4月Version 3をリリースし，子ども用のビタミン・ミネラルサプリメントの情報を更新し，ω-3脂肪酸に関する情報を追加している。

2）成分，素材
Version 3では，大人向けマルチビタミン・ミネラル（MVM）の製品の18成分，子ども向け4才以上のMVM製品の16成分，1歳から4歳までのMVM製品の15成分，妊婦向けの非処方製品の20成分とω-3脂肪酸の3成分についての分析結果を踏まえて，推定回帰式の値を掲載している。

3）掲載項目
上記の成分についての分析結果を踏まえて，推定回帰式の値を掲載している。

4）アクセス
NIHのホームページにあるURLを介して，無料でアクセスできる。

2 モノグラフ

　モノグラフとは，特定のテーマについて詳細に取り扱った研究調査報告であり，WHOとドイツのコミッションEによる植物由来素材に関するものと，アメリカ合衆国のFood and Nutrition Board Institute of Medicine，とEUのScientific Committee on Food（SCF：食品科学委員会）によるビタミン，ミネラルに関するものがある。

1．WHO monograph on selected medicinal plants[10]
1）概要
　WHOとCenter for Traditional Medicine at the University of Illinoisとの共同研究で，医療用ハーブの編集したものである。世界各国から集められた科学論文をレビューし，40数ヵ国の専門家からコメントを求め，最終的にはWHO主催の国際会議で16ヵ国の医薬品規制機関関係者によって決定された内容である。各国におけるモノグラフ等のモデルとなるよう意図されており，厚生労働省の食薬区分の参考文献のひとつでもある。
2）成分，素材
　1999（平成11）年より公開が始まり，現在，4巻の分冊として公開されている。第1巻28種（1999年），第2巻30種（2003年），第3巻31種（2007年），第4巻28（2009年）が出版され，現在，全117種のハーブが記載されている。
3）掲載項目
　安全性，有効性と品質管理に関する情報について記載されており，有効性情報は，用途，薬理作用，臨床薬理，用量が記載されている。薬用に用いられているハーブに関して，有効性・安全性だけでなく，種（species）の定義，同種の植物，地方名，植物の説明，使用部位（外見，香り等の特徴，顕微鏡レベルでの植物組織の特徴，粉末にした場合の特徴），分布，同定法，純度試験，化学分析法，主な成分，投与量と管理方法の項目について記載がある。安全性情報については，禁忌，警告，注意，副作用が記載されている。
4）アクセス
　WHOのウェブサイトにアクセスして無料で閲覧が可能である。

2．Monograph of Therapeutic Guide to Herbal Medicines[11]
1）概要
　ドイツ政府が1978（昭和58）年に設立したCommission Eは，ドイツで販売されていた300種を超えるハーブ製品についてその安全性と有効性を評価することを目的にした委員会である。Commission Eの評価した結果が公式モノグラフ（Complete German Commission）として出版され，英語に翻訳されて，医療関係者に広く使用された。
2）成分，素材
　治療用承認ハーブであるアロエ，アーティチョーク，ジャーマンカモミール，ウイキョウ，タマネギ，サイリウム等191点と未承認ハーブであるバジル，ローマンカモミール，イチョウ，オーツ，オリーブオイル等108点について記載している。
3）掲載項目
　有効性，安全性を記載している。データの信頼性は高いが，引用されている試験結果の

年代が古い可能性もある。厚生労働省の食薬区分の参考文献のひとつである。

ハーブについては，成分，用途，禁忌，副作用，他の医薬品との相互作用，用量，使用方法，作用，使用上の注意等の項目を記載している。

4）アクセス
Integrative Medicine Communications から出版され，CD-ROM でも入手可能である。

3. The Dietary Reference Intakes（DRIs）[12]
1）概要
アメリカ合衆国にある機関の非営利団体の Institute of Medicine （IOM）により作成された。米国及びカナダにおけるビタミン，ミネラルの摂取量（栄養所要量，許容摂取量等）を年齢別に提案するのが目的で，国の健康政策制度作りの参考にもなるよう考慮されている。各項目の算出に使用するのは，査読者のいる科学雑誌に掲載された臨床試験により得られたデータである。各素材について数十ページ以上の記載があり，年齢層別にEAR（推定平均必要量），RDA（推奨量），AI（目安量），UL（耐容上限量）のほか，体内動態，他の栄養素との相互作用，含まれる食物，効果に関して記述されている。参考文献は文中に示されている。

2）成分，素材
ビタミン 15 種，ミネラル 21 種について，各巻毎のパネル，上限値算出の分科会が設置されている。各項目の算出に使用するのは，査読者のいる科学雑誌に掲載された臨床試験により得られたデータである。

3）掲載項目
摂取量（栄養所要量，許容摂取量等）を年齢別に提案するのが目的で，国の制度作りの参考にもなるよう考慮されている。各項目の算出に使用するのは，査読者のいる科学雑誌に掲載された臨床試験により得られたデータである。各素材について数十ページ以上の記載があり，年齢層別に EAR, RDA, AI, UL のほか，体内動態，他の栄養素との相互作用，含まれる食物，効果に関して記述されている。参考文献は文中に示されている。

4）アクセス
ビタミン・ミネラル[13]，炭水化物・食物繊維・脂肪酸・たんぱく質・アミノ酸[14] についての報告書が，米国農務省の Food and Nutrition Information Center のホームページから無料で URL 閲覧できる。

4. EU Opinion of the Scientific Committee on Food on the Tolerable Upper Intake Level[15]
1）概要
EU の食品科学委員会（SCF）が提案したビタミン・ミネラルの UL 等安全性の情報が中心で，有効性情報の記載はない。安全性情報についてのリスク評価はコーデックス委員会の方法を基に行っている。参考文献は欧米各国の公的機関や国際機関から出されるレポート等。EU における基準になる可能性がある。

2）成分，素材
ビタミン 14 種類・ミネラル 15 種類の UL で，有効性情報の記載はないが，安全性情報

についてのリスク評価はコーデックス委員会の方法を基に行っている。
3）掲載項目
UL等の安全情報が中心で，有効性情報の記載はない。ULは成人，妊婦・授乳婦，小児（年齢別）について，それぞれ算出されている。更に，動物やヒトにおける毒性とそのメカニズム，遺伝毒性，発がん性，副作用（各作用について詳しく記述），リスクの特徴等についても記載されている。
4）アクセス
SCFのサイトからアクセスが可能である。各栄養素についてのドキュメント(PDF形式)にリンクしている。

5．日本人の食事摂取基準[16]
1）概要
厚生労働省の監修する健康・栄養情報研究会が，5年毎にまとめる報告書である。各栄養素毎にワーキンググループを設置して，日本人の食事摂取基準に加え，国民の健康の維持増進のため，生活習慣病の一次予防に取り組むための指標となることを目的としている。
2）成分，素材
たんぱく質，脂質，炭水化物，ビタミン13種，ミネラル13種に関する情報がまとめられている。
3）掲載項目
各栄養素毎に，基本的事項，欠乏の回避，過剰の回避，生活習慣病の発症及び重症化予防の項目が記載されている。
4）アクセス
厚生労働省のホームページのURLから無料でアクセスできる。書籍[17]としても販売されている。

3 辞書，成書

1．機能性食品素材便覧[18]
1）概要

　国内で販売されているビタミン，ミネラル，植物由来物，動物由来物等の健康機能を有する食品についてその有効性と安全性に関して，本章で紹介したデータベース，モノグラフ，書籍を基に，最新の情報を集大成し，筆者と十文字学園女子大学志村二三夫教授，武庫川女子大学篠塚和正教授と共同で執筆した便覧である。この便覧は前記の国立健康栄養研究所の健康食品の素材情報データベースの元になったものである。この便覧は世界的権威のあるテキストブック・事典に記載されている一般的概要も追加することにより，医療従事者・関連の研究者から自然科学の知識を有しない業界関係者・一般消費者にもそれぞれの目的に応じた情報を得ることができることを目指して編集されている。

2）成分，素材

　国内で販売されている健康機能を有するビタミン，ミネラル，植物由来物，動物由来物等の食品素材・成分の約300種について，記述してある。

3）掲載項目

　有効性に関しては，循環器系，神経系，免疫系，生殖系，泌尿器系，呼吸器系，筋肉・皮膚・関節系等に作用する効果，安全性に関しては，試験管試験，動物試験での毒性以外にも危険情報，禁忌対象者，医薬品等との相互作用等に加え，製造方法や法規・指針に関しても記載してある。

2．機能性食品の作用と安全性百科[19]
1）概要

　上野川修一日本大学教授（当時）を中心に清水誠東京大学教授（当時），武田英二徳島大学教授（当時），鈴木英毅氏と筆者が，カテキン，ビタミンＣやビタミンＥ，コンドロイチン，ヒアルロン酸，キト酸，葉酸，黒酢等のいわゆる機能性食品から，ニンニク，朝鮮人参，ショウガ，大豆等機能が認められているまるごとの食物まで網羅し，その作用機構と有効性及び安全性まで包括的に解説した事典である。全て文献に基づいて，国内の症例，実情に即して記載しており，作用，安全性の論拠となる信頼性の高い論文から主要部を抜き出して解説している。取り上げている食品は，関心の高い予防効果，症状の改善に役立つものを中心に選び，更に，子どもへの影響に関する内容も重視している。

2）成分，素材

　ビタミン，ミネラルからカテキン，コンドロイチン，ヒアルロン酸，キト酸，葉酸，黒酢等の成分，ニンニク，朝鮮人参，ショウガ，大豆等の植物由来素材までが網羅されている。

3）掲載項目

　免疫系，脳神経系，内分泌系，消化系，循環系，生殖系，骨系，発育系，口腔・歯系，脂質代謝系，筋肉系，皮膚系等に作用する成分・素材について有効性と安全性を記載している。

3. Botanical Safety Handbook[20]
1）概要
　AHPA（米国ハーブ製品協会）により作成され，植物が伝承的に使用されてきた各部位毎に，ヒト試験の結果，薬理試験，安全試験の結果を中心に，法的な規制も記載されている。
2）成分，素材
　アロエ，エキナセア，ガーリック，イチョウ，シイタケ，ビルベリー，バレリアン等のハーブ約500品目について，植物が伝承的に使用されてきた各部位毎に記載されている。
3）掲載項目
　ハーブの用法，毒性学的特性ならびに欧州，中国，オーストラリア，北米における規制状況を含む。各クラスは以下のように定義されている。
　　クラス1．適切に使用する場合，安全に摂取することができるハーブ
　　クラス2．医療従事者による特別な指示がない限り，使用制限が適用されるハーブ（例，2a：外用のみ，2b：妊娠中に使用しない，2c：授乳期間中に使用しない，2d：注釈にあるような他の特定の使用制限がある）
　　クラス3．医療従事者の監督下でのみ適切に使用できるハーブ。
　　クラス4．クラス分類のための十分なデータが入手できないハーブ
　流通しているハーブの選択には，"Herbs of Commerce（Foster, 1992）"を用いている。翻訳版[19]が出版されている。

4. Physician's Desk Reference (PDR) for nonprescription drugs and dietary supplement[21]
1）概要
　編者はMichael Tansey他で，各製造業者から寄せられた情報を収集し，まとめて紹介しただけで，内容は各社の医薬情報担当部署の責任において書かれたもので，出版社は内容を保証するものではないとしている。
2）成分，素材
　医薬品及びダイエタリーサプリメント等1000品目以上が記載されている。サプリメントとしては，マルチアミノ酸，アミノ酸とハーブの複合剤，ミネラルの複合剤，食物繊維製品，マルチビタミンあるいは複合剤等の製品が収載されている。
3）掲載項目
　有効性情報は試験結果，用法，用量，指示等，安全性情報は副作用，注意，医薬品との相互作用等が記載されている。
　PDRはこのほか，医薬品，生薬，眼科薬，医学辞典，投与量等，いくつかの分野について出版されている。

5. The ABC Clinical Guides to Herbs[22]
1）概要
　The American Botanical Councilが編集し，米国で一般に使用されているハーブを中心に単一のハーブ，複合ハーブが記載されている。

2）成分，素材

米国で一般に使用されているハーブを中心に単一のハーブ29種類，複合ハーブ12種類が記載されている。

3）掲載項目

有効性情報は処方の許可例，その他の用途，用量・用法，薬理作用，作用機序の項目について，参考文献とともに記載されている。安全性情報としては禁忌，副作用，医薬品との相互作用，AHPAのクラス分類と欧米各国の規制が記載されている。また，素材毎に臨床試験の一覧表が掲載されており，文献の著者・被験者・試験期間・投与量・使用した製品・結果と結論がまとめられている。情報源は，臨床試験，薬理試験，毒性試験，疫学調査，化学分析等の学術論文，モノグラフ（発行元は公的機関及び民間機関），植物学に関する一般書籍，行政文書，レビュー，メタ・アナリシス，システマティック・レビュー等である。

4　終わりに

　健康や病気に関する食品の情報はテレビや新聞等のマスコミを通じて大量に発信されているが，その中には科学的に充分実証されていない情報や時には間違った情報も含まれており，消費者は誤認して使用することが多い。消費者が，自分の身体状態に合った適切で正しい情報を得ることは難しい。また，健康食品を開発するに当たって，機能性成分を科学的に実証するためには，自分で実施した実験結果だけではなく，過去に報告された情報の網羅的調査とその解析を含めた総合的な評価が必要である。これは，「科学的根拠の網羅的検証」（Totality of Evidence）として提案されており，Codex における指針（2003（平成15）年）として，国際基準となるコンセプトになっている。研究開発から有効性，安全性の評価及び消費者への助言も含め，事業者にとっては，本章に紹介した情報源を中心に過去に報告された情報の網羅的調査を実施することが重要である。

まとめのポイント

- 食品機能に関するデータベースで信頼性が高く情報量も多いものに，国立健康栄養研究所の「「健康食品」の有効性・安全性」，「ナチュラルメディシン・データベース」などがあります。

- 食品の健康や病気に関する情報は大量に発信されていますが，科学的に充分実証されていない情報や間違った情報も含まれており，適切で正しい情報を得ることは困難です。

- 機能性成分を科学的に実証するためには「科学的根拠の網羅的検証」（Totality of Evidence）が必要です。

参考資料

(1) 国立健康栄養研究所，http://hfnet.nih.go.jp/contents/indiv.php
(2) Natural Medicines Comprehensive Database, http://www.naturaldatabase.com
(3) ナチュラルメディシン・データベース，http://jahfic.or.jp/nmdb
(4) 『ナチュラルメディシン・データベース 健康食品・サプリメント［成分］のすべて』，同文書院
(5) Cochrane Library, http://www.cochranelibrary.com
(6) Cochrane Database of Systematic Reviews,
　　http://community.cochrane.org/editorial-and-publishing-policy-resource/cochrane-database-

systematic-reviews-cdsr
(7) http://www.hfs-data.jp/static/guide.php
(8) Dietary Supplement Fact Sheets, http://ods.od.nih.gov/factsheets/list-all/
(9) Dietary Supplement Ingredient Database,　http://dsid.usda.nih.gov/
(10) WHO monograph on selected medicinal plants,
　　　http://apps.who.int/medicinedocs/en/d/Js16713e/
(11) German Commission E Monographs
　　　http://www.herbal-software.com/german_commission_e_monographs.htm
(12) DIETARY REFERENCE INTAKES,NATIONAL ACADEMY PRESS,
　　　https://fnic.nal.usda.gov/dietary-guidance/dietary-reference-intakes
(13) http://www.nal.usda.gov/fnic/DRI/Essential_Guide/DRIEssentialGuideNutReq.pdf
(14) https://fnic.nal.usda.gov/dietary-guidance/dri-nutrient-reports/energy-carbohydrate-fiber-fat-fatty-acids-cholesterol-protein#overlay-context=dietary-guidance/dietary-reference-intakes/dri-reports
(15) http://ec.europa.eu/food/fs/sc/scf/outcome_en.html
(16) http://www.mhlw.go.jp/stf/shingi/0000041824.html
(17) 『日本人の食事摂取基準（2015年版）』，第一出版社
(18) 『機能性食品素材便覧改訂増補版』，薬事日報社，2003
(19) 『機能性食品の作用と安全性百科』，丸善，2012
(20) http://www.ahpa.org/Default.aspx? tabid=359
(21) http://www.pdr.net/
(22) http://abc.herbalgram.org/site/PageServer? pagename=The_Guide

終章 機能性表示の展望

　2015（平成27）年4月に，機能性表示食品の制度が食品表示法に基づき施行された。経済社会の構造改革を進めることを目指した規制改革会議が提案した制度であり，米国のダイエタリーサプリメントの制度を参考にしてできたものである。

　米国の制度は，第4章で記述したように，企業は，米国食品医薬品局（FDA）へ届け出るだけで，科学的根拠を審査されることなく，企業が実証した効果を自己責任において表示できるのが特徴である。この制度には，定められた科学的根拠の実証方法を遵守する義務がなく，科学的根拠の第三者の評価や実証した論文の公表も義務付けられていないため，消費者は適切な情報を十分に得て商品を選択することが困難である等の問題がある。2012（平成24）年に米国保健省監察総監室（OIG）が，ダイエタリーサプリメントのサンプル調査を実施した結果，ほとんどのダイエタリーサプリメントの構造機能表示はFDAの科学的根拠のガイドラインに合致しておらず，表示の科学的根拠は不十分であること，更に，法律で禁じている疾病への効果に関する表示もあったと報告している。よって，OIGは構造機能表示の科学的根拠を保証する体制が米国ではできていないことを指摘し，FDAに制度の改正と監視体制の改善を求めている。更に，ダイエタリーサプリメントの安全性を評価する制度において，届出の必要な成分の対象が不明確であり，成分組成，製造方法を変更しても，新たに届出が実施されてないのが実態である。

　一方，EUは2007（平成19）年に栄養健康表示を施行し，EFSAが科学的根拠を評価している。2013（平成25）年に制度を確立したオーストラリア・ニュージーランド（ANZ）の健康表示の成分とその健康表示を比較すると，EUとの類似性が高い。EUの一般機能表示（222件）とANZの一般レベル表示（200件：子どもの健康他含む）のうち約80%はビタミン・ミネラルであり，健康表示の内容は，ANZの一般レベル表示とEUの一般機能表示との共通性は96%である。日本の栄養機能食品のビタミン・ミネラルの成分は，全てEU・FSANZの共通承認成分に含まれており，日本が国際的調和を図って，健康表示を拡大してゆく制度としては，科学的根拠の類似性が高いEU，オーストラリア，ニュージーランドであったと考えられる。

　日本において，米国の制度を参考に制定された機能性表示制度においては，安全性を確保して国民の健康維持増進を第一に考えるべきであり，この制度により，食品の過剰摂取が助長されて健康被害が生じたり，消費者が本人には不適切な食品を誤認して購入することで経済的損失を蒙ったり，病人が安易に機能性表示食品を頼ることで医療機会を失うことがあってはならない。上記の米国の問題点を解決した制度とするべく，筆者は消費者庁の検討会で意見具申を行ってきた。最終的には，安全性と有効性について，米国の制度の問題点を踏まえて制度設計された新たな機能性表示制度が提案できたと考えるが，あくまでも企業の自己責任を基礎とした制度であり，企業が社会的使命を踏まえて，機能性表示

食品を発売することが前提である。消費者は従来のいわゆる健康食品に比較して，機能性表示食品では多くの情報を得ることができる。十分な情報を得て，消費者自らが必要とする商品を選択し，適切に摂取すれば消費者の健康維持増進に役立つ制度となりうる。また，規格基準型の栄養機能食品，個別審査型の特定保健用食品と併せて，届出型の機能性表示食品の制度ができたことで，国際的な3つの健康表示制度が日本において揃うことは，企業の開発の選択肢が増えることになる（表4-7-1参照）。

2000（平成12）年1月に発表されたEU食品安全白書[1]には，食品の品質，機能について消費者がInformed Choiceできる制度を目指すと宣言されている。Informed Choiceの言葉は，アメリカ合衆国でも使用されており，科学的根拠のあるミスリードされない情報を十分に消費者に与えて，その情報を基に消費者が自らの判断で，商品を選択することが大切であることを意味する。厚生労働省から出された2002（平成14）年の「保健機能食品等に係るアドバイザリースタッフの養成に関する基本的考え方について」[2]の通知にも，「消費者が特定保健用食品等に関する正しい情報を得て理解を深めることにより，その適切な選択を行うことが期待される。」とあり，この前提に立って，国際的な制度が確立しようとしている。

消費者がInformed Choiceを達成するためには，消費者またはアドバイザリースタッフ，更に関連分野の研究者は何をしたらよいかを下記に提言する。

第1に，科学的根拠に基づく網羅的で，最新の情報を入手することである。どのような分野の情報が必要かというと，厚生労働省では上記通知において，「保健機能食品等に関する適切な知識，少なくとも，これら食品が持つ有効成分を適切に活用するための知識を習得しておく必要がある。」として，理解・習得していることの望ましい内容として以下の項目を挙げている。

(1) 保健機能食品等の有用性，安全性を考慮した適正な使用方法や摂取方法
(2) 医薬品との相違についての正しい理解
(3) 保健機能食品等と医薬品及び保健機能食品等同士の相互作用についての正しい理解
(4) 栄養強調表示と健康強調表示に関する正しい理解
(5) 保健機能食品等の有用性，安全性に関する科学的根拠を理解するための知識
(6) 食品及び食品添加物の安全性や衛生管理等に関連する知識
(7) 健康状態及び栄養状態に応じた食品の適切な利用のための健康・栄養に関する知識
(8) 関連法律（食品衛生法，健康増進法，薬事法，景品表示法等）の内容
(9) 消費者の視点に立った情報提供と適切な助言のあり方及び消費者保護についての考え方
(10) 保健機能食品等の市場に関する知識や海外の情報等

これらの知識のほとんどは，本書の内容に含まれている。消費者自身もできうる限り，これらの情報を自分の知識として身に付けることが望ましい。更に，アドバイザリースタッフとしては，これらの情報を自分なりに咀嚼して，他人に自分の言葉で説明できるようになることが必要である。研究者は，社会に貢献できる研究の成果を出すためには，市場に出すための条件として，食品の機能性・安全性の法制度を知ることが必要である。

第2に必要なのは，消費者とのコミュニケーションにより，消費者にとって必要な情報は何かを知ることであり，それをいかに伝えるかである。アドバイザリースタッフとしては食品の有効性や安全性についての科学的根拠に基づく情報を，公平・適正に消費者に提供し，消費者と共有することが大切である。消費者に対して，適切な情報提供や相談に当たるには，個々の食品についての知識だけではなく，そのものの有効性や安全性がその消費者本人にとって科学的に適切であるかどうかを判断できる応用力・総合力が必要である。そのためには，消費者に情報を押し付けるのではなく，消費者の話を良く聴き，消費者が本当に何を求めているのかを知る必要がある。企業の研究者としては，消費者のニーズを知り，そのニーズに答えるために，関連する情報を学会や関連雑誌に発信して，消費者の反応を研究開発に生かしてゆくことが必要である。

　第3に科学的根拠とは，ヒト試験で再現性をもって確認されたものでなければならない。一つの試験結果だけで確認されるものではなく，今まで明らかになった情報を網羅的に収集して実施した試験結果を検証することが必要である。そして，その結果を論文としてまとめ，試験の方法から結果までについて第三者による評価を受けて，客観性を確保することが前提である。健康表示とは，これらの科学的根拠に対応した表示であるべきであり，健康に関する商品の表示だけでなく，科学的根拠としてのヒトでの実証試験，関連する情報を網羅的に集めて検証した Totality of Evidence，機能性成分の同定と製品中の成分含有量の分析管理，そしてそれらの第3者による評価情報を公開することが，消費者の Informed Choice のために必要である。消費者が直接それらの情報に接しても十分に理解できない場合に，アドバイザリースタッフを中心とする知識を有する専門家が消費者の教育啓蒙に貢献することが望まれる。食品機能の制度と科学に関する最新の情報を幅広く理解して，消費者の話を十分聴くことでコミュニケーションをとり，相手にとって必要な情報を提供することが，Informed Choice の前提である。情報を提供して，消費者の同意を得て，商品を購入させるのではない。これは医学の分野で使用されるインフォームドコンセント（Informed Consent）であり，Informed Choice にはなっていない。情報を伝えて同意を得るために説得するのではなく，消費者が正しい情報を得て理解を深め，消費者自らの判断による食品の選択が適切に行えるようになって初めて Informed Choice が可能になる（図7-1-1 参照）。

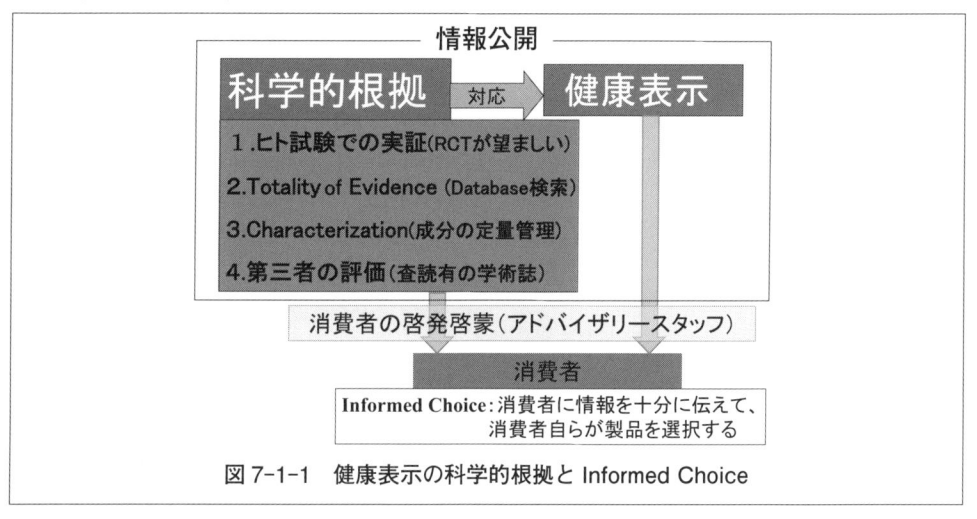

図7-1-1　健康表示の科学的根拠と Informed Choice

日本は，世界に先駆けて機能性食品の研究開発を進めてきた 30 年以上の成果を基に，個別に科学的根拠を審査する特定保健用食品が既に 1,000 品目以上許可されている。科学的根拠に根ざした制度が国際的に確立してゆく流れの中で，世界に先駆けて研究開発と制度化を進めた日本が国際的整合性を考慮に入れ，科学的根拠に基づく国際的な制度作りにおいてリーダーシップをとることができれば，この分野での国際的なリーダーシップを取ることが期待できる。

　本書が研究者及び学習者，企業従事者，消費者にとって，食品の機能性と安全性の科学と制度に関する情報を得ることで，企業が特定保健用食品，栄養機能食品，機能性表示食品の研究開発とその市場を拡大することに役立ち，消費者が適切な健康機能を有する食品を自ら選択することで自らの健康の維持・増進に役立つことになればと期待する。

参考資料

(1) White Paper on Food Safety; Commission of The European Communities, Com (1999) 719 final, Brussels, 12, Jan. 2000
(2) 厚生労働省「保健機能食品等に係るアドバイザリースタッフの養成に関する基本的考え方について」(平成 14 年 2 月 21 日　食発第 0221002 号)

索引

アルファベット

A
ADHD（注意欠陥多動性障害） 187

B
BMI：Body Mass Index 171

C
CDSR：Cochrane Database of Systematic Reviews 203
COI（利益相反） 104
Commission E 206
Comparison（何と比較して） 104
Compliance（コンプライアンス） 16
CONSORT 2010 声明 104
CONSORT 声明 91

D
DB-RCT（二重盲検無作為化比較試験）：Double Blind Randomized Control Study 14
DG SANCO（保健・消費者保護総局）：The Health and Consumer Protection Directorate General 142
DHA（ドコサヘキサエン酸） 12, 146, 187
Directive（指令） 142
Disclaimer（否認表示）
DSHEA（ダイエタリーサプリメント健康教育法） 88
DSID：Dietary Supplement Ingredient Database 205

E
EC（欧州委員会）：European Commission 142
EFSA（欧州食品安全庁）：European Food Safety Authority 89, 142, 215
EMBASE 21
EU（欧州連合）：European Union 142
European Parliament（欧州議会） 142

F
FAD（フラビンアデニンジヌクレオチド） 43
FAO（国連食糧農業機関） 135
FDA（米国食品医薬品局）：Food and Drug Administration 88, 137, 215
Food Standards Australia New Zealand 148
FSANZ（オーストラリア・ニュージーランド食品安全基準局）：Food Standards Australia New Zealand 19, 148
Functional Food 5

G
GRAS：Generally Recognized as Safe 140
GSH-Px（グルタチオンパーオキシダーゼ） 176

H
HbA1c（ヘモグロビン A1c） 167
HDL コレステロール 170

I
IBS（過敏性腸症候群） 162, 163
IgE（免疫グロブリン E） 179
Informed Choice 142, 216
Intervention（何をすると） 104

J
JDream Ⅱ 21

L
LDL コレステロール 170

M
MEDLINE：Medlars Online 21

N
NDI（新規成分） 140
NHS（国民保健サービス） 203
NIH（米国国立保健研究所） 204
NLEA（栄養表示・教育法） 137
NMCD：Natural Medicines Comprehensive Database 202
NMF（天然保湿因子）：Natural Moisturizing Factor 195

O

ODS（ダイエタリーサプリメント室）：Office of Dietary Supplements　204
OGTT2　167
OIG（監察総監室）：Office of Inspector General　88, 139, 215
Outcome（どうなるか）　104

P

Participants（誰に）　104
PDR：Physicians Desk Reference　210
PICO：P（Participants：誰に），I（Intervention：何をすると），C（Comparison：何と比較して），O（Outcome：どうなるか）　105, 106
PRISMA 声明　106, 107
PubMed　21

R

Regulation（法律）　142

S

SCF（食品科学委員会）：Scientific Committee on Food　206, 207
SFDA（国家食品薬品監督管理局）：State Food and Drug Administration　153
SOD（スーパーオキシドジスムターゼ）　176
SR（システマティック・レビュー）　91

T

TEWL（経表皮的水分喪失）　196
Totality of Evidence　7, 18, 104, 217

U

UMIN 臨床試験登録システム　91, 103

V

VO$_{2max}$（最大酸素摂取量）　198, 199

W

WHO（世界保健機関）　135, 206
WTO（世界貿易機関）　135

五十音順

あ
亜鉛　49, 83
アガリクス　57
亜急性毒性　66
明らかな食品　61
悪玉菌　163
アシタバ　52
アスコルビン酸　44
アスタキサンチン　46
アスパラギン　27
アスパラギン酸　27
アズレン　53
アディポサイトカイン　173
アドバイザリースタッフ　216
アドレナリン　166
アミロイド　185
アラキドン酸　40
アラニン　26
アリシン　55
アルギニン　27
アルギン酸　37
アルツハイマー型　187
アルツハイマー病　185
α-リノレン酸　40, 54, 146
アルブミン　30
アレルギー　179
アレルギー誘発性　67
アロイン　52
アロエ　52
アロエエモジン　52
安全係数　67
安全性　63
安全性試験　100
安定性試験　68
アントシアニジン　54
アントシアニン　54, 55

い
異議申し立て　113
イサゴール　52
イソフラボン　54
イソマルツロース　35
イソマルトオリゴ糖　36
イソロイシン　26

Ⅰ型アレルギー　179
医中誌　21
イチョウ　52
一般機能表示　143
一般レベル健康表示　148
遺伝毒性　66
イヌリン　37
イノシトール　46
医薬品的標榜　113
インスリン　166
in vitro 試験　7, 11, 66
in vivo 試験　7, 11
引用　99

う
ウエスト周囲径　173
ウェルッシュ菌　161
ウコン　52
う蝕　192
後向きコホート　13

え
エイコサペンタエン酸（EPA）　40
栄養改善法　60, 62
栄養機能　5
栄養機能食品　61
栄養・健康表示　135
栄養素プロファイリング基準　152
栄養素プロフィール　142
栄養表示基準　122
栄養表示・教育法　137
エキナコシド　52
エキナセア　52
エコナ　73
エストロゲン　189
n-3系脂肪酸　84, 85
n-3系多価不飽和脂肪酸　39
エネルギー　122
エビデンス　106

お
欧州委員会　142
欧州議会　142
欧州食品安全庁　142

欧州連合　142
オーストラリア・ニュージーランドの食品安全基準局　19
オオバコ　52
お客様相談室　91
オステオカルシン　190
オタネニンジン　52
お腹の調子　73
オリーブ　53
オリゴ糖　164
オレイン酸　53

か
外挿性　92
介入試験　13, 64
海馬　185
回復　99
牡蠣　57
角質層　195
加工食品　85
家族経営　124
加速試験　68
過体重　174
カタラーゼ　176
活性酸素　176
カノコソウ　53
過敏性腸症候群　162
カフェイン　53
カミツレ　53
カモミール　53
カラギーナン　37
ガラクトオリゴ糖　35
ガラナ　53
カリウム　49, 84, 85
顆粒層　195
カルシウム　48, 83, 146, 149
カルシトニン　189
ガルシニア　53
カルシフェロール　45
カルニチン　29, 47
がん　77
感覚機能　5
観察試験　13, 64
監察総監室　88, 139
冠状動脈　182
冠状動脈疾患　76
冠状動脈疾患　76

冠動脈性心疾患　183
γ-アミノ酪酸　29
緩和　99

き
キーワード　19
規格基準型特定保健用食品　62
キシリトール　35
キシロオリゴ糖　35
規制改革会議　88, 95
吉草酸　53
キチン　38
喫食実績　100
基底層　195
機能性関与成分　97
機能性食品　5, 59
機能性表示　92
ギムネマ　53
ギムネマ酸　53
義務表示　129
キャッツクロー　53
急性毒性　66
共役リノール酸　40
許可期限　77
虚血性心疾患　182
許容差　126
許容差の範囲　127
ビフィズス菌　161
筋肉機能　199
ギンコライド　52

く
グアガム　37
グアバ　53
クマリン類　56
クランベリー　54
グリコシド結合　33
グリシン　25
グリセリン　39
グルカゴン　166
グルカン　192
クルクミン　52
グルコース　33, 34
グルココルチコイド　166
グルコマンナン　37
グルタチオン　32
グルタチオンパーオキシダーゼ　176

グルタミン酸　27
くる病　190

け

経表皮的水分喪失　196
血圧　73, 183
血糖値　73, 166
研究レビュー　18, 106
健康食品　77
健康食品素材の科学的実証データベース　22
健康食品の安全性・有効性情報　21
健康食品の素材情報データベース　201
健康増進法　62
健康日本21　192

こ

口腔内細菌　192
抗原　179
抗原性試験　67
抗酸化作用　177
公衆送信　111
甲状腺ホルモン　166
厚生労働省　68
構造・機能表示　88, 138
抗体　179
高度不飽和脂肪酸　187
紅斑　197
酵母　57
コエンザイム A　47
コエンザイム Q10　47
コーデックス委員会　89, 135
国民保健サービス　18, 203
コクラン共同計画　7, 18, 21
コクランライブラリー　203
国立健康・栄養研究所　21
国連食糧農業機関　135
骨塩量　190
国家食品薬品監督管理局　153
骨吸収　189
骨形成　189
骨質量　190
骨折　77
骨粗しょう症　76, 189
骨代謝　190
骨軟化症　190
骨密度　190
コホート　13

ゴマ　54
コラーゲン　30
コレステロール　73
コンドロイチン硫酸　38
コンニャクマンナン　37
コンプライアンス　16

さ

サーディンペプチド　32
催奇形性試験　67
再許可等特定保健用食品　62
財産権　111
再石灰化　193
最大酸素摂取量　198, 199
最大無作用量　66
サイリウム　52
酢酸　39
差し止め請求　113
査読者　66
サメ　57
サルノコシカケ　57

し

ジアシルグリセライド　41
シイタケ　57
試験食　65
試験デザイン　137
歯垢　192
自己実証　151
脂質異常症（高脂血症）　170
シスチン　28
システイン　28
システマティック・レビュー　7, 18, 91, 151, 203, 204
シソ　54
シソーラス　19
疾病のリスク低減特定保健用食品　62
疾病リスク低減　76
指定医薬品　113
シネオール　56
脂肪酸　39
重篤な病気　148
シュガービート食物繊維　145
小規模企業者　124
条件付き特定保健用食品　62
条件付きヘルスクレーム　137
消費者委員会　68

消費者庁　62, 68
賞味期限　68
症例対照研究　104
食塩　122
食経験　63, 100
食事摂取基準　84, 98
食品安全委員会　62, 68
食品安全基本法　62
食品安全白書　142
食品衛生法　62
食品科学委員会　147, 207
食品表示基準　96
植物ステロール　41, 146
食物繊維　164
食薬区分　51
処方箋医薬品　113
指令　142
新開発食品専門調査会　62
新開発食品調査部会　62
新開発食品評価調査会　62, 69
新規機能表示　143
心筋　182
神経管閉鎖障害　76
ジンセノサイド　52
心臓病　76
真皮　195

す
水溶性食物繊維　36
水溶性トマト濃縮　145
スーパーオキサイド　176
スーパーオキシドジスムターゼ　176
スクロース　34
ステビア　54
ステビオサイド　54
スレオニン　26

せ
生鮮食品　85, 102
制度的な脆弱性　96
セイヨウオトギリソウ　54
世界貿易機関　135
世界保健機関　135
セサミン　54
絶対値　130
セリン　26
セルロース　37

セレン　50, 145
ゼロ　133
セロトニン　179
先行者利益　112
選択リスク　105
善玉菌　163
セントジョーンズ・ワート　54

そ
相互作用　101
相対値　130
相対表示　130
側頭葉　185

た
ダイエタリーサプリメント健康教育法　88
ダイエタリーサプリメント　88
第3次機能　5
体脂肪　73, 171
対照群　65
ダイズ　54
体調調節機能　5
大豆たんぱく質　54
体内動態　13
タイム　54
体力　198
タウリン　29
多価不飽和脂肪酸　39
タスマニア相互認証条約　148
立入検査　112
脱灰　192
短期記憶　185
短鎖脂肪酸　161
胆汁酸　161
単糖　33
たんぱく質　146

ち
チアミン　42
チコリ酸　52
知的財産権　111
チモール　54
注意欠陥多動性障害　187
中鎖脂肪酸　41
中性脂肪　73, 170
長期記憶　185
腸内細菌　161

著作権法　99, 111
著作者　111
著作者人格権　111
治療　99
チロシン　28

て
データベース　19
テオフィリン　53
テオブロミン　53
鉄　49, 83, 146
撤回届出　110
テンチャ　55
天然保湿因子　195

と
銅　50, 83
同一性　110
頭頂葉　185
同等性　101
特定保健用食品　60, 202
特別用途食品　60
ドコサヘキサエン酸（DHA）　40
トコフェロール　46
トチュウ　55
杜仲茶配糖体　55
届出制　93
届出表示　108
トランス脂肪酸　123
トリグリセライド　39, 40
トリグリセリド　170
トリテルペン配糖体　55
トリプトファン　29
トレハロース　34

な
ナイアシン　44, 82
内臓脂肪　173
ナチュラルメディシン・データベース　22
ナトリウム　49, 122
難消化性デキストリン　37

に
肉体疲労　63
ニコチン酸　44
二重盲検無作為化比較試験　14
2糖類　33

日本人の食事摂取基準　208
乳果オリゴ糖　35
乳酸菌　161
乳糖　34
認知機能　186
認知症　185
ニンニク　55

の
脳血管性認知症　185
ノコギリヤシ　55
ノンレム睡眠　186

は
歯　73
ハーブ　51
バイアス　14
バイアスリスク　105
排便　162
ハイレベル健康表示　149
麦芽糖　34
肌の健康　75
発がん性試験　67
バリン　26
バレラノン　53
バレリアーナ　53
繁殖試験　67
パントテン酸　44, 82

ひ
ヒアルロン酸　38
ビオチン　43, 82
皮下脂肪　173
皮下組織　195
被験者　15, 65
ビサボロール　53
微小pH電極　193
ヒスタミン　179
ヒスチジン　27
ビタミンA　45, 82, 145, 149
ビタミンB　42
ビタミンB_1　42, 82
ビタミンB_2　43, 82
ビタミンB_6　43, 82, 145
ビタミンB_{12}　43, 83
ビタミンC　44, 82
ビタミンD　45, 82, 146, 190

ビタミンE 46, 82
ビタミンK 46, 84, 85
必須アミノ酸 25, 26
ヒドロキシクエン酸 53
ヒドロキシプロリン 29
ヒドロキシラジカル 176
否認表示 139
非必須アミノ酸 25, 26
ビフィズス菌 57, 161
ビフィドバクテリウム属 161
ヒペリシン 54
ヒペルフォリン 54
肥満 170, 173
肥満症 174
肥満度 174
表示禁止事項 109
病者用食品 61
標準的事務処理期 70
表皮 195
ピリドキシン 43
疲労回復 74
品質管理 101
品質保持期間 68

ふ

フィロキノン 46
フードサプリメント 146
フェニルアラニン 29
フォスファチジルセリン 41
腹囲 173
複製 99, 111
腹部脂肪面積 171
不使用 132
不対電子 176
不飽和脂肪酸 39
不溶性食物繊維 36
プラーク 192
フラクトオリゴ糖 36
プラセボ 8
プラセボ効果 65
ブラックコホシュ 55
フラビンアデニンジヌクレオチド 43
フラボノイド 52
プランタサン 52
フリーラジカル 176
ブルーベリー 55
フルクトース 33, 34

プレバイオティクス 161, 164
プロシアニジン 55
プロスタグランジン 179
プロバイオティクス 161, 164
プロビタミンD 190
プロポリス 57
プロリン 29
分析法 125

へ

米国国立保健研究所 204
米国食品医薬品局 88, 137
β-カロテン 45
β-グルカン 37
ペクチン 37
ヘスペリジン 47
紅コウジ 57
ペプチド結合 30, 31
ヘミセルロース 37
ヘモグロビン 167
ヘモグロビンA1c 167, 168
ヘルシンキ宣言 17, 65
ヘルスクレーム 137
変更届出 110
便通 63, 162
便秘 161

ほ

飽和脂肪酸 39
保健機能食品 61, 81
保健・消費者保護総局 142
保健食品 153
保健の用途 61
保健の用途の範囲 62
骨 73
ボルネオール 56

ま

前向きコホート 13, 104
マカ 55
マグネシウム 49, 83, 145, 190
マツ 55
マルチトール 35
マルトース 34
マンガン 50
マンネンタケ 57

み
ミネラルの吸収　73

む
虫歯　73, 192
無添加　132
無添加強調表示　132

め
迷路　12
メタアナリシス　18, 20, 76, 104
メチオニン　28
メナキノン　46
眼の健康　75
メリッサ　56
メリロート　56
免疫　75
免疫グロブリンE　179
メンタルヘルス　76

も
網羅的解析　7
モナコリン　57
専ら医薬品　51, 113

や
薬事法　59

ゆ
有害菌　163
有害腸内菌　161
有効性　63
有棘層　195
有用菌　163
有用腸内菌　161

よ
葉酸　44, 83
ヨウ素　50, 146
予防　99

ら
ラウリン酸　55
ラクチュロース　35
ラクトース　34
ラクトトリペプチド　32
ラクトバチルス属　161
ラクトフェリン　30
ラベンダー　56
ランゲルハンス細胞　196
ランゲルハンス島　166

り
利益相反　92
利益相反の開示　104
リグニン　37
リサーチクエッション　105
リジン　26
リソスペルミン酸　56
リナロール　56
リノール酸　39, 53, 146
リボフラビン　43
リン　48, 146
リンコフィリン　53
リンパ球　180
倫理委員会　65

る
ルチン　47

れ
レイシ　57
レチノール　45
レビュアー　105
レム睡眠　186
レモンバーム　56

ろ
ロイコトリエン　179
ロイシン　26
ローズマリー　56
ローヤルゼリー　57
ロット　68, 102

食品機能の表示と科学
機能性表示食品を理解する

2015年7月31日　第一版第1刷発行

著　者	清水　俊雄
発行者	宇野　文博
発行所	株式会社　同文書院
	〒112-0002
	東京都文京区小石川5-24-3
	TEL (03)3812-7777
	FAX (03)3812-7792
	振替 00100-4-1316
印　刷	日本ハイコム株式会社
挿　画	清水　秀雄

© T.Shimizu　2015
Printed in Japan　ISBN978-4-8103-1449-6
●乱丁・落丁本はお取り替えいたします